T0343094

Gesundheit!

EBOOK INSIDE

Die Zugangsinformationen zum eBook inside finden Sie am Ende des Buchs.

Natalie Grams

Gesundheit!

Ein Buch nicht ohne Nebenwirkungen

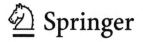 Springer

Natalie Grams
Heidelberg
Deutschland

ISBN 978-3-662-54798-4   ISBN 978-3-662-54799-1   (eBook)
https://doi.org/10.1007/978-3-662-54799-1

Die Deutsche Nationalbibliothek verzeichnet diese Publikation in der Deutschen Nationalbibliografie; detaillierte bibliografische Daten sind im Internet über http://dnb.d-nb.de abrufbar.

© Springer-Verlag GmbH Deutschland 2018
Das Werk einschließlich aller seiner Teile ist urheberrechtlich geschützt. Jede Verwertung, die nicht ausdrücklich vom Urheberrechtsgesetz zugelassen ist, bedarf der vorherigen Zustimmung des Verlags. Das gilt insbesondere für Vervielfältigungen, Bearbeitungen, Übersetzungen, Mikroverfilmungen und die Einspeicherung und Verarbeitung in elektronischen Systemen.
Die Wiedergabe von Gebrauchsnamen, Handelsnamen, Warenbezeichnungen usw. in diesem Werk berechtigt auch ohne besondere Kennzeichnung nicht zu der Annahme, dass solche Namen im Sinne der Warenzeichen- und Markenschutz-Gesetzgebung als frei zu betrachten wären und daher von jedermann benutzt werden dürften.
Der Verlag, die Autoren und die Herausgeber gehen davon aus, dass die Angaben und Informationen in diesem Werk zum Zeitpunkt der Veröffentlichung vollständig und korrekt sind. Weder der Verlag, noch die Autoren oder die Herausgeber übernehmen, ausdrücklich oder implizit, Gewähr für den Inhalt des Werkes, etwaige Fehler oder Äußerungen. Der Verlag bleibt im Hinblick auf geografische Zuordnungen und Gebietsbezeichnungen in veröffentlichten Karten und Institutionsadressen neutral.

Planung: Frank Wigger
Einbandgestaltung: deblik Berlin
Einbandabbildung: Natalie Grams fotografiert von Michael Hudler

Gedruckt auf säurefreiem und chlorfrei gebleichtem Papier

Springer ist Teil von Springer Nature
Die eingetragene Gesellschaft ist Springer-Verlag GmbH Deutschland
Die Anschrift der Gesellschaft ist: Heidelberger Platz 3, 14197 Berlin, Germany

Über die Autorin

Dr. med. Natalie Grams ist Ärztin und ehemalige Homöopathin. In ihrem ersten und viel diskutierten Buch *Homöopathie neu gedacht* beschrieb sie ihren Weg heraus aus der Homöopathie, brach darin aber auch eine Lanze für mehr Empathie und Zuwendung in der normalen Medizin. Als Wissenschaftskommunikatorin setzt sie sich heute dafür ein, dass Patienten und Laien über Medizin und Alternativmedizin kritisch informiert werden.

Dieses Buch ist in Teilen aus Blogbeiträgen entstanden, die auf den Blogs „Homöopathie neu gedacht" und „Die Erde ist keine Scheibe" sowie in Webartikeln des Informationsnetzwerks Homöopathie erstveröffentlicht wurden, und hat sich zu einem eigenständigen Appell für eine vernünftige Medizin entwickelt.

Natalie Grams lebt mit ihrer Familie in Heidelberg.

Inhaltsverzeichnis

Abkürzungen

AMNOG	Arzneimittelmarkt-Neuordnungsgesetz
BfArM	Bundesinstitut für Arzneimittel und Medizinprodukte
DHMO	Dihydrogenmonoxid
DRG	Fallpauschalen-Abrechnungssystem für Krankenhäuser, Abkürzung des englischen Begriffs „diagnosis related groups"
EbM	evidenzbasierte Medizin
FDA	Federal Drug Administration (USA)
G-BA	Gemeinsamer Bundesausschuss
GKV	Gesetzliche Krankenversicherung
GNM	Germanische Neue Medizin
GWUP	Gesellschaft zur wissenschaftlichen Untersuchung von Parawissenschaften
HPV	Human-Papilloma-Virus
IGeL	individuelle Gesundheitsleistungen
IQWiG	Institut für Qualität und Wirtschaftlichkeit im Gesundheitswesen

MBCT	Mindfulness Based Cognitive Therapy
MBSR	Mindfulness-Based Stress Reduction
MMR	Masern-Mumps-Röteln-Impfung
MMS	Miracle Mineral Supplement
n. u. Z.	nach unserer Zeitrechnung
PKV	Private Krankenversicherung
RCT	randomisierte, kontrollierte Studie, Abkürzung des englischen Begriffs „randomized controlled trial"
StIKo	Ständige Impfkommission
TCM	Traditionelle Chinesische Medizin
v. u. Z.	vor unserer Zeitrechnung

1

Warum ich dieses Buch geschrieben habe

Gesundheit geht uns alle an. Gesundheit ist eines unserer höchsten Güter. Um gesund zu werden oder gesund zu bleiben, ist uns (fast) jedes Mittel recht. Nur 47 Prozent aller Deutschen fühlen sich gesund, 19 Prozent machen sich große Sorgen um ihre Gesundheit (Marktforschung 2016). Manche schwören auf die moderne Medizin, andere auf das, was sie als Alternative dazu sehen. „Wer heilt, hat recht!", sagen wir gerne, wenn wir einen eher unkonventionellen Weg gewählt haben. Auch ich habe diesen so selbstverständlich klingenden Satz früher oft gebraucht, damals, als ich noch Homöopathin war. Als ich noch dachte, es reicht in der Medizin aus, zu erfahren, dass es einem selbst oder Patienten, Kindern, Nachbarn besser geht, nachdem sie Globuli eingenommen oder Verfahren XY angewendet haben. Demjenigen, der von der jeweiligen Behandlung profitiert hat, reicht das ja auch

© Springer-Verlag GmbH Deutschland 2018
N. Grams, *Gesundheit!*,
https://doi.org/10.1007/978-3-662-54799-1_1

erst einmal. Es genügt jedoch nicht – und es war nicht ganz leicht, das einzusehen –, um über eine Therapie wirklich fundiert sagen zu können: „Sie wirkt" oder gar: „Sie heilt".

Wer heilt, sollte belegen können, dass und wie diese Heilung eigentlich zustande kommt und dass die Behandlung tatsächlich zur Gesundung beitrug. Der einfache Schluss von einer Besserung auf die Richtigkeit einer vorangegangenen Behandlung ist, wie Sie im Laufe dieses Buches erfahren werden, kein Beleg. Das ist nicht etwa der Standpunkt derer, die angeblich „von der Pharmaindustrie dafür bezahlt" werden, sondern schlicht derer, die auf gute wissenschaftliche Praxis setzen. Es war ein mühsamer Weg, das wirklich in Kopf und Herz aufzunehmen. Etwas so unmittelbar Einleuchtendes wie „Es geht mir – oder ihr oder uns – besser" zu hinterfragen, ergibt zunächst einmal scheinbar gar keinen Sinn. Aber was wäre, wenn sich in der Medizingeschichte nie jemand die Mühe gemacht hätte, zu fragen: Hilft es denn auch bei anderen?

Doch zum Glück ist genau das die Frage, die sich die Medizin immer dringlicher gestellt hat. Eben dadurch hat sie es geschafft, sich in den letzten 200 Jahren enorm weiterzuentwickeln und zur Verbesserung unseres Gesundheitszustandes entscheidend beizutragen. Man hat beispielsweise erkannt, dass der Aderlass mehr Patienten umbringt als gesund macht. Man hat die Suche nach einer unbestimmten „Lebenskraft" (*vis vitalis*) im menschlichen Körper aufgegeben. Man begann gleichzeitig, die Gründe für Krankheitsentstehung zu differenzieren. Viren und Bakterien wurden entdeckt. Ein Verständnis für die Wirkungsweise von pharmazeutischen Mitteln entwickelte sich.

Man hat festgestellt, dass Antibiotika bei bakteriellen Erkrankungen Menschen überleben und genesen lassen, bei denen die natürliche Selbstheilungsfähigkeit des Körpers es nicht vermag. Man hat immer klarer erkannt, dass es nicht egal ist, welches Antibiotikum man gibt, und dass einige davon Nebenwirkungen haben, die ihren Einsatz nur in sehr speziellen Situationen rechtfertigen. Dann gab es lange einen Trend zu „neuer, breiter – und teurer". Man hat jedoch einsehen müssen, dass neue Antibiotika nicht automatisch in jeder Situation besser sind, dass eine übereifrige Gabe von Antibiotika Resistenzen erzeugen kann und dass dies zu neuen Problemen führt. Heute wird deutlich, dass das Resistenzproblem eine globale und interdisziplinäre Aufgabe ist, die mit dem kontrolliert-effektiven Einsatz von Antibiotika in der Medizin zu tun hat, und hier vor allem in der Kinderheilkunde und in der Tiermedizin. Doch auch Faktoren aus Hygiene, Tourismus und Globalisierung spielen mit in dieses komplexe Thema hinein: In vielen Ländern (Frankreich, Osteuropa) werden Antibiotika noch unkontrollierter eingesetzt als bei uns in Deutschland (EFSA 2017). Zudem zeigt sich, dass es eine neue Taktik der Erforschung von zukünftigen Antibiotika-Generationen braucht (Richter-Kuhlmann 2017). Nicht zuletzt deshalb wird seit spätestens 2005 ein generell rationalerer, zurückhaltender Umgang mit Antibiotika gefordert, zum Beispiel von Kinderärzten. Verordnungen „auf Verdacht" oder „zur Sicherheit" sollen nicht die Regel, sondern die Ausnahme sein (Arnold und Straus 2005).

Wie solche komplexen Dinge herausgefunden werden und wie man dazu überhaupt kam, ist eine spannende Geschichte voller Kehrtwenden und Wandlungen. Heute setzen wir zunehmend auf die *evidenzbasierte Medizin* (EbM, ein Begriff, dem wir in diesem Buch immer wieder begegnen werden). Damit ist eine Medizin gemeint, die vor dem

Einsatz von Medikamenten und Therapien den soliden wissenschaftlichen Nachweis verlangt, dass sie Patienten helfen. Doch die Anhänger von manchen Verfahren in der Medizin wehren sich gegen eine solche Überprüfung so hartnäckig wie gewisse gallische Dörfer gegen fremde Eroberung, und auch sie verwenden dabei eine Art „Zaubertrank" – das Elixier „Mir hat es aber geholfen, ich habe positive Erfahrungen damit gemacht – und das ist Beweis genug".

Haben Sie gute Erfahrungen mit besonderen Methoden innerhalb oder außerhalb der Medizin gemacht? Gehören Sie zu den geschätzten 60 bis 80 Prozent der Patienten, die sich begleitend oder ausschließlich alternativmedizinisch behandeln lassen? Sind Sie frustriert oder enttäuscht von der normalen Medizin und meinen, dass sie außer Chemie und Fortschrittswahn nichts zu bieten hat? Haben Sie sich vielleicht ganz abgewandt von den „Göttern in Weiß"? Glauben Sie, dass die Medizin uns krank machen und eigentlich nur daran verdienen möchte, dass wir nicht so gesund und glücklich sind, wie wir es eigentlich von Natur aus wären? Dann habe ich dieses Buch für Sie geschrieben.

Wenn Sie weiterlesen möchten, erzähle ich Ihnen gerne etwas mehr über Medizin und Gesundheit, als Sie vielleicht bisher wissen. Einiges davon wird Ihren bisherigen persönlichen Erfahrungen vielleicht widersprechen. Ich weiß, ebenfalls aus eigener Erfahrung, wie unangenehm das sein kann; deswegen nehme ich den stärksten Tobak gleich vorweg – Sie ahnen es vielleicht schon: Die eigene Erfahrung ist unglaublich störanfällig und nicht immer zu gebrauchen, um etwas objektiv und sachlich zu beurteilen (Shaw 2016). Man fühlt sich leicht persönlich in Frage gestellt durch den Hinweis, dass die eigene

Erfahrung hier nicht zählen soll. Schnell wird die Diskussion emotional und manchmal auch persönlich. Plötzlich geht es nicht mehr um die sachliche Beurteilung eines bestimmten Verfahrens oder Medikaments, sondern darum, ob mir jemand den Wert meiner persönlichen Erfahrung abspricht. Doch objektive Betrachtung und persönliche Erfahrung sind einfach zwei verschiedene Dinge. Eigene Erfahrungen sind jedem unbenommen, sie lassen sich von außen nicht beurteilen oder gar in Frage stellen. Eigene Erfahrungen sind jedoch (egal, wie überzeugend sie sich anfühlen) nicht geeignet, um über die allgemeine Wirksamkeit einer Therapie zu entscheiden.

Diese wichtige Aussage möchte ich in diesem Buch gern näher begründen und verdeutlichen. Denn für jegliche Diskussion zum Thema ist sie elementar – ob nun in diesem Buch oder im „echten Leben".

In einer Befragung des Gesundheitsmonitors aus dem Jahr 2012 gaben 63 Prozent der Teilnehmenden an, bereits mindestens ein alternatives Verfahren ausprobiert zu haben. 32 Prozent hatten in der Vergangenheit ein bis zwei Verfahren genutzt, 31 Prozent drei oder mehr Verfahren. Nur 37 Prozent der Befragten hatten noch kein alternatives Verfahren jemals genutzt. Die Ergebnisse zeigen, dass fast zwei Drittel der erwachsenen Deutschen mindestens einmal eine Alternative oder Ergänzung in Anspruch genommen haben (Böcken et al. 2012).

Auch ich habe bei mir selbst und bei meinen Patienten verschiedene alternative Heilmethoden angewendet und mitunter richtiggehend darauf geschworen. Ich hatte vermeintlich total überzeugende Reaktionen bemerkt, die mich zu der Annahme verleitet haben, diese Methoden seien höchst wirksam und insofern über jeden Zweifel erhaben. Sie sehen: Nicht nur der

Patient hat „eigene Erfahrungen" – das betrifft ebenso den Therapeuten. Bei ihm reicht die „eigene Erfahrung" oft sogar über den Einzelfall hinaus, beobachtet er doch seinen ganzen Patientenstamm. Das führt leicht zu dem Trugschluss, das sei doch mehr als die einzelne Patientenerfahrung, weniger subjektiv. Wir werden aber im Verlaufe dieses Buches sehen, dass auch eine solche Betrachtung des Therapeuten für eine Objektivierung längst noch nicht ausreicht. Oft ist das Gegenteil der Fall: Favorisiert er eine bestimmte Methode, ein Mittel oder eine Art der Beurteilung, so wird er immer zu einer selektiv-bestätigenden Betrachtungsweise in seinem kleinen Praxisuniversum neigen und nicht zum weitergehenden Hinterfragen. Man nennt dies den *Bestätigungsfehler* („*confirmation bias*").

Auch ich verfiel dabei dem intuitiven, schnellen Denken, dem Fehler des unmittelbaren Fehlschlusses, der keiner genaueren oder komplexeren Überprüfung standhält (Kahneman 2012). Wir werden sehen, dass sich Medizin und alternative Verfahren im Beurteilen von Wirksamkeit stark unterscheiden. Während die Medizin ausgefeilte Instrumente, Nachweisbares, Belege und harte Diskussionen zu ihrer Basis gemacht hat, verlassen sich Alternativmediziner auf Glaube, Erfahrung und Augenscheinplausibilität. Und schlimmer noch – sie verstoßen dabei gegen fundamentale und gut gesicherte Erkenntnisse (Naturgesetze).

Es ist mühsam, sich dem Thema Gesundheit rational und über Zahlen, Daten und Fakten zu nähern. Es macht nicht unbedingt Spaß. Es entflammt sicherlich kein großes Gefühl. Aber es bietet, nach sorgfältiger Abwägung, die Chance, wirklich ein sachliches Urteil zu fällen – mit Hilfe der (Natur-) Wissenschaft und ihrer Methoden, zu denen als letzter Teil einer langen Beweiskette auch die oft zitierten

Studien gehören. Wissenschaft und Studien haben kein gutes Standing. Lieber glauben wir an Geschichten einzelner Personen und vertrauen auf unser „Bauchgefühl".

Es gehört zu den großen methodischen Fortschritten der Wissenschaft und eben auch der Medizin, irgendwann verstanden zu haben, dass einzelne Berichte von Patienten und intuitive Entscheidungen als Grundlage für die Ausübung von Medizin nicht zuverlässig genug sind. Nach und nach entwickelte man Instrumentarien, um die Wirksamkeit und das Schadenspotenzial eines Medikaments oder einer medizinischen Intervention besser und sicherer beurteilen zu können. Den aktuellen Goldstandard nennt man *randomisierte, kontrollierte Studie* (kurz RCT, Abkürzung des englischen Begriffs „randomized controlled trial"); in der Medizin gehören Placebo-Gaben in der Kontrollgruppe und doppelte Verblindung dazu. Unter anderem diese Methode möchte ich Ihnen in diesem Buch näherbringen; sie ist gar nicht so „schlimm", wie sie sich vielleicht zunächst anhört. Und ich bin sicher, die Grundideen werden Ihnen einleuchten.

Verändert sich im Laufe einer Therapie etwas, gilt es genau hinzuschauen: Wenn Schmerzen verschwinden, Hämatome heilen, Ödeme zurückgehen oder sogar Depressionen sich bessern, dann heißt das eben nicht automatisch, dass das vorangegangene Therapieverfahren dafür verantwortlich ist. Um zu einer verlässlichen Aussage zu gelangen, muss man den Blick weiten und schauen, was bei anderen Betroffenen mit einer solchen Erkrankung im Laufe der Zeit passiert ist. Genau das wird in medizinischen Studien versucht. Generell gibt es vier Möglichkeiten für den Verlauf einer Erkrankung:

1. Sie nehmen ein Arzneimittel ein, und die Beschwerden bessern sich.
2. Sie nehmen ein Arzneimittel ein, und es verändert sich nichts.
3. Sie nehmen *kein* Arzneimittel ein, und die Beschwerden bessern sich.
4. Sie nehmen *kein* Arzneimittel ein, und es verändert sich nichts.

Zu sagen: „Mir hat es geholfen", bedeutet nicht mehr, als dass man zur ersten Gruppe gehörte (und selbst dabei kann man noch einigen Fehlschlüssen unterliegen). Um zu beurteilen, wie gut eine medizinische Methode bzw. ein Mittel wirklich ist, muss man wissen, wie groß die anderen drei Gruppen sind. Wenn man nun feststellt, dass in Gruppe 2 viel mehr Fälle gezählt werden, ist das ein wichtiger Hinweis, dass das Mittel offenbar nicht so gut oder gar nicht wirkt.

Die Gründe dafür, warum Menschen auf Methoden vertrauen, die nicht so vorgehen, sind leider kaum untersucht. Man kann darüber nur spekulieren: Viele Menschen scheinen die Errungenschaften der modernen Medizin nicht als die großen Segnungen zu empfinden, die sie wirklich sind. Es drängt sich ihnen vielmehr das Gefühl auf, dass unser Gesundheitssystem nicht primär den Menschen im Blick hat, dass mit Krankheit gar in erster Linie Geld verdient wird. Viele Patienten bemängeln, dass es nach ihrem Eindruck zu sehr „nur" um die Bekämpfung und Beseitigung von Erkrankungen gehe. Andere erwarten genau das von der Medizin – dass sie alles sofort heilen kann. Der erste Aspekt ist häufig so berechtigt, wie der zweite unrealistisch ist. Patientenerwartungen einerseits mit objektiven Leistungsanforderungen an moderne Medizin andererseits zusammenzubringen, ist eine sehr aktuelle Herausforderung. Auch damit werden wir uns im weiteren Verlauf beschäftigen.

Viele Strukturen unseres Gesundheitswesens führen wohl oder übel zu einem Rentabilitätszwang in Praxen und Krankenhäusern, der sich auch im Faktor Zeitmangel niederschlägt. Manche Patienten mögen sich dadurch unzureichend gesehen und wertgeschätzt fühlen. Die undurchsichtigen Machenschaften der Pharmaindustrie leisten ein Übriges. Das wiederum kann nach genügend Frustration dazu führen, dass man Gelegenheit zu einem ruhigen Gespräch, Zeit und Zuwendung und die Verheißung besserer Heilungschancen woanders sucht. Solchermaßen enttäuscht und eventuell auch auf der Suche nach einer „heileren Welt" wandern viele Patienten zu Behandlungsalternativen ab, ganz egal, wie wirksam oder unwirksam diese Angebote sein mögen. Wichtiger als Wirksamkeit scheint ihnen zu sein, dass menschliche Aspekte (und eine Prise Geheimwissen, vermischt vielleicht mit Magie und faszinierendem Außenseitertum) großgeschrieben werden. Und schon gilt womöglich sogar: Wer mehr fühlt, hat mehr recht.

Mein persönlicher Weg führte zunächst zu einem ganz normalen Medizinstudium, begonnen in den späten 1990er Jahren, als man die Dualität in der Medizin, also eine Kombination von Wissenschaft und Erfahrung, noch sehr wertschätzte. Die evidenzbasierte Methode wurde damals noch skeptisch gesehen und hat sich bei vielen Ärzten unbeliebt gemacht, beispielsweise dadurch, dass sie Medikamente vom Markt zwang, die keinen Nutzen belegen konnten, auf die man sich traditionell aber irgendwie verlassen hatte, und die für den einzelnen Arzt deutlich mehr Aufwand bedeutete (Becker und Kochen 2001).

Ich habe Homöopathie und Traditionelle Chinesische Medizin (TCM) schon während des Studiums neben den klassischen Studienfächern zusätzlich gelernt. Es kam mir damals sehr passend, stimmig und besonders „ganzheitlich" vor, das zu tun. Es hat mich nicht gestört, „Schul-" und daneben auch „Alternativ"medizinerin zu sein. Die Zweifel kamen erst viel später und waren mit beträchtlichen inneren Umstürzen verbunden. Am meisten beeindruckt hat mich, wie wenig die meisten Menschen – und das gilt sogar für Ärzte – von der Medizin und den vermeintlichen Alternativen dazu wissen. Gesundheit ist so kostbar, und doch wissen wir so wenig darüber, gemessen an dem, was wir längst wissen könnten. Und auch über die Erkenntnismethoden der modernen wissenschaftlichen Medizin herrscht häufig Unkenntnis. In vielen Diskussionen habe ich festgestellt, wie kontrovers wir die Bewahrung unserer Gesundheit und die Wege dorthin sehen. Eines aber ist allen Wegen gemein: Uns allen ist unsere Gesundheit und die unserer Lieben immens wichtig. Wir alle wollen sie schützen, erhalten und verbessern. Wir verlassen uns dabei nicht immer nur auf das aktuelle Wissen in der Medizin, sondern auch auf Hörensagen und Erfahrungsberichte von Verwandten und Freunden. Wir lieben Mythen, Heilerfolgsgeschichten, glauben an Wunder und an besondere Menschen mit Guru-Qualitäten.

Es soll in diesem Buch nicht darum gehen, die normale Medizin in den Himmel zu loben und alle „Alternativen" schlechtzumachen. Es geht um einen kritischen, skeptischen Blick nach allen Seiten. Einen Blick, der auch durch den Nebel oft nur diffuser Kenntnisse über die Grundlagen moderner Wissenschaftlichkeit dringen soll. Auch der kritische Blick darauf, wie und wo mit Krankheit Geld verdient wird, soll nicht zu kurz kommen.

Ich selbst zähle mich nach einer langen Auseinandersetzung mit all diesen Themen zu den Skeptikern. Im alltäglichen Sprachgebrauch ist „Skeptiker" häufig ein Synonym für einen misstrauisch-zurückhaltenden Menschen. Mit dem Begriff, wie ich ihn verwende, sind jedoch Menschen gemeint, die mit einer bestimmten Art und Weise von Wahrnehmung durchs Leben gehen. Zunächst einmal sind Skeptiker ganz einfach Menschen, die gerne genau hinschauen, Belege für Behauptungen haben möchten und Wissenschaft als eine gute Methode zur Ergründung der Welt sehen. So verstanden skeptisch eingestellte Menschen verfügen in der Regel weder über mehr Wissen noch über mehr (Aus-)Bildung als andere. Der Unterschied besteht darin, dass sie gelernt haben, anders mit Informationen umzugehen (SPSP 2017). Sie neigen weniger zum intuitiv-schnellen Denken – jedenfalls in den Bereichen, in denen sie skeptisch sind. Sie hinterfragen gründlicher, rationaler und prüfen eher, ob ihre aktuellen Annahmen durch weitere Informationen widerlegt werden können. Das ist nicht gleichbedeutend mit einer grundsätzlichen Haltung „gegen alles" – ganz im Gegenteil. Skeptiker neigen nur weniger zum „Rosinenpicken", also zum Herausgreifen von Informationen, die die eigene Meinung nur bestätigen und keinen weiteren Konflikt zur vorgefassten Meinung hervorrufen.

Solche Skeptiker sagen zu dem Thema dieses Buches: Wenn etwas nachweislich wirkt, dann ist es Medizin (egal, wie ungewöhnlich das Konzept auch sein mag), und wenn es nicht wirkt, dann ist es auch keine Alternative. Denn etwas, das nicht wirkt, kann nicht zu Gesundheit führen. Das, meine ich, leuchtet ein. Nur wenn jemand im oben schon erwähnten Sinne belegen kann, dass seine Therapie wirkt, hat er auch recht. Immer aber gilt: Keine Wirkung ohne Nebenwirkung!

Ich hoffe, dass dieses Buch eine wirksame „Therapie" ist und die Nebenwirkungen möglichst gering sind. Aber eine Nebenwirkung wird nicht ausbleiben: Dieses Buch möchte eine Anregung zum Nachdenken über bisher fest Geglaubtes und möglicherweise nie Hinterfragtes sein. In diesem Sinne lassen Sie uns nach dem schmalen Grat suchen, auf dem wir uns in der Medizin heute bewegen. Ich freue mich über jeden, der sich mit mir auf die hoffentlich nicht allzu beschwerliche Erkundungstour begeben möchte – über die eigene bisherige Erfahrung hinaus. Möge es allen Leserinnen und Lesern gelingen, beim lebenswichtigen Thema Gesundheit zukünftig besser entscheiden zu können. Die Einsicht, dass uns die eigene Erfahrung nicht berechtigt, objektiv über Gesundwerdung zu urteilen (ohne dass wir dies als Angriff auf die eigene Integrität missverstehen), wäre ein erster wichtiger Schritt.

Literatur

Arnold, S. R., & Straus, S. E. (19. Oktober 2005). Interventions to improve antibiotic prescribing practices in ambulatory care. *Cochrane Database Systematisches Review, 19*(4), CD003539.

Becker, A., & Kochen, M. (2001). Möglichkeiten und Grenzen der EBM. *Zeitschrift für Allgemeinmedizin, 77*, 296–299.

Böcken, J., Braun, B., & Repschläger, U. (Juni 2012). Gesundheitsmonitor. http://gesundheitsmonitor.de/uploads/tx_itaoarticles/201206_Beitrag.pdf. Zugegriffen: 26. Apr. 2017.

EFSA. (26. Januar 2017). Summary report on antimicrobial resistance in zoonotic and indicator bacteria from humans, animals and food in 2015. European Food Safety Authority. European Centre for Disease Prevention and Control. The European Union. https://www.efsa.europa.eu/sites/default/files/scientific_output/documents/4694.pdf. Zugegriffen: 26. April 2017.

Kahneman, D. (2012). *Schnelles Denken, langsames Denken*. München: Siedler.

Marktforschung. (November 2016). Gesundheit und Ärztliche Vorsorgeuntersuchungen – mymarktforschung. Eine repräsentative Umfrage unter 1.057 Deutschen zur eigenen Gesundheit und zum Thema ärztliche Vorsorge. https://www.mymarktforschung. de/studien/Studie-Gesundheit-und-ärztliche-Vorsorgeuntersuchungen-2016.pdf. Zugegriffen: 26. Apr. 2017.

Richter-Kuhlmann, E. (März 2017). Kampf gegen Antibiotikaresistenzen – global und interdisziplinär. *Deutsches Ärzteblatt* (M), 160 f.

Shaw, J. (2016). *Das trügerische Gedächtnis: Wie unser Gehirn Erinnerungen fälscht*. Berlin: Hanser.

SPSP. (21. Januar 2017). Facts, beliefs, and identity: the seeds of science skepticism. Society for personality and social psychology viasciencedaily.https://www.sciencedaily.com/releases/2017/01/ 170121183252.htm. Zugegriffen: 26. Apr. 2017.

2

Wissenschaft, Erfahrungswissen, Pseudowissenschaft

Wenn wir über Gesundheit sprechen und damit über Medizin, dann müssen wir einige Begriffe klären, die damit im Zusammenhang stehen. Wenn Sie nun gleich das Wort „Wissenschaft" lesen, mögen Sie denken, „Oh, das Buch fängt aber öde an". Ich möchte Sie ermutigen, einen zweiten Blick zu riskieren und den ersten Schritt zu einer spannenden Reise zu tun – von den Anfängen der Medizin bis heute.

Was ist Wissenschaft?

In unzähligen Diskussionen habe ich erlebt, wie immer wieder die gleichen Missverständnisse und falschen Begriffsdefinitionen über „die Wissenschaft" auftauchen. „Wissenschaft ist doch auch nur eine Religion/ein Weltbild", habe ich zum

© Springer-Verlag GmbH Deutschland 2018
N. Grams, *Gesundheit!*,
https://doi.org/10.1007/978-3-662-54799-1_2

Beispiel oft gehört. Mit der Aussage ist wohl gemeint, dass es sich bei der Wissenschaft um ein ähnlich theoretisches Denk- und Glaubensgebäude handeln soll wie bei einer Religion oder Weltanschauung, dass es nicht um etwas wirklich Reales geht und dass man daran glauben kann (Skeptiker, Wissenschaftler) oder auch nicht (alle anderen Menschen). Andere typische Aussagen sind „Wissenschaft ist die verbohrteste Form der Behauptung" oder „Wissenschaft weiß auch nicht alles", „Es gibt mehr zwischen Himmel und Erde …!".

Das zeugt von einem grundsätzlichen Missverstehen dessen, was Wissenschaft wirklich ist. Ganz einfach könnte man nämlich sagen, dass Wissenschaft schon immer eine Methode war, um *überprüfbares* Wissen zu schaffen. Eine Methode. Kein festgelegtes System, das auf Dogmen, Glaubenswahrheiten oder letzten Gewissheiten beharrt.

Mit „Methode" ist hier ein systematisiertes Verfahren zur Gewinnung von Erkenntnissen gemeint. Mit einer Methode versucht man systematisch herauszufinden, wie etwas funktioniert oder wie etwas ist. „Systematisch" bedeutet, dass man sich vor allem überlegt, wie man zu allgemeingültigen Schlüssen kommt und Faktoren ausschließt, die das verhindern könnten. Man stellt eine Behauptung auf. Wissenschaftlich gesagt nennt sich das eine „Hypothese". Im zweiten Schritt prüft man, welche Argumente und Belege es für und welche es gegen die Richtigkeit dieser Hypothese gibt. Man diskutiert die Hypothese mit anderen Wissenschaftlern oder in einer wissenschaftlichen Arbeit. Durch diese Diskussion entsteht im besten Fall eine neue Theorie, die auf Erkenntnissen basiert, die mit der beschriebenen Methode nachprüfbar sind. Anders als ein Glaube repräsentiert der Stand der Wissenschaft allgemein anerkannte, überprüfbare Erkenntnisse.

Wichtig zu wissen ist: In den Wissenschaften von der Natur gibt es keine hundertprozentigen Beweise, sondern immer nur eine Reihe von Belegen für eine Hypothese. Irgendwann ist eine Hypothese so schlüssig und mit derart vielen Experimenten belegt, dass sie zum verlässlichen Fundament wird. Sie wird Teil einer Theorie. So gilt beispielsweise die Evolutionstheorie als eine der am besten belegten wissenschaftlichen Erkenntnisse überhaupt. Theorie ist das Maximum, was es in der Naturwissenschaft gibt. Niemand spricht hier von „Wahrheit", „Beweis" oder „absolutem Wissen" – wenn Sie so etwas lesen, sollten Sie misstrauisch werden.

Immer besteht eine gewisse Wahrscheinlichkeit, dass sich eine solche Theorie irgendwann als falsch erweist, weil neue Erkenntnisse hinzukommen und einzelne Irrtümer aufgedeckt werden. Hier gilt es zu unterscheiden, dass es durchaus sehr sicheres Wissen gibt („Es gibt keine Einhörner mit magischen Fähigkeiten") und relativ sicheres Wissen („Ein Pferd mit einem Horn als biologischer Anomalie wäre sehr unwahrscheinlich, aber möglich"). Durch genau diese Unterscheidung gelingt es der Wissenschaft, sich immer weiter zu entwickeln. Es gilt: Eine Theorie ist nur so lange richtig im Sinne von „stellt den aktuellen Stand der Erkenntnis dar", wie es keine Experimente und keine Studien gibt, die im Widerspruch dazu stehen.

Wir folgen hier einem Wissenschaftsbegriff, dessen Grundlagen nicht erst gestern gelegt wurden. Bereits Aristoteles (384–322 v. u. Z.) gab sich nicht mit rein empirischem Wissen zufrieden, sondern verlangte Ursachen und darauf aufbauende Kausalität. Dies ist eine in seiner „Metaphysik" immer wiederkehrende Denkfigur. So schreibt er: Die höchste Wissenschaft jedoch ist die, welche den Zweck erkennt, weshalb jedes zu tun ist; dies ist aber das Gute für jedes Einzelne und im Ganzen das Beste in der gesamten Natur. (Aristoteles 1837, Metaphysik I 2, 982 b 6–10)

Dies entwickelt er in seiner Ursachenlehre (Met I, 4–10) weiter. Im Unterschied zu ungeordnetem (Erfahrungs-) Wissen achtet Wissenschaft nicht nur auf das Dass, sondern auch auf das Warum, also auf die Ursachen der Dinge.

Ist das mit Blick auf unser Thema nicht höchst bemerkenswert? Immanuel Kant definiert aus der Sicht des Erkenntnisphilosophen mit noch größerer Schärfe in seiner Vorrede zu den *Metaphysischen Anfangsgründen der Naturwissenschaft:*

> Eine jede Lehre, wenn sie ein System, d. i. ein nach Principien geordnetes Ganze der Erkenntnis, seyn soll, heißt Wissenschaft; ...

Und weiter:

> ... Erkenntnis, die blos empirische Gewißheit enthalten kann, ist ein nur uneigentlich so genanntes Wissen. (Kant 1786)

Das sind deshalb spannende Sätze, weil sie klarmachen, dass es in der Wissenschaft vor allem um Erkenntnis geht, um die Erkenntnis von Ursachen, nicht einfach nur um eine Anhäufung von Fakten und einzelnen Beobachtungen („bloße Empirie"). Eine Erkenntnis ist eine *nachweislich begründbare* Aussage. Weiterhin steht damit fest, dass es nicht mit einzelnen Aussagen getan ist, so gut begründet sie auch erscheinen mögen, sondern dass diese Aussagen miteinander ein logisches System bilden müssen (das wird z. B. bei unserer Betrachtung der Alternativmedizin wichtig werden). Von diesem logischen System wird erwartet, dass es sowohl in sich stimmig ist (innere Konsistenz) als auch nicht im Widerspruch zu unwiderlegten wissenschaftlich begründeten Theorien außerhalb seiner eigenen Grenzen steht (äußere Konsistenz).

Wissenschaft wird also verstanden als das Resultat eines methodischen Verfahrens, das zu einem Zusammenhang von Aussagen untereinander führt. Ein drittes Element der Definition besteht darin, dass dieses System eine Struktur haben muss. Das Ganze muss also in sich logisch bleiben. Wissenschaft hat, dementsprechend richtig betrachtet, weder etwas mit Meinungen noch mit Ideologien zu tun (sie ist auch selbst keine), und sie versteht sich auch nicht auf das „In-Stein-Meißeln" von Ideen. Eine ihrer wichtigsten Eigenschaften ist, dass sie sich immer weiter entwickelt – und wir Menschen mit ihr.

> Wissenschaft denkt in Wahrscheinlichkeiten, sucht Regelmäßigkeiten und Zusammenhänge. Wissenschaft ist das beste Instrument, über das wir Menschen verfügen, um der Wirklichkeit nahezukommen. Auf ihren Erkenntnissen beruht der ständige Fortschritt zu Neuem und Besserem hin. Wissenschaft verwirft immerfort Annahmen, die als falsch oder unvollständig erkannt werden, und setzt Besseres und Vollständigeres an deren Stelle. Wir alle profitieren davon, in vieler Hinsicht, jeden Tag.

Was nicht heißt, dass Wissenschaft in der Medizin eine komplett problemfreie Zone wäre (z. B. Bartens 2012) – schließlich wird sie von Menschen gemacht. Dazu kommen wir noch.

Wozu brauchen wir Menschen Wissenschaft?

Durch die Wissenschaft haben wir gelernt, uns zu trauen, nach Ursachen zu fragen. Wir sehen Krankheiten nicht mehr als Schicksal oder gar Strafe und Schuld, wir erforschen, wie sie verursacht werden und wie man sie heilen kann. Wir haben verstanden, dass Vulkanausbrüche durch tektonische Plattenverschiebungen entstehen können und nicht etwa die Rache erboster Götter sind. Wir wissen, warum und wie Flugzeuge fliegen können, dass es fliegende Teppiche aber nicht geben kann. Wir können früher Unerklärliches heute erklären. Welcher Glaube hat das je getan?

Wenn Sie nun aber trotzdem sagen, „Wissenschaft kann mir gestohlen bleiben", dann seien Sie bitte konsequent: Trinken Sie den Cappuccino, der neben Ihnen steht, nicht aus, auch nicht den Tee (zumal wenn er mit einem Wasserkocher oder Herd zubereitet wurde), fliegen Sie nicht mehr in den Urlaub, verschenken Sie Ihr Auto, benutzen Sie keinen Lippenstift und keinen Rasierschaum. Und bitte lesen Sie Ihren Kindern keine Bücher über Dinosaurier vor! Lassen Sie sich nach einem schweren Unfall nicht vom Notarzt retten, verzichten Sie auf den Strom zu Hause, auf Brötchen vom Bäcker, TV, Computer, Laptop, Handy, soziale Netzwerke, Fotokameras. Lesen Sie fortan keine Zeitungen mehr, leben Sie ohne Wettervorhersage, winddichte Softshell-Jacken, Powerpoint-Präsentationen und Skype-Gespräche mit Ihrer Tochter auf Auslandsaufenthalt. Verzichten Sie auf das nächste Public Viewing zur Fußball-WM und auf eine Narkose bei einer Zahnwurzel-OP.

Das geht nicht? Klar geht das. Aber wäre Ihr Leben noch das, was es jetzt ist? Mit all seinen Vorteilen und Bequemlichkeiten? Nein, denn Wissenschaft und ihre Technologien erleichtern und verschönern unser aller Leben, ermöglichen unsere alltägliche Kommunikation und lassen uns gesünder und länger leben als jede Generation vor uns. Wissenschaft bedeutet, die Dinge um uns herum zu verstehen und nutzbar zu machen. Letztlich bedeutet sie Aufklärung und Weiterentwicklung. Vielleicht treibt nicht jeder Wissenschaftler das tatsächlich voran; auch Wissenschaftler sind Menschen. Zum Betreiben von Wissenschaft gehören demgemäß auch Irrtum, Zweifel und Fehler. Aber zur Wissenschaft gehören sozusagen auch ein eingebautes Fehlerbereinigungssystem und die Fähigkeit, aus den Fehlern zu lernen (GWUP 2016). Gerade in der Medizin profitieren wir davon erheblich.

Längst ist Wissenschaft international. Die Zeit der isolierten, nationalen oder „exklusiven" Wissenschaften ist vorbei. Weltweit wendet die Gemeinschaft der Forschenden, die Scientific Community, die wissenschaftliche Methode der *Falsifizierung* von Hypothesen und Theorien an und versucht, bisherige Erkenntnisse zu widerlegen, ganz gleich, von wem oder woher sie stammen. Man könnte sagen, die ganze Wissenschaftsgemeinschaft wartet nur darauf, sich auf neue Hypothesen und Theorien zu stürzen, um deren Schwächen aufzudecken. Das ist der langsam fortschreitende Weg zur Erkenntnis.

Falsifizierung

(Falschbeweisung) ist der heute dem Wissenschaftsbegriff zugrundeliegende Ansatz, nicht durch Beweisversuche, sondern durch den Versuch der *Widerlegung* von Hypothesen und Theorien Fortschritt zu erreichen. Bestätigende Forschung zu vorhandenen Daten gilt nicht als wissenschaftsadäquat. Falsifizierung als Methode ist ein „Härtetest" für die zu prüfende Hypothese oder Theorie und schließt von vornherein aus, dass Forschung zu einem selektiven Suchen nach ausschließlich bestätigenden Daten verkümmert. Dieser grundlegende Ansatz geht auf Sir Karl Popper (1902–1994) zurück, der ihn erstmals im Jahre 1934 in seinem Werk *Logik der Forschung* postulierte (Popper 1934).

Wissenschaft gewinnt ihre Stärke daraus, alles immer wieder zu hinterfragen, neue Erkenntnisse zu sammeln und vor dem Hintergrund des aktuellen Wissens zu betrachten. Der heute durchweg anerkannte und verwendete Wissenschaftsbegriff von Karl Popper (die Falsifizierung) postuliert, dass es für die menschliche Erkenntnisfähigkeit keine abschließende Gewissheit, keine absolute Wahrheit gibt, sondern nur vorläufiges Wissen. Aber gerade deshalb ist das jeweils aktuelle Wissen auch das beste, über das wir überhaupt verfügen können. Wissenschaft ist die Suche nach Erkenntnis. Im Laufe dieser Suche werden viele Ideen vorgeschlagen und auf den Prüfstand gestellt, nur ein Teil davon hat Bestand. Allmählich werden so Erkenntnisse herausdestilliert, die gut gesichert sind. Das ist nicht nur bloße Theorie: Wir erfahren die Errungenschaften der Wissenschaft ganz praktisch und alltäglich – zum Beispiel in Technik und Medizin. Wissenschaftliche Erkenntnisse muss man nicht glauben, man kann sie nachprüfen.

Wie hat sich die Medizin verändert?

Jede wissenschaftliche Fachrichtung hat ihre eigenen Methoden, um ihren jeweiligen Forschungsgegenstand zu untersuchen. So geht der Physiker anders heran als der Biologe, und wieder anders ist es in der Medizin. Die Besonderheit der Medizin als Wissenschaft besteht darin, dass es sich beim Menschen um einen überaus komplexen Forschungsgegenstand handelt, in dem sich viele wissenschaftliche Teilgebiete treffen. Physik, Chemie, Biologie, Physiologie, Pharmakologie, Toxikologie, Psychologie und einige weitere Disziplinen sind ineinander verzahnt und in der Betrachtung nicht immer voneinander zu trennen. Dadurch ist es nicht immer ganz leicht, verlässliche Aussagen zu treffen. Doch gerade in den letzten 150 Jahren hat sich hier enorm viel getan. Wir wissen heute so viel wie nie zuvor über unseren Körper, Krankheit und Gesundheit und auch über körperlich-seelische Zusammenhänge (Psychosomatik), von denen manche meinen, dass die Medizin sie vernachlässigt.

Wie begann es mit der Medizin? Menschen wurden schon immer krank, und andere haben versucht, sie wieder gesund zu machen oder wenigstens ihre Beschwerden zu lindern. Die Wissenschaft, also die Methode der kritischen Erkenntnisfindung, kam erst sehr viel später auf. Nimmt man ihre Entwicklungsgeschichte in den Blick, so ging die Medizin schlicht nach dem Prinzip von Versuch und Irrtum vor („trial-and-error") und ist eine Ansammlung von Erfahrungswissen, das sich an der Praxis orientiert („Darauf haben wir uns immer verlassen").

Ars medicina bedeutet „ärztliche Kunst". Der Begriff „Medizin" ist auf die *Medicini* zurückzuführen, die im Jahre 1302 in Bologna (Italien) erstmals eine Leiche sezierten. Die Medizin hat sich aus traditionell überlieferten Heilverfahren und -künsten regional unterschiedlich entwickelt. Die Ziele waren aber überall gleich: erstens die Prävention

(Vorbeugung) von Krankheiten, zweitens die Kuration (Heilung) von heilbaren Erkrankungen und drittens die Palliation (Linderung) von Beschwerden, die nach dem jeweils aktuellen Kenntnisstand als unheilbar galten.

Die Grundlage der wissenschaftlichen Medizin bilden heute die klassischen Naturwissenschaften, ergänzt durch Psychologie und Sozialwissenschaften. Aufgrund der Unmöglichkeit, eine eigene, übergreifende Gesamttheorie zu entwickeln, kann die Medizin eigentlich nur eingeschränkt als eine klassische Wissenschaft bezeichnet werden. Jedoch ist völlig klar, dass die Summe der medizinischen Erkenntnisse nicht den naturwissenschaftlichen Grundlagen oder gar den Naturgesetzen widersprechen kann (darauf komme ich noch ausführlich zurück). Der Fortschritt der medizinischen Wissenschaft bedeutet aber gleichwohl einen ständigen Fortschritt in Richtung auf einen Bestand gesicherter Erkenntnisse, die einen Kanon, eine verbindliche Richtschnur für die medizinische Praxis bieten. Erfahrungswissenschaft ist die Medizin dabei noch immer, aber sie geht über die Einzelerfahrung hinaus. Eine Erfahrung steht nicht für sich, sondern wird auf logische Schlussfolgerungen hin untersucht; gemeinsame Grundsätze und Kategorien gilt es zu finden. Die Instrumentarien, wie wir Erfahrungen einsortieren und in einem größeren Zusammenhang bewerten, haben sich sehr verändert.

Durch den Wissenszuwachs der modernen Naturwissenschaften kam es vor etwa 150 Jahren zu einem sogenannten Paradigmenwechsel. Darunter versteht man einen grundsätzlichen Wechsel des Denkmodells in einem Fachgebiet. Dieser Paradigmenwechsel bestand – zum Glück für alle

Patienten – im Wesentlichen in der Umsetzung der Erkenntnis, dass man die Ursachen von Krankheiten erkennen und zunehmend systematisch beschreiben konnte.

Vor 200 Jahren dachte man in der Medizin noch vorwiegend im Sinne der Humoralpathologie, der kurz gesagt das Prinzip zugrunde liegt, dass durch eine Krankheit vier schlechte Säfte im Körper entstehen (Blut, Schleim, schwarze und gelbe Galle). Dieses Konzept hatte Hippokrates (460-370 v. u. Z.) entwickelt, und es blieb bis ins 19. Jahrhundert hinein die vorherrschende Lehrmeinung in der Medizin. Selbst als Galen (ca. 129-199 n. u. Z.) die Vier-Säfte-Lehre der Antike gründlich überarbeitete, behielt er deren Grundsätze bei. Das Ziel einer Therapie war es weiterhin, die „verdorbenen Säfte" wieder aus dem Körper zu entfernen. Dies tat man mit drastischen Maßnahmen. Neben dem Aderlass standen Brech- und Abführmaßnahmen im Vordergrund. Die im Falle einer Krankheit im Übermaß vorhandenen schlechten Säfte sollten als Blut, Schweiß, Eiter oder Stuhl ausgeschieden werden. Die Arzneien verabreichte man als Pflaster, Klistiere, Öle, Salben, Umschläge, Räucherungen, Riechmittel, Tränke, Tinkturen, Pillen oder Pulver. Die Maßnahmen waren wenig spezifisch und wie gesagt eher drastisch, sodass man, ebenso drastisch formuliert, als Patient die Wahl hatte, entweder die Krankheit oder die Therapie zu überleben. Viele überlebten beides nicht. Man sprach damals auch von „heroischer Medizin". Krankheiten waren zu jener Zeit viel häufiger lebensbedrohlich und überzogen oft in großen, seuchenartigen Wellen ganze Landstriche.

Wie sehr hat sich die Medizin seit jenen Zeiten verändert! Desinfektion, Hygiene und physiologische oder biochemische Vorgänge im menschlichen Körper waren weitgehend unbekannt, Virchows Entdeckung von Zellen in unserem Körper und damit die *Zellularpathologie* begann erst ab 1850. Das war im Grunde genommen der „Startschuss" für die moderne Medizin. Vorher kannte man weder den Blutkreislauf noch die Lehre von Körperzellen und wusste nicht, dass Funktionsstörungen auf dieser Ebene eine wichtige Krankheitsursache sind. Diese Entdeckung war bahnbrechend und führte endlich dazu, dass die Schlechte-Säfte-Theorie nach 2500 Jahren fallengelassen wurde. Erst um 1860 entdeckte der Arzt Semmelweis die Prinzipien bakterieller Infektionen und damit letztlich die Basis der *Mikrobiologie*, die durch Kochs und Pasteurs Entdeckung, dass Krankheiten von Viren und Bakterien ausgelöst werden können (um 1876), immens erweitert wurde. 1897 wurde das erste *Antibiotikum* entdeckt; erst 1928 setzte Fleming es medizinisch ein. Ähnlich famose Entwicklungen durchliefen im 19. Jahrhundert Mathematik, Physik, Chemie und parallel dazu auch wissenschaftliche Methodiken und Nachweisverfahren: die Statistik, das Verständnis von Kausalität und die evidenzbasierte Forschung.

Auch das *Menschenbild* der Medizin hat einen enormen Wandel durchlaufen. Während man früher vieles noch mit Spekulation, Mythen oder Gottesmacht erklären musste, liegen heute viele Erkenntnisse vor, die zu ganz anderen Schlüsse führen. Besonders seit der Entwicklung des modernen Naturalismus im 20. Jahrhundert stehen nun ausreichend naturwissenschaftliche Erklärungen zur Verfügung, um bei der Beschreibung des Menschen, seiner Fähigkeiten, aber auch seiner Krankheiten ganz auf Wunder und Übernatürliches verzichten zu können. Man muss es deutlich sagen: Dadurch wurde praktisch alles, was vorher als medizinisches Wissen galt, durch neues Wissen überschrieben. Die Folge davon war ein deutlicher und anhaltender Anstieg von Lebensdauer und -qualität sowie eine drastische Abnahme der Kindersterblichkeit. Die enorme Zunahme des Wissens innerhalb der Medizin hat zu einer Aufgliederung in eine große Anzahl von Spezial- und Fachgebieten geführt – kein Arzt kann heute mehr alles wissen, was es in der Medizin zu wissen gibt.

> Wir alle profitieren von den Fortschritten, die die Medizin in den letzten 150 Jahren gemacht hat. Sie hat es im Gegensatz zu allen anderen auf Tradition beruhenden Heilkundesystemen geschafft, *belastbare* Aussagen über die Ursachen und Folgen von Erkrankungen zu machen, wenn auch noch nicht in allen Bereichen – was wohl Ärzte selbst am meisten schmerzt. Die Komplexität medizinischer Zusammenhänge hätten sich frühere Ärzte wohl nicht träumen lassen – und sie überrascht auch heutige Forscher immer wieder.

Es hat sich auch gezeigt, dass die Instrumentarien der wissenschaftlichen Erkenntnisgewinnung, die nach und nach entwickelt wurden, funktionieren. Richtige Annahmen können von falschen unterschieden werden. Eine Vielzahl von typischen Stolperfallen und menschlichen Denkfehlern ist uns bekannt. Zunehmend hat die Medizin Methoden entwickelt, die ihrem Forschungsgegenstand „Mensch" besser gerecht werden. Das sind zum einen die Naturwissenschaften, da der Mensch Teil der Natur ist, zum anderen die Instrumentarien der evidenzbasierten Medizin.

Vom Unerklärlichen zur Naturwissenschaft

Die Basis der Medizin sind heute die Naturwissenschaften, also Methoden, die das Wissen über die Natur (zu der wir Menschen gehören) schaffen. Was früher als unerklärlich galt (Naturkatastrophen, Krankheiten), wurde oft mit höherstehenden Mächten in Zusammenhang gebracht. Heute haben wir durch das „Wissenschaffen" der Naturwissenschaften sehr vieles hinzugelernt und können uns das meiste erklären – auch und gerade in der Medizin. Wunder, Mythen oder geheimnisvolle „Energien" brauchen wir für diese Erklärungen längst nicht mehr.

Medizin soll bei uns Menschen wirken, also die Prinzipien und Prozesse innerhalb von uns beeinflussen, die im besten Fall für die Gesundheit, im schlimmeren Fall für Krankheit zuständig sind. Wir sind zwar alle verschieden, aber grundsätzlich unterscheiden wir uns hinsichtlich unserer Biologie (und Physiologie) nicht. Weil diese Prozesse bei uns allen gleichen Gesetzmäßigkeiten folgen, ist es nur logisch, dass man diese Gesetzmäßigkeiten innerhalb der Medizin beachten muss. Die Evolution hat das hochkomplexe System des menschlichen Organismus in einem Zeitraum von Jahrmillionen entstehen lassen. Was sind dagegen 150 Jahre medizinischer Forschung? Gemessen am Erreichten – nicht weniger als ein Wunder.

Völlig klar ist aber auch, dass das medizinische Wissen bislang nicht annähernd vollständig sein kann. Wir werden mit Sicherheit noch zu unseren Lebzeiten von Ergebnissen medizinischer Forschung erfahren, die wir uns heute nicht träumen lassen. Dass sich Patienten mitunter trotzdem (und zu Recht) danach sehnen, nicht nur als „Objekt der Wissenschaft" gesehen zu werden, darauf gehe ich später ein.

Naturgesetze und naturwissenschaftliches Denken

Den meisten von uns leuchtet es unmittelbar ein, dass es „da draußen" eine reale, von uns unabhängige Welt gibt und dass die Dinge dieser Welt Gesetzmäßigkeiten folgen. In der Philosophie wird diese Position als „Realismus" bezeichnet.

> Realismus bedeutet kurz gesagt, dass es außerhalb unseres Denkens etwas gibt. Das könnte theoretisch auch eine immaterielle und völlig chaotische Welt sein. Der Naturalismus geht von der Annahme aus, dass es überall auf der Welt „mit rechten Dingen zugeht" und dass wir es mit materiellen Dingen zu tun haben. Er ist sozusagen eine Spezifizierung des Realismus. Wir bewegen uns in der Medizin im Rahmen von Realismus und Naturalismus.

Für die überwältigende Mehrheit der Naturwissenschaftler bildet dies die Basis ihres Denkens. Otto Prokop, der Altmeister der deutschen Gerichtsmedizin, beschreibt dies sinngemäß so: Für den Naturwissenschaftler sind die Grenzen der realen Welt maßgeblich und nicht philosophische Spekulationen, die darüber hinausgehen (Benecke 2013). Ich folge der Ansicht, dass die entgegengesetzten Strömungen des Idealismus bis hin zum Konstruktivismus des 20. Jahrhunderts im naturwissenschaftlichen Kontext weder Erfolg noch Relevanz für sich beanspruchen können. Mit einer Definition wie der von Moses Mendelssohn wird der Naturwissenschaftler schlicht nichts anfangen können, das sind eher philosophische Erörterungen:

Der Anhänger des Idealismus hält alle Phänomena unsrer Sinne für Akzidenzen des menschlichen Geistes, und glaubt

nicht, dass außerhalb desselben ein materielles Urbild anzu-
treffen sei, dem sie als Beschaffenheiten zukommen. (Mendelssohn 1785, MS 3.2, S. 59)

Der radikale Konstruktivismus erfüllt diese Definition,
indem er grundsätzlich die Möglichkeit einer objektiven
Wahrnehmung, einer Übereinstimmung eines Sinneseindru-
ckes mit einer äußeren Realität, abstreitet. Mit der Aussage,
dass es keine objektive Wahrnehmung gibt, ist gemeint, dass
es immer ein Subjekt ist, das wahrnimmt. Deshalb ist jede
Wahrnehmung subjektiv gefärbt („social perception"). Die
Existenz einer objektiv vorhandenen Außenwelt wird dabei
keineswegs bestritten, im Gegenteil, davon geht man aus. Nur
ihre Erkennbarkeit wird relativiert. Aufgrund seiner Individualität nimmt jedes Subjekt die Außenwelt anders wahr
(Lerngeschichte, Konstitution etc.). Der radikale Konstruktivismus ist eine moderne Variante des Idealismus, die meint,
ihren Idealismus mit wissenschaftlicher Erkenntnis begründen zu können. Große Gebiete der Philosophie! Doch es sei
mir die rhetorische Frage erlaubt, wie oft Scharlach bereits
durch Philosophie geheilt wurde.

Genau deshalb orientieren wir uns bei unseren Überlegungen zur Wissenschaft besser am naturalistischen Weltbild
und verzichten auf Spekulationen. Dass das jedoch nicht alle
Mitspieler auf dem „Gesundheitsmarkt" tun, wird uns noch
beschäftigen.

Ein *Naturgesetz* ist der Versuch, natürliche Tatsachen, also
in der Außenwelt Vorfindliches, zu beschreiben und zu erklären, indem es Regelmäßigkeiten im Verhalten von Systemen in
der realen Welt erfasst. Naturgesetze zählen zu den sichersten

Erkenntnissen, die wir haben. Dass ein Apfel vom Baum nach unten und nicht nach oben fällt, folgt Mechanismen, die Wissenschaftler ergründet und irgendwann schlüssig erklärt haben (z. B. Schwerkraft bzw. Gravitation). Diese Beschreibungen von Zusammenhängen der „äußeren Welt" sind zwar menschengemacht, sie sind jedoch nicht „persönlich", also nicht nur eine Meinung. Auch wenn uns ein Gesetz nicht gefällt oder wir ihm nicht zustimmen würden – der Apfel fiele weiterhin nach unten. Naturgesetze sind nicht verhandelbar und auch nicht zu umgehen. Wir sind an sie gebunden, da wir selbst ein Teil der Natur sind. Sie können auch nicht falsch sein – nur unser Wissen darüber kann unvollständig oder sogar falsch sein.

Wir gehen in unserem Leben fast durchweg davon aus, dass die heute bekannten Naturgesetze gelten. Wir setzen uns nicht auf Teppiche in der Hoffnung, damit fliegen zu können, weil wir die prinzipielle Möglichkeit ausschließen, dass die Schwerkraft wegfallen könnte. Wir gehen davon aus, dass unsere Suppe salziger wird, wenn wir mehr Salz hineingeben. Wir springen nicht von hochgelegenen Stellen hinunter, wenn uns unser Leben lieb ist.

Das Wort „Gesetz" klingt erst einmal sehr nach einem sozialen Konstrukt, so wie die Gesetze, die wir uns als Gesellschaft gegeben haben. Bei letzteren können wir selbst entscheiden, ob wir uns an sie halten oder nicht. Wenn wir nicht erwischt werden, können wir Gesetze sogar ohne negative Konsequenzen missachten. Naturgesetze aber sind etwas ganz anderes. Wir bezeichnen sie als „Gesetze", weil sie nicht verhandelbar sind; es sind unveränderliche Grundsätze, die wir schlicht nicht missachten können. Sie zählen zum *sehr sicheren* Wissen.

Naturkonstanten und Naturgesetze

wurden nicht für eine bestimmte (menschliche) Auslegung „gemacht", sondern von uns Menschen entdeckt, sprich als gegeben bzw. vorhanden erkannt. Sie sind einfach *da*, und wir können mit wissenschaftlicher Methodik versuchen, sie immer besser zu kennen und tiefer zu verstehen. Damit sind sie für uns aber auch ein verlässlicher Dreh- und Angelpunkt, wenn wir die Frage prüfen, ob eine Hypothese dem Grunde nach überhaupt sinnvoll und untersuchungswürdig ist – gerade auch in Bezug auf Medizin und Wirkmechanismen von Heilverfahren.

Naturwissenschaftliches Denken unterscheidet sich stark von unserem alltäglichen Denken. Gute Naturwissenschaft ist nämlich im Grunde weit weniger konservativ als unser Alltagsverstand. Forscher sind ständig auf der Suche nach neuen Entdeckungen und Wegen, das Unbekannte herauszufordern. Ein befreundeter Forscher erklärte mir einmal: „Ein guter Wissenschaftler schafft neues Wissen, ein sehr guter Wissenschaftler schafft neues Unwissen." Das scheint ein geflügeltes Wort zu sein; in einem Text des renommierten Max-Planck-Forschungsinstituts habe ich es wiedergefunden (Schatz 2012). Die Prüfung einer Theorie birgt immer die Möglichkeit, dass etwas Unerwartetes passiert. Dies kann der erste Schritt zu kleinen Ergänzungen oder großen Umwälzungen unseres bisherigen Wissens sein. Die meisten Wissenschaftler können sich nichts Aufregenderes vorstellen, als selbst einmal an einer solchen Entdeckung beteiligt zu sein. Dann lässt sich Unwissen in Wissen verwandeln.

„Ja, aber", werden Sie vielleicht sagen, „damit ist doch nicht bewiesen, dass manche Konzepte der Medizin nicht stimmen." Nun – wissenschaftstheoretisch kann man überhaupt nicht beweisen, dass etwas *nicht* ist. Niemand kann im strengen Sinne des Wortes beweisen, dass es zum Beispiel Einhörner mit magischen Fähigkeiten *nicht* gibt. In irgendeinem Keller könnte schließlich ein solches Einhorn eingesperrt sein. Vielleicht hat man es bisher nur an den falschen Orten gesucht. Andererseits müsste aber jemand, der behauptet, dass es magische Einhörner gibt, und der erwartet, dass man ihm das abnimmt, ein solches auch vorweisen können. Auch in der Medizin können wir folglich nicht beweisen, dass ein Medikament oder eine Therapie nicht funktioniert. Wir können nur Belege sammeln, die zeigen, dass sie in diesen Fällen und unter diesen Begleitumständen wirksam oder unwirksam sind. Wie das geht, erfahren Sie im Kapitel über Studien.

Es gibt aber doch mehr zwischen Himmel und Erde ...

Nun werden Sie vielleicht sagen: „Die Wissenschaft hat doch auch ihre Grenzen, die weiß doch auch nicht alles!". Und Sie haben recht, wenn Sie das sagen. Abgesehen davon, dass kein echter Wissenschaftler sich auf solch eine Allwissenheit berufen würde, gibt es ganz sicher eine Menge Dinge „zwischen Himmel und Erde", von denen wir heute noch nichts wissen. Ebenso vermutlich auch solche, von denen wir nie etwas wissen werden. Das bedeutet jedoch keineswegs, dass man einfach eine Behauptung in diese Lücke schieben darf, die einem persönlich passend erscheint. Das würde schon der Quelle des in diesem Zusammenhang oft zitierten Satzes nicht gerecht, der ursprünglich aus dem ersten

Akt von Shakespeares *Hamlet* stammt: „*Es gibt mehr Dinge zwischen Himmel und Erde, Horatio, als eure Schulweisheit sich träumen lässt.*" Hamlet sagt das nach der Begegnung mit dem Geist seines Vaters, der ihm aufträgt, den Mord an ihm zu rächen:

> ... *Ich will seine Blicke*
> *Beachten, will ihn bis ins Leben prüfen;*
> *Stutzt er, so weiß ich meinen Weg. Der Geist,*
> *Den ich gesehen, kann ein Teufel sein;*
> *Der Teufel hat Gewalt, sich zu verkleiden*
> *In lockende Gestalt, ja, und vielleicht,*
> *Bei meiner Schwachheit und Melancholie,*
> *Da er sehr mächtig ist bei solchen Geistern,*
> *Täuscht er mich zum Verderben. Ich will Grund,*
> *Der sichrer ist. Das Schauspiel sei die Schlinge,*
> *In die den König sein Gewissen bringe.*
>
> (Shakespeare, Hamlet, II. Akt, 2. Szene)

Hamlet testet also die Behauptung des Geistes, er erkennt die Möglichkeit, dass er sich getäuscht haben könnte. Weder bei Hamlet noch anderswo bedeutet das „Himmel-und-Erde"-Zitat, dass Offenheit hieße, auf eine vernünftige Beleglage zu verzichten. Hamlet erweist sich insofern als echter skeptischer Naturwissenschaftler: Für seine Entscheidung will er eine handfeste Grundlage, die er sich über einen aussagekräftigen Test der Behauptung holt.

So funktioniert Wissenschaft im besten Sinn. In der Wissenschaft geht es eben gerade nicht darum, Dinge zu „zementieren", sondern darum, stets neugierig auf das Neue zu sein. Oft wird Wissenschaftlern vorgeworfen, dass sie doch auch mal über ihren Tellerrand hinausschauen müssten. Aber genau das tun sie! Das ist ihr Job! Fraglos sind auch Wissenschaftler nur Menschen, und es gibt unzählige Beispiele dafür, dass sie mitunter an ihren Theorien kleben und nicht davon ablassen wollen – obwohl es schon längst neue Erkenntnisse gibt. Ein Bonmot aus Wissenschaftlerkreisen besagt, dass es erst einer neuen Wissenschaftlergeneration bedürfe, bis der Weg für schon vorhandene neue Erkenntnisse wirklich frei werde.

Und falls Sie nun als Nächstes an Galileo denken – Galileo hatte Belege. Der Widerstand gegen ihn erhob sich nicht, weil er sich in Spekulationen erging. Seine Erkenntnisse waren wissenschaftlich und richtig – nur eben unangenehm. Der Widerstand, den man seinen Erkenntnissen über die Welt und das Universum entgegenbrachte, war eine primär ideologisch bedingte Ablehnung. Zum Glück hat diesen Fehler die Zeit ausgeglichen – wie viele andere auch.

„Aber die Liebe lässt sich doch auch nicht wissenschaftlich erklären", werden Sie nun vielleicht einwenden wollen. Dazu ist zu sagen: Die Liebe ist ein Gefühl, kein Therapieangebot. Sie muss also nicht mit den Methoden der Wissenschaft in der Medizin überprüft werden, dazu besteht gar kein Anlass. Dank der Wissenschaft wissen wir trotzdem recht genau, was passiert, wenn wir verliebt sind: welche Botenstoffe zu den Schmetterlingen im Bauch, zu den schlaflosen Nächten und schweißnassen Händen führen; welche Hormone dafür verantwortlich sind, dass wir uns längerfristig binden. Und die Sozialwissenschaften erforschen Bindungsdynamiken, motivationale und kognitive Aspekte (Cacioppo et al. 2012). Das „Liebesargument" zieht also nicht.

Wir können mit Hilfe der (Natur-)Wissenschaften heute sehr vieles erklären, was früher unerklärlich war. Und wir wissen auch, dass Wissen sich nur dort weiterentwickelt, wo es keinen Naturgesetzen widerspricht. Die Naturwissenschaften haben uns solchermaßen geholfen, in der Medizin auf mystisches Denken zu verzichten. Und obwohl der Mensch in seiner Komplexität ein eher „weiches Forschungsobjekt" ist (anders z. B. als der Gegenstandsbereich der Physik), können wir in unserem Bemühen, seine vielfältigen Funktionen im Gesundheitsfall und behandelbare Defizite im Krankheitsfall zu verstehen, getrost auf Übersinnliches verzichten.

Von der Erfahrung zur Evidenz

Immer wenn ich mir eine Erkältung eingefangen habe, sagen einige meiner Freundinnen eindringlich zu mir: „Du musst dir eine Hühnersuppe kochen, das hilft nach meiner Erfahrung am besten. Mit Ingwer und Petersilie. Das hat schon meine Oma empfohlen." Tatsächlich glauben viele Menschen daran, dass Hühnersuppe bei Erkältungen hilft, oder an anderes überliefertes altes Wissen. Aber haben wir das je überprüft? Im Fall der Hühnersuppe ist das nach meiner Recherche nicht geschehen. Wir verlassen uns einfach auf das sogenannte Erfahrungswissen, obwohl wir es nicht belegt haben. Einfach, weil es „schon immer so war".

Im „alten Wissen" stecken überlieferte Erfahrungen, die nicht vom Hintergrund ihrer Entstehungszeit und den damals verfügbaren Prüfmethoden freizumachen sind. Oft sind sie „einfach so" über viele Generationen hinweg weitergegeben worden und dadurch „ehrwürdig" geworden. Aber längst nicht alle sind nach unserem heutigen Wissensstand haltbar. Sicherlich sind einzelne Erfahrungen immer noch zutreffend und einige Verfahren auch nach heutigen Kriterien wirksam. Etliche Arzneimittel sind aus überlieferten Anwendungen hervorgegangen (allerdings durch moderne Beforschung). Weitaus mehr haben sich nach einem genauen Blick als nicht wirksam erwiesen, oder man hat sie noch nicht untersucht. Das Alte erscheint oft so schön und fast mystisch und spricht sicher auch eine emotionale Ebene in uns an. Meine ehemalige Hebamme nannte es so nett „Hexenwissen".

Magie, Rituale, Talismane und das Wissen über Heil- und Giftpflanzen gehörten zum traditionellen Repertoire. Magie und Naturwissenschaft waren noch nicht getrennt. Die Auswahl der Heilpflanzen zum Beispiel erfolgte nach uns heute teilweise völlig absurd erscheinenden Regeln, die darauf zurückgingen, dass man Übereinstimmungen zwischen dem Menschen als Mikrokosmos und der Welt als Makrokosmos annahm (das sog. Analogie-Prinzip, vgl. Wikipedia 2016). Dabei werden Übereinstimmungen meist äußerlicher, aber auch solche rein sprachlicher Art miteinander in Verbindung gebracht. Im Ähnlichkeitsprinzip der Homöopathie finden wir diese Gedanken noch einmal deutlich am Werk. Auch astrologische und religiöse Gesichtspunkte waren wichtig.

Bei der Hochschätzung von traditionellen Heilerfolgen wird jedoch gerne übersehen, dass der Placebo-Effekt immer schon Teil und Erfolgsgarant vieler Behandlungen war. Er ist keine „Erfindung" der modernen Medizin.

Nur in wenigen Fällen lässt sich heute exakt sagen, welche Krankheit mit welchem Mittel konkret behandelt werden konnte. Heilrituale waren früher mit noch viel stärkeren Bedeutungen „aufgeladen", und viel mehr Menschen waren überzeugt, dass das „Beschwören" ursächlich half. Hier fragt der Apotheker Edmund Berndt zu Recht: Ist es nicht seltsam, dass besonders gruslige Beschwörungen und Rituale, Zubereitungen aus Tier- und Menschenknochen, Bluttränke oder Mittel unter Zugabe von giftigen Stoffen (Quecksilber) heute ausgedient haben? Die Überlieferung beschränkt sich im Wesentlichen auf pflanzliche Zubereitungen. Warum sollen diese wirksamer (gewesen) sein als der ganze Rest der „alten Heilkunst"? (Berndt 2017).

So traurig es ist, „alt" ist nur ein Autoritätsargument, das nach wissenschaftlichen Kriterien keine Wahrheitsaussage enthält. Es zählt in der Wissenschaft wirklich gar nichts.

Wenn reines Erfahrungswissen alleine so bedeutsam gewesen wäre, wie manche Alternativheiler es darstellen, dann hätte es schon viel früher zu den durchschlagenden und verlässlichen Heilserfolgen kommen müssen, wie wir sie heute in der Medizin kennen. Das Wissen in der Medizin hat sich erst ab dem Zeitpunkt unfassbar vergrößert, als Wissenschaftler gelernt hatten, dass reine Erfahrung nicht verlässlich genug ist. Sie kann nur wertvoll sein, wenn sie in einem System dazu beiträgt, Grundsätze und Prinzipien zu erkennen. Erst dann ist es möglich, allgemeine Aussagen über die Effektivität eines eingesetzten Verfahrens zu machen.

Natürlich hat sich auch vermeintlich gesichertes, modernes Wissen immer wieder einmal als Irrtum herausgestellt und wurde fortwährend revidiert – eine Folge der wissenschaftlichen Methode. Schauen wir auf die letzten 10 bis 15 Jahre: Bänderrisse und Hüftfehlstellungen werden heute nicht mehr in erster Linie operativ behandelt, Gelenkspülungen im Knie gar nicht mehr empfohlen, mit der Gabe von Antibiotika bei

Mittelohrentzündung ist man besonders bei Kindern viel zurückhaltender geworden (weil Mittelohrentzündung meist durch Viren verursacht wird, gegen die Antibiotika nicht helfen), es gibt neue zielgerichtete Krebstherapien und längst nicht mehr nur „die Chemo". Zu den größten Medizinerfolgen 2016 wurden gezählt, dass Frühgeborene immer besser überleben (in einem Fall schon ab 200 Gramm Geburtsgewicht), eine Halswirbelprothese in einem 3D-Drucker nachgebildet werden konnte und vielversprechende Fortschritte in der HIV-Behandlung erzielt wurden (Apfel 2016).

Das sind Bespiele dafür, wie die Medizin sich verändert – und auch bereit ist, sich zu verändern. Sie nimmt Erfahrungen nicht einfach für bare Münze, sondern nähert sich ihnen mit der wissenschaftlichen Methodik. Sie sortiert aus, was nicht funktioniert, und verbessert, was noch nicht optimal ist. Gerade in der Medizin, die ein so komplexes Netz aus verschiedenen Fachdisziplinen darstellt, werden falsche Entwicklungen jedoch nicht immer zeitnah erkannt oder gar gestoppt. Aber ein Bewusstsein für die Wandelbarkeit des Wissens ist vorhanden. Wir haben es in der Medizin zunehmend geschafft, einzelne Erfahrungen zusammenzufassen und Grundsätzliches daraus abzuleiten: die Evidenz.

Was ist Evidenz?

Gerd Antes, einer der deutschen Pioniere der evidenzbasierten Medizin und Leiter des (unabhängigen) Cochrane-Centers Deutschland, schreibt im Geleitwort zu dem Buch *Wo ist der Beweis:*

Die Bewertung von Verfahren geschah traditionell aufgrund der Erfahrung, die ein Arzt (Therapeut) in seiner Praxis im Laufe der Jahre sammelte. Während dieses so erworbene Wissen zwangsläufig subjektiv und unsystematisch ist, haben die letzten Jahrzehnte eine beeindruckende Verbesserung gezeigt: Das Wissen über Vor- und Nachteile einzelner medizinischer Verfahren – von Arzneimitteln bis hin zu Operationstechniken – wird immer systematischer durch wissenschaftliche Studien belegt. Heute ist Normalität, dass weltweit jedes Jahr Hunderttausende von Patienten ihre Diagnose oder Behandlung innerhalb von klinischen Studien erhalten, damit die Ergebnisse anderen Patienten zu einem späteren Zeitpunkt zur Verfügung stehen. Jedes Jahr werden deswegen zehntausende Studien durchgeführt, in denen Verfahren A bei einer Hälfte und Verfahren B bei der anderen Hälfte der Patienten angewendet wird, um damit die Überlegenheit von A oder B nachzuweisen, gleichzeitig aber auch, um Hinweise auf mögliche Schäden zu bekommen. Die Information aus den klinischen Studien ist in den letzten Jahren eine mächtige Ergänzung der ärztlichen Erfahrung geworden und hat sogar einen eigenen Namen bekommen: Evidenz. Die evidenzbasierte Medizin oder besser Gesundheitsversorgung ist ein seit 1990 vereinheitlichtes Konzept, unter dem das Wissen aus klinischen Studien systematisch zur Entscheidungsunterstützung herangezogen wird. (Evans et al. 2013)

Evidenz ist nicht etwa das, was sich ein paar borniert (und dafür bestimmt bezahlte) Wissenschaftler zusammengereimt haben. Im Wortsinne bedeutet „Evidenz" zunächst 'augenscheinlich Unzweifelhaftes'. In der Medizin meint man mit „Evidenz" den Versuch, Erkenntnisse aus Wissenschaftsbereichen mit standardisierter Methodik für die angewandte Medizin nutzbar zu machen, um systematisch Leitlinien für die Diagnostik und Therapie zu erstellen.

Unter **evidenzbasierter Medizin (EbM)** versteht man das Bemühen, den einzelnen Patienten auf der Grundlage der bestmöglichen zur Verfügung stehenden medizinwissenschaftlichen Daten zu versorgen. Dazu gehört es, dem Patienten mit seinem konkreten Problem aus dem gesamten medizinischen Wissen die jeweils beste Behandlungsmöglichkeit anbieten zu können. Dazu gehört auch, dass der behandelnde Arzt darüber hinaus in die Lage versetzt wird, die Gültigkeit und Vertrauenswürdigkeit eines Verfahrens für seinen aktuellen Patientenfall zu beurteilen. Für jeden Einzelfall kann und soll er Nutzen und Risiko abwägen. Auf der Grundlage dieser Erwägungen kann er dann eine – seiner klinischen Erfahrung und den Vorstellungen des Patienten entsprechende – Behandlungsentscheidung treffen. Es geht also keineswegs um das schematische Heraussuchen von „Rezepten" – es geht um die Kombination von ärztlichem Wissen und ärztlicher Kunst (Netzwerk EbM 2011).

EbM ist keine Vorschrift! Sie bedeutet, das aktuelle (Erfahrungs-)Wissen, das zur Verfügung steht, zu prüfen und bestmöglich zur Verfügung zu stellen. Wenn man sich vor Augen hält, dass sich der Wissensstand in der Medizin alle fünf bis sieben Jahre verdoppelt (Bartens 2008), ahnt man, was das bedeutet. Die einzige Chance, den aktuellen Stand des Wissens anbieten zu können, besteht darin, das Wissen zu zentralisieren. Das aktuelle Wissen wird dann in jedem medizinischen Fachgebiet in Form von Leitlinien ausgedrückt und veröffentlicht. Dem immerwährenden Dilemma zwischen Theorie und Praxis versucht man dadurch gerecht zu werden, dass sich die Entscheidungsfindung an wissenschaftlichen Erkenntnissen orientiert. Der Prüfstein ist, dass ein evidenter Nachweis der systemischen Wirksamkeit einer Methode oder eines Mittels vorliegt.

Leitlinien

sind systematisch entwickelte Therapie-Empfehlungen von Fachgesellschaften und Experten eines Fachgebiets, die auf den aktuellen wissenschaftlichen Erkenntnissen und in der Praxis bewährten Verfahren beruhen. Auch ökonomische Gesichtspunkte sind darin berücksichtigt. Die Leitlinien werden dem Arzt ohne Verpflichtung immer wieder aktualisiert zur Verfügung gestellt und sollen so für mehr Sicherheit und Verlässlichkeit in der Medizin sorgen (AWMF 2017).

Dabei geht es eben gerade nicht darum, dass irgendwelche Wissenschaftler im stillen Kämmerlein ein paar realitätsferne, dogmatische Leitlinien erstellen, sondern sie setzen sich zusammen, um aus dem großen Fundus an aktuellem Wissen und Studienergebnissen eine Empfehlung auszusprechen, da es dem einzelnen Arzt unmöglich ist (fachlich und zeitlich), alle Daten zu kennen. Natürlich passieren hier auch Fehler, und es entstehen Interessenkonflikte (Bartens 2012), aber gerade die unterschiedlichen Interessen und Sichtweisen können mit darauf hinwirken, dass solche Dinge bereinigt und künftig vermieden werden. Schließlich ist es das erklärte gemeinsame Ziel, auf Basis sachlicher Informationen einen Konsens zu finden, der dem Wohl des Patienten dient. Das spielt sich nicht in einem geschlossenen Universum ab. Wobei jeder Arzt weiterhin selbst abwägen und entscheiden kann und soll, was für seinen individuellen Patienten geeignet erscheint:

Gute Ärzte nutzen sowohl klinische Expertise als auch die beste verfügbare externe Evidenz, da keiner der beiden Faktoren allein ausreicht: Ohne klinische Erfahrung riskiert die ärztliche Praxis durch den bloßen Rückgriff auf die Evidenz „tyrannisiert" zu werden, da selbst exzellente

Forschungsergebnisse für den individuellen Patienten nicht anwendbar oder unpassend sein können. Andererseits kann ohne das Einbeziehen aktueller externer Evidenz die ärztliche Praxis zum Nachteil des Patienten leicht veraltetem Wissen folgen. (Sackett 1997)

Unter dem Oberbegriff „Evidenz" unterscheidet man verschiedene Klassen von Evidenzstärke. Je höher die Evidenzklasse eines Medikaments oder eines Verfahrens ist, umso sicherer ist die wissenschaftliche Begründung und die daraus abgeleitete Therapieempfehlung.

> Evidenzbasierung ist nicht zu verwechseln mit „Eminenzbasierung", sprich der Meinung oder Einschätzung einer einzelnen Person oder einzelner Personen, die vielleicht aufgrund ihres Rangs höher stehen oder mehr „Erfahrung" haben. Meinung und Erfahrung ersetzen keine valide Datenlage, sondern bleiben veralteten Denksystemen verhaftet. Auch die sogenannte soziale Evidenz – sprich, was alle gut finden, muss gut sein – ersetzt keine Evidenz.

Aber meine Erfahrung sagt mir …

Wenn man sich mit Wissenschaft und wissenschaftlichen Erkenntnissen auseinandersetzt, trifft man in Gesprächen oder in Onlinediskussionen fast unvermeidlich auf jemandem, der auf die sorgfältige Betrachtung veröffentlichter wissenschaftlicher Evidenz mit einer Anekdote reagiert („kleine persönliche Geschichte", „Einzelfallerfahrung"). Kurz: „Bei mir hat es gewirkt, deshalb sind all eure wissenschaftlichen Nachweise und Plausibilitäten irrelevant." Sowohl die Prämisse als auch die Schlussfolgerung einer solchen Aussage ist fehlerbehaftet. Ich möchte mich auf den ersten Teil der Behauptung konzentrieren – den Anspruch, dass eine Behandlung bei einem bestimmten Individuum „gewirkt" habe.

Die meisten Menschen verstehen unter „hat gewirkt" etwas in der Art: Sie lassen sich behandeln (oder nehmen selbst etwas ein), und nach einer Zeit, die kurz oder länger gewesen sein mag, geht es ihnen besser. Doch niemand kann sagen, wie die Krankheit verlaufen wäre, wenn ein anderes Mittel (oder gar nichts) gegeben oder anders behandelt worden wäre. Wenn es Ihnen besser geht, ist Ihnen das zu Recht egal. Doch wir kennen aus der Wahrnehmungspsychologie gut untersuchte Mechanismen, die uns Heilerfolge erkennen lassen, wo keine sind. Es gibt eine ganze Reihe von Fehlschlüssen und Denkfehlern, die uns hier unterlaufen können (Mukerji 2016; Dobelli 2014). Darauf müssen wir in der Medizin achten, wenn wir eine gute Antwort auf die Frage „Was hat denn da gewirkt?" bekommen möchten.

> ### Kausalität und Korrelation
>
> sind zur Beurteilung von Ursache und Wirkung wichtig. Kausalität bedeutet (kurz gesagt): A führt zu B, und ohne A wäre B nicht passiert. Korrelation bedeutet lediglich, A und B sind in etwa zeitgleich passiert, ohne dass ein ursächlicher Zusammenhang bestehen müsste.

Bei „erfolgreichen Heilungen" können zum Beispiel folgende Umstände eine Rolle gespielt haben (Anhäuser 2014):

- Eine Therapie beginnen wir in der Regel dann, wenn es uns sehr schlecht geht, wenn wir also dem Höhepunkt einer

Erkrankung nahe sind. Da unser Körper extreme Zustände nicht gut toleriert und der natürliche Verlauf einer Erkrankung nach dem Höhepunkt (Krisis) zu einer Verbesserung der Gesamtsituation führt, geht es uns danach also meist wieder besser. Doch selten sehen wir das so „nüchtern". Stattdessen schreiben wir der zuletzt erhaltenen Therapie den Erfolg zu. Haben wir drei Mittel ausprobiert, so loben wir das letzte. Dass es aber sowieso besser geworden wäre, weil extreme Zustände eine natürliche Tendenz zur Rückläufigkeit haben (*Regression zur Mitte*), vergessen wir besonders gerne, wenn wir „alternative" Mittel eingenommen haben.

- Die zeitliche Nähe von Arztbesuch (oder von Selbstmedikation) und Besserung einer Symptomatik gaukelt uns einen kausalen (ursächlichen) Zusammenhang vor. Neben weiteren Gründen übersehen oder ignorieren Patienten – und ebenso die Therapeuten, die diese Erfolgsfälle als Beleg für die Wirksamkeit ihrer Therapie sehen –, warum eine Erkrankung sich ohnehin bessert oder gar ganz verschwindet (*Selbstheilungsfähigkeit des Körpers, Spontanverlauf*).

- Nicht das Mittel hat uns geholfen, sondern hilfreich war der Besuch beim Therapeuten als solcher. Das therapeutische Setting, die erhaltene Zuwendung, das Umsorgtwerden und der *Placebo-Effekt* haben unsere Beschwerden gelindert.

- Verkompliziert wird das Ganze durch den *Bestätigungsfehler („confirmation bias")*. Symptome sind oft sehr komplex, variabel und subjektiv. Unser trügerisches Gedächtnis verführt uns dazu, im Nachhinein vieles zurechtzurücken, uns nur an die Dinge zu erinnern, die positiv gelaufen sind, und Misserfolge zu verdrängen (Shaw 2016).

Was als „besser" gilt, ist zudem besonders subjektiv. Bei Kopf-schmerzen zum Beispiel gibt es etliche Variablen, die man betrachten kann: Häufigkeit, Zeitdauer, Stärke, Reaktion auf Schmerzmittel, Bedarf an Schmerzmitteln, Grad der Beein-trächtigung und eine ganze Menge von damit verbundenen Symptomen, wie zum Beispiel Übelkeit oder verschwom-menes Sehen. Alle diese Eigenschaften des Kopfschmerzes können sich verändern und bieten damit die Möglichkeit, „Rosinenpicken" zu betreiben und daraufhin eine Wirkung zu beurteilen. Verschwindet eine höchst lästige und viel-leicht auch beängstigende Sehstörung, ist der Patient massiv erleichtert – auch ohne dass sich die Kopfschmerzen selbst gebessert haben. Diese subjektive Sicht sagt aber medizi-nisch wenig oder gar nichts über die objektive Besserung des Krankheitszustandes aus.

Das ist genau der Grund, warum in einer klinischen Studie die Fragestellung, also was man genau feststellen will, festgelegt werden muss, *bevor* man mit der Durchführung der Studie überhaupt beginnt. Dies ist Teil des sogenannten Studiende-signs, an das man sich halten muss, soll die Studie hinterher kritischer Beurteilung standhalten. Wissenschaftler misstrauen klinischen Studien, die sich auf eine Menge sekundärer Ergeb-nisse stürzen, ohne sich an das einmal definierte Ziel zu halten. Bessert sich eines der Kriterien, die gar nicht Gegenstand der Untersuchung waren, bedeutet das nicht den Erfolg der Studie.

Bei der gefühlten Wirksamkeit spielen auch psycholo-gische Faktoren eine Rolle. Wenn Menschen eine unkon-ventionelle Behandlung ausprobieren, möglicherweise aus Verzweiflung oder einfach aus der Hoffnung auf Besserung heraus, fürchten sie Kritik aus ihrer Umgebung und glauben oft, sich verteidigen zu müssen. Dies besonders dann, wenn sie irgendetwas Ungewöhnliches ausprobiert haben, vielleicht gar etwas Bizarres. Für eine solche Verteidigung ist es besonders dienlich, wenn man auch für sich selbst schlussfolgert, dass die Behandlung funktioniert hat – um allen Skeptikern zu zeigen, dass man doch recht hatte (Herrmann 2013).

Subjektiv wahrgenommene Verbesserungen sind also schwer zu trennen von verschiedenen gut bekannten, durchaus objektivierbaren psychologischen Faktoren und Irrtümern in Wahrnehmung, Erinnerung und Bewusstsein – Bestätigungsfehlschluss, Regression zur Mitte, Post-hoc-Fehlschluss, Täuschung aus Zuversicht, Risikorechtfertigung, Beeinflussbarkeit, Erwartungsfehlschluss und das Unvermögen, mehr als ein oder zwei Einflussfaktoren zu betrachten (darauf kommen wir im Kapitel über Placebos noch einmal ausführlich zurück). Wenn wir uns einer Behandlung unterziehen und uns hinterher besser fühlen, dann wird das Gefühl, dass die Behandlung dafür die Ursache war, verstärkt und schwerlich mit trockenen Daten zu entkräften sein. Das ist auch Teil von Rechtfertigungsstrategien, wie wir sie von der kognitiven Dissonanz her kennen (Festinger 2012).

Kognitive Dissonanz:

Widersprüchliche oder neue Informationen, die bisherigen Überzeugungen widersprechen, führen zu Spannungszuständen, die uns mehr oder weniger bewusst unangenehm sind. Diesem Gefühl versuchen wir durch Ausblenden von Informationen zu entgehen („selektive Wahrnehmung", „Rosinenpicken") oder indem wir im Nachhinein andere Zusammenhänge herstellen, Informationen uminterpretieren oder in ihrer Relevanz entwerten. So leben wir angenehmer, aber nicht unbedingt richtig informiert weiter.

Selbst bei Behandlungen, deren Wirksamkeit erwiesen ist, darf man eigentlich nicht darauf rückschließen, dass sie nach wissenschaftlich-kritischen Maßstäben im individuellen Fall wirksam war. Wir können in den wenigsten Einzelfällen wissen, ob eine Behandlung gewirkt hat oder nicht, weil wir nicht wissen können, was ohne diese Behandlung geschehen wäre. Wir können nur Häufigkeitsaussagen machen, die auf wissenschaftlichen Daten beruhen. Eine Ausnahme bilden solche Krankheiten, die nicht von alleine besser werden, zum Beispiel ein akuter Leistenbruch. Wenn der Leistenbruch operativ behoben ist, war es auch im Einzelfall definitiv die Behandlung, die zum Erfolg geführt hat.

Zusammenfassung

- Es gibt keinen endgültigen Beweis in der Medizin (und auch nicht in der gesamten restlichen Wissenschaft), nur Wahrscheinlichkeiten, Belege und nachprüfbare Erkenntnisse.
- Aussagen müssen sich in ein System einfügen lassen, sonst braucht es außerordentliche Belege (weil dann immerhin das ganze vorhandene System in Frage gestellt würde).
- Wissen wandelt sich dort und so weit, wie es gesicherten Naturgesetzen nicht widerspricht.
- Wissenschaft ist nicht böse. Und auch nicht doof.

Was ist Pseudowissenschaft?

Um es kurz zu halten: Pseudowissenschaft (oder auch Parawissenschaft) ist all das, was sich einen wissenschaftlichen Anstrich zu geben versucht, ohne sich jedoch an wissenschaftliche Kriterien zu halten. Pseudowissenschaften nutzen das seriöse Ansehen der Wissenschaft, verwenden gerne deren Begriffe (meist jedoch zweckentfremdet oder sinnentstellt), stellen Behauptungen auf, die sie nicht belegen können (und verkaufen das als den besonderen Clou: „Erfahrungswissen", *„noch* nicht erforschbar"). Sie treten nicht in einen Dialog mit Experten aus dem eigenen oder einem angrenzenden Fachgebiet ein, sondern zeigen sich diesen und deren Argumenten gegenüber arrogant und abweisend: „Lass mich mit deinen Argumenten in Ruhe, ich habe schon meine Meinung." Lieber schotten sie sich ab und pflegen den Dünkel eines geheimen „Extrawissens". Sachliche Diskussionen gleiten sehr schnell in persönliche Beleidigungen ab. Strohmann-Argumente („In der Wissenschaft ist doch auch nicht alles perfekt") lenken von der eigentlichen Problematik ab. Kennzeichnend ist oft eine große emotionale Beteiligung, die jedoch gerne dem Gegenüber vorgeworfen wird: „Was regst du dich denn so auf? Leben und leben lassen!" (Herrmann 2013.)

Typische Fehler in der Pseudowissenschaft sind, dass sie naturwissenschaftlich gesichertem Wissen widersprechen oder keine Evidenz vorweisen können.

Oft wird zwar geforscht, aber eher nach dem Prinzip der sich selbst erfüllenden Prophezeiung. Parawissenschaftlich orientierte Forscher sind vielfach voreingenommen, unkritisch, unsauber in ihrer Argumentation oder Fehleranalyse. Selten sind ihre Ergebnisse durch unabhängige

Forschergruppen reproduzierbar (wiederholbar), Kontroll-
oder Vergleichsgruppen gibt es oft keine. Selten gehen pseudowissenschaftliche Forscher auf die Kritik von anderen Wissenschaftlern ein; lieber erheben sie für sich den Anspruch,
über eine Art „Geheimwissen" zu verfügen, das für andere
logisch nicht nachvollziehbar ist (Goldacre 2011). Es bleibt
bei Behauptungen ohne Beleg.

Ja, leider ist es so, dass vieles in der Pseudowissenschaft
auf schlichten Behauptungen beruht, auf „ausgedachten"
Geschichten, die oft durchaus eine solche Eigendynamik entwickeln, dass die Urheber selbst an sie zu glauben beginnen
(SPSP 2017). Oft würde man sich wünschen, so etwas leichter
entlarven zu können. Ein guter Anfang ist dabei immer wieder
die Frage: Wo ist der Beweis? Und gibt es für diese außergewöhnliche Behauptung auch einen außergewöhnlichen Beleg?

Zweifellos, die Verbreitung von Behauptungen ohne
dahinterstehende Belege ist so üblich wie unredlich – und im
Gesundheitsbereich sicher auch unethisch. Doch wie sollen
Sie als medizinischer Laie erkennen können, worin die oft
kleinen, aber feinen Unterschiede zwischen Behauptung und
Beleg liegen? Das gelingt ja nicht einmal mir als Ärztin auf
Anhieb! Es braucht kritische Denker, die solche Missstände
aufdecken. Doch genau dem begegnet die Pseudowissenschaft
mit ihrem bewusst wissenschaftlichen Ton, dem Duktus der
Seriosität, mit dem allzu häufig ein scheinwissenschaftli-
cher Mantel um zweifelhafte Offerten gelegt wird. Was mit
wissenschaftlichem Anspruch und entsprechender Sprache
daherkommt, ist schwerer zu widerlegen als eine platt in den
Raum gestellte Behauptung. Leider hat das aber den Begleit-
effekt, dass das bei der Pseudowissenschaft berechtigte Misstrauen sogleich auf die seriöse Wissenschaft übertragen wird.

Die scheinwissenschaftlichen Behauptungen der Pseudome-
thoden-Verfechter untergraben auch das Vertrauen in die
seriöse Wissenschaft. Und das ist schlimm – und ein weiterer
Grund, warum ich dieses Buch für Sie geschrieben habe.

Literatur

Anhäuser, M. (13. Mai 2014). Die trügerische Kraft des Einzel-
falls. Medien-Doktor. http://www.medien-doktor.de/medizin/
sprechstunde/medizinjournalismus-die-truegerische-kraft-des-
einzelfalls/. Zugegriffen: 26. Apr. 2017.

Apfel, P. (22. Dezember 2016). Jahresrückblick 2016: Größte
Erfolge der Medizin. Focus online. http://www.focus.de/
gesundheit/arzt_medikamente/forschung/jahresrueckblick-
2016-das-waren-die-groessten-erfolge-der-medizin-in-diesem-
jahr_id_6392438.html. Zugegriffen: 26. Apr. 2017.

Aristoteles. (1837). Metaphysik. In I. Bekker (Hrsg u. Übers.),
Aristotelis opera (Bd. 2). Berlin: de Gruyter. Zit. nach https://
de.wikipedia.org/wiki/Metaphysik_(Aristoteles). Zugegriffen:
9. Mai 2017.

AWMF. (24. März 2017). Leitlinien. http://www.awmf.org/
leitlinien.html. Zugegriffen: 26. Apr. 2017.

Bartens, W. (Oktober 2008). Machen Sie sich bitte frei. Süddeutsche
Zeitung online (Magazin). http://sz-magazin.sueddeutsche.de/
texte/anzeigen/4611/Machen-sie-sich-bitte-frei. Zugegriffen:
26. Apr. 2017.

Bartens, W. (2012). *Heillose Zustände: Warum die Medizin die
Menschen krank und das Land arm macht.* München: Droemer.

Benecke, M. (2013). *Seziert: Das Leben von Otto Prokop.* Berlin:
Das neue Berlin.

Berndt, E. (19. Januar 2017). Altes Wissen. Informationsnetzwerk Homöopathie. http://www.netzwerk-homoeopathie.eu/

kurz-erklaert/188-argument-homoeopathie-ist-altes-wissen. Zugegriffen: 26. Apr. 2017.

Cacioppo, F. et al. (2012). Social neuroscience of love. *Clinical Neuropsychiatry, 9*(1), 3–13.

Dobelli, R. (2014). *Die Kunst des klaren Denkens: 52 Denkfehler, die Sie besser anderen überlassen.* München: Deutscher Taschenbuch Verlag.

Evans, I., Thornton, H., Chalmers, I., & Glasziou, P. (2013). *Wo ist der Beweis? Plädoyer für eine evidenzbasierte Medizin.* (Hrsg.: G. Antes.). Bern: Huber. http://de.testingtreatments.org/wp-content/uploads/2013/07/wo_ist_der_beweis_volltext.pdf Informationsnetzwerk Homöopathie.

Festinger, L. (2012). *Theorie der Kognitiven Dissonanz.* Bern: Huber.

Goldacre, B. (2011). *Die Wissenschaftslüge: Die pseudo-wissenschaftlichen Versprechen von Medizin, Homöopathie, Pharma- und Kosmetikindustrie,* 5. Aufl. Fischer: Frankfurt am Main.

GWUP. (4. Februar 2016). Gesellschaft zur wissenschaftlichen Untersuchung von Parawissenschaften. Die Skeptiker – Wissenschaft nützt uns allen. https://www.gwup.org/ueber-uns-uebersicht/was-wir-wollen. Zugegriffen: 26. Apr. 2017.

Herrmann, S. (2013). *Starrköpfe überzeugen: Psychotricks für den Umgang mit Verschwörungstheoretikern, Fundamentalisten, Partnern und Ihrem Chef.* Berlin: Rowohlt.

Kant, I. (1786). *Metaphysische Anfangsgründe der Naturwissenschaft.* Riga: Hartknoch. www.philosophiebuch.de/metannat.htm. Zugegriffen: 28. Apr. 2017.

Mendelssohn, M. (1785). *Morgenstunden oder Vorlesungen über das Daseyn Gottes.* Voß: Berlin.

Mukerji, N. (2016). *Die 10 Gebote des gesunden Menschenverstands.* Heidelberg: Springer Spektrum.

Netzwerk Evidenzbasierte Medizin. (30. Dezember 2011). Grundbegriffe und Definitionen. http://www.ebm-netzwerk.de/was-ist-ebm/grundbegriffe/definitionen/. Zugegriffen: 26. Apr.. 2017.

Popper, K. (2007). *Logik der Forschung (Erstausgabe 1934)*. Berlin: Akademie-Verlag.

Sackett, D. L. (1997). Was ist Evidenz-basierte Medizin und was nicht? Editorial. *Münchner Medizinische Wochenschrift, 139*(44), 644–645.

Schatz, G. (Februar 2012). Freiheit schafft Wissen. Max Planck Forschung Reader. https://www.mpg.de/5896107/W001_Zur-Sache_014-018.pdf. Zugegriffen: 26. Apr. 2017.

Shakespeare, W. *Hamlet, Prinz von Dänemark*. Übersetzt von August Wilhelm von Schlegel. http://gutenberg.spiegel.de/buch/-5600/3. Zugegriffen: 21. Mai 2017.

Shaw, J. (2016). *Das trügerische Gedächtnis: Wie unser Gehirn Erinnerungen fälscht*. Berlin: Hanser.

SPSP. (21. Januar 2017). Facts, beliefs, and identity: The seeds of science skepticism. Society for Personality and Social Psychology via Sciencedaily. https://www.sciencedaily.com/releases/2017/01/170121183252.htm. Zugegriffen: 26. Apr. 2017.

Wikipedia. (19. Dezember 2016). Analogie (Philosophie). Wikipedia, die freie Enzyklopädie. https://de.wikipedia.org/wiki/Analogie_(Philosophie). Zugegriffen: 26. Apr. 2017.

3

Evidenzbasierte Medizin

Wir haben die evidenzbasierte Medizin (EbM) schon kurz angesprochen; nun möchte ich Ihnen einige ihrer Methoden näher bringen. Worum geht es in der EbM, und wie geht sie vor?

Ein technisches Gerät hat keine Emotionen, die seine Ergebnisse beeinflussen können. Eine Stromleitung kann sich nicht irren, ein Flugzeug nicht unter einer Wahrnehmungsverzerrung leiden. Der Mensch als Forschungsgegenstand dagegen ist äußerst komplex. Er ist nicht einfach eine physikalisch-chemisch-biologisch beschreibbare „Maschine" (wie man sich das lange vorgestellt hat), sondern ein psychosoziales Wesen und zudem innerhalb seiner Art in vielen Facetten individuell ausgeprägt. Folglich ist die Erforschung des Menschen nicht ganz so einfach. Viele Einflussfaktoren individueller Art spielen eine große Rolle. Der Haken dabei

© Springer-Verlag GmbH Deutschland 2018
N. Grams, *Gesundheit!*,
https://doi.org/10.1007/978-3-662-54799-1_3

ist, dass allgemeingültige Ergebnisse bei der Forschung am und für den Menschen eben nicht so leicht erreichbar sind. Das ist sozusagen die andere Seite der Medaille, setzt man dies in Beziehung zum Thema der Unzuverlässigkeit persönlicher Erfahrungen, das wir im vorigen Kapitel so ausführlich abgehandelt haben. Aus der reinen Erfahrungsübermittlung hat sich deshalb die evidenzbasierte Medizin entwickelt, die quasi als letztes Glied einer langen Beweiskette überprüft, ob Verfahren und Heilmittel beim Menschen auch wirklich wirksam sind. Den aktuellen Stand der evidenzbasierten Forschung finden Sie zum Beispiel unter http://clinicalevidence. bmj.com.

Ein wenig problematisch finde ich persönlich an der EbM, dass sie mögliche Wirkmechanismen als „Blackbox" betrachtet und ganz bewusst nicht auf Plausibilität prüft. Das kann dazu führen, dass auch per se unplausible Heils-Fantasien mit EbM-Methodik untersucht werden. Ob der Blick auf Elfen, die im Mondlicht tanzen, eine Evidenz bei Fußpilz zeigt, ist völlig irrelevant – weil es keine Elfen gibt. Die EbM schließt die Existenz von Elfen aber nicht aus. Sie sagt: Wenn unsere Studien zeigen, dass der Fußpilz dann besser wird, muss es wohl Elfen geben. Diese „Naivität" kommt der Alternativmedizin zugute, wie wir noch sehen werden.

Was sind klinische Studien und wozu sind sie da?

Im Laufe der Medizingeschichte wurden Methoden entwickelt, mit deren Hilfe man den Menschen und die Bedingungen und Voraussetzungen seiner Gesundheit immer zutreffender beurteilen kann. Nachdem man erkannt hatte, dass einzelne Erfahrungen – „Mir hat das total gut geholfen" – keine zuverlässigen Erkenntnisquellen sind, weil sie viele unerkannte Einzelfaktoren unberücksichtigt lassen, hat man zunächst größere Gruppen betrachtet, weil sich solche Faktoren dann ausgleichen. Moderne Forschung gibt sich aber mit dem Vertrauen auf den „Effekt der großen Zahl", den statistischen Ausgleich, nicht mehr zufrieden. Man hat erforscht, welche genauen Störgrößen es häufig gibt und wie man sie gezielt so weit wie möglich ausschalten kann.

> Studien fassen Einzelerfahrungen sozusagen zusammen und schalten deren Fehleranfälligkeit weitgehend aus.

Eine einzelne Studie eines einzelnen Forschers gilt heutzutage in der wissenschaftlichen Gemeinschaft nicht allzu viel. Aussagen mit wissenschaftlichem Anspruch müssen heute immer in einem Zusammenhang zu bereits gesichertem Wissen stehen. Das löst manchmal einen gewissen „Herdentrieb" aus, das heißt, es wird viel in Gebieten geforscht, in denen alle forschen, und man bestätigt sich gegenseitig. Das ist durchaus kritisch zu sehen.

Um verlässliche, allgemeingültige Ergebnisse über die Wirksamkeit von Therapien und Medikamenten zu erhalten, ist man dazu übergegangen, immer größere Gruppen nach einem standardisierten Verfahren zu untersuchen. Das sind die *klinischen Studien*, von denen man so viel hört.

Viele Menschen bringen schon dem Begriff der wissenschaftlichen Studie ein Grundmisstrauen entgegen: Mit solchen Studien sei ohnehin nichts nachzuweisen, sie seien interessengeleitet, und die Ergebnisse hingen allein davon ab, wer „die Studie gefälscht" habe. Der herrschenden Meinung nach ist eine solche Studie dazu da, um jeden Preis zu dem jeweils gewünschten Ergebnis zu kommen. Das aber ist eine gewaltige Unterschätzung des Wissenschaftsbetriebes und seiner etablierten Methodik. Innerhalb der Medizin gibt es eine Vielzahl von Kriterien, die sich immer weiter entwickeln und verbessern. Das sind die „Werkzeuge", mit denen sich unterscheiden lässt, was gute und was schlechte Studien sind, wo Studien Fehler haben oder wo sie nur eine selbsterfüllende Prophezeiung widerspiegeln.

Klinische Studien tragen insgesamt erheblich dazu bei, die medizinische Versorgung von Patienten zu verbessern. Nicht alle Studien werden jedoch veröffentlicht, und die darin erhobenen Daten bleiben ungenutzt (*„publication bias"*: Verzerrung von Studienergebnissen durch *selektives Veröffentlichen*). Auch deshalb werden seit Oktober 2008 klinische Studien (über Arzneimittel, Medizinprodukte und psychotherapeutische Interventionen) zentral registriert. Das *Deutsche Register klinischer Studien* hat seinen Sitz in Freiburg und stimmt sich mit der WHO und mit dem Arbeitskreis medizinischer Ethikkommissionen ab. Dadurch soll sichergestellt werden, dass

- kein Teilnehmer an einer Studie potenzielle Risiken auf sich nimmt, ohne zum Erkenntnisgewinn beizutragen,
- ein Publikationsbias auf Grund der Nichtveröffentlichung negativer Studienergebnisse erkannt und vermieden werden kann,
- unnötige Wiederholungsstudien vermieden werden,
- wichtige Informationen über den aktuellen Stand der Wissenschaft für Patienten, Ärzte, Wissenschaftler und staatliche Organisationen zugänglich werden. (Deutsches Register klinischer Studien 2015)

International gibt mit ähnlichem Ziel „Alltrials" (http://www.alltrials.net). Die Teilnahme ist allerdings nicht verpflichtend.

Studien über Arzneimittel

Bevor ein pharmazeutisches Arzneimittel am Patienten angewendet werden darf, muss es mehrere Stufen von Tests und Begutachtungen nach Standards durchlaufen, die mittlerweile international verbindlich sind:

Ganz am Anfang steht eine Hypothese, also – wie wir schon erfahren haben – eine sehr frühe, noch unbestätigte Annahme, dass ein bestimmter Wirkstoff für eine bestimmte Indikation wirksam sein *könnte*. Solche Hypothesen können mit dem heutigen pharmakologischen Wissen gedanklich entwickelt werden, beispielsweise aus dem Wissen um die Wirksamkeit verwandter Stoffe. Auch bei Mitteln aus der Erfahrungsmedizin vermutete man durchaus immer wieder eine Wirksamkeit und untersuchte sie genauer. Es folgen verschiedene Phasen der Überprüfung.

Phase I

Zuerst wird in prä-(vor-)klinischen Studien theoretisch untersucht, ob ein plausibler Wirkungsmechanismus angenommen werden kann. Man darf nicht vergessen, dass die Entscheidung, in weitere Phasen einer Arzneimittelstudie einzutreten, ein hohes Fehlinvestitionsrisiko enthält. In der Phase I haben die rein naturwissenschaftlichen Disziplinen wie Chemie und

Physik sowie die Physiologie ihren großen Auftritt. Zahlreiche Untersuchungen mit Einmaldosierungen werden durchgeführt. Die Phase-I-Studien werden im Allgemeinen an gesunden Freiwilligen durchgeführt, die man für ihre Teilnahme und das Risiko bezahlt. In meiner Studienzeit haben sich damit einige Kommilitonen finanziell über Wasser gehalten.

Phase II

Nun folgen die praktischen klinischen Studien, in denen man die konkreten Auswirkungen auf die menschliche Physiologie erkrankter Menschen erforscht. In einem ersten Schritt muss geklärt werden, wie der zu untersuchende Arzneistoff auf den Körper einwirkt (Pharmakodynamik), wie er sich im Körper verteilt und dann verstoffwechselt wird (Pharmakokinetik). Dies wird anfangs mit sehr geringen Dosen des Arzneistoffs ausprobiert, später mit ansteigenden Dosierungen, um mögliche Nebenwirkungen aufzuspüren. An diesem Punkt geht es auch darum, Anhaltspunkte für die wirksamste und gleichzeitig nebenwirkungsärmste Dosis zu finden. Anschließend muss sich bestätigen, dass der Zusammenhang zwischen der Gabe des Medikaments und der therapeutischen Veränderung signifikant ist.

Signifikanz ist ein technischer Ausdruck aus der Statistik. Er charakterisiert das Ergebnis eines statistischen Tests, das zur Stützung einer Hypothese herangezogen wird. Ein solches Ergebnis gilt als statistisch signifikant, wenn es hinreichend unwahrscheinlich ist, dass die erhobenen Daten zufällig erzielt wurden, d. h. ohne dass die zu überprüfende Hypothese wahr ist.

Das Signifikanzniveau, mit dessen Hilfe entschieden wird, ob ein Ergebnis signifikant ist oder nicht, ist dagegen ein numerischer Wert, der als Schwellenwert gesetzt wird.

Das Ergebnis eines statistischen Tests ist der durchschnittliche Unterschied zwischen den in zwei Gruppen gemessenen Werten. Ein solcher Unterschied ist genau dann statistisch signifikant, wenn die Wahrscheinlichkeit, einen solchen Unterschied (oder einen größeren!) zu beobachteten, obwohl er nicht existiert, unter dem Signifikanzniveau liegt. Diese Wahrscheinlichkeit wird durch den p-Wert gemessen.

In der Phase II gelten sehr strenge Regeln, damit Patienten nicht geschädigt werden. Über die Konzeption und die Durchführung solcher Tests wachen Ethikkommissionen. Viele solcher Untersuchungen müssen abgebrochen werden, weil unerwartete Nebenwirkungen auftreten. Das ist dann das Pech der jeweiligen Herstellerfirma und verschlingt bis zu dreistellige Millionenbeträge – die von der forschenden Firma zwangsläufig an anderer Stelle auch wieder erwirtschaftet werden müssen.

Nur in ca. 8 Prozent der Fälle „übersteht" ein Arzneimittel diesen Prozess und darf angewendet werden (Aigner et al. 2010).

Phase III

Hat das neue Medikament die ersten beiden Phasen erfolgreich durchlaufen, so muss es sich in einem weiteren Schritt vor dem Hintergrund vorhandener Standardtherapien bewähren und wird direkt mit ihnen verglichen. Diese Studien dienen der letztendlichen Zulassung des

Medikaments (z. B. beim Bundesinstitut für Arzneimittel und Medizinprodukte – BfArM – oder, in den USA, der Federal Drug Administration – FDA). Medikamente müssen sowohl ihre Wirksamkeit als auch ihre Unbedenklichkeit an einer großen Patientengruppe belegen. Dies können mehrere tausend Teilnehmer sein. Das sind die Studien, von denen wir meist hören, wenn es um die Wirksamkeit eines Medikaments oder auch einer Therapie geht. In seltenen Fällen dürfen hier auch sogenannte Nicht-Unterlegenheitsstudien durchgeführt werden. Mit solchen Studien strebt man die Zulassung von neuen Mitteln an, die nicht besser, möglicherweise sogar etwas schlechter in der therapeutischen Wirkung sind als etablierte Mittel, aber Vorteile anderer Art aufweisen, zum Beispiel weniger Nebenwirkungen. Normalerweise müssen sich neue Mittel in der therapeutischen Wirksamkeit eindeutig überlegen zeigen. Insofern sind Nicht-Unterlegenheitsstudien umstritten; sie bedürfen einer besonderen Beurteilung und Begründung aus medizinethischer Sicht (Meyer 2008; Garattini und Bertelè 2007).

Für diese Phase-III-Studien gibt es strenge Regeln, die man bei ihrer Konzeption, Durchführung und Ausführung einhalten muss. Diese „Versicherungen" sollen Zufälligkeiten und fremde Einflussfaktoren ausschließen, die das Ergebnis verfälschen oder in eine falsche Richtung lenken könnten.

Der aktuelle Goldstandard einer klinischen Studie ist die *placebokontrollierte klinische Doppelblindstudie* („double-blind randomized placebo-controlled trial" kurz RCT; s. Kasten „Wie sieht eine perfekte Studie aus?").

Wie sieht eine perfekte Studie aus?

Der Wirksamkeitsnachweis eines Mittels oder eines Verfahrens, im weitesten Sinne einer Methode, setzt bestimmte Vorkehrungen und Strukturen voraus, damit man zu einer verlässlichen Endaussage gelangt. Voraussetzung ist eine *Grundgesamtheit* von Patienten mit ähnlichen Eigenschaften – eine erste Vorkehrung, damit nicht von vornherein unterschiedliche Eingangsvoraussetzungen bei den Patienten zu nicht vergleichbaren Ergebnissen führen. Aus dieser Gesamtheit vergleichbarer Patienten werden nach dem Zufallsprinzip Versuchspersonen bestimmt, die man – ebenfalls nach dem Zufallsprinzip – Versuchsgruppen und Kontrollgruppen zuteilt. Die *Randomisierung* (Zufallszusammensetzung) bewirkt, dass alle Faktoren, die außer dem zu prüfenden Mittel Einfluss auf das Ergebnis haben können (z. B. genetische Risiken), ab einer bestimmten Größe der Kontroll- und Interventionsgruppen gleich verteilt sind. Damit haben wir schon einmal eine zufallsgesteuerte („randomized") und auch kontrollierte („controlled") Studie konzipiert.

Jetzt ist noch zu vermeiden, dass die Versuchspersonen erfahren, ob sie zur Placebo- oder zur Verum-(Wirkstoff-) Gruppe gehören. Völlig klar – das Wissen, eine bestimmte Therapie zu erhalten oder eben nicht zu erhalten, beeinflusst die Erwartung bei den Versuchsteilnehmern so stark, dass sie die Ergebnisse verfälschen würde. *Doppelt verblindet* (oder „doppelblind") bedeutet, dass auch die Versuchsleiter (Ärzte und Pflegepersonal) nicht wissen, welche Person zu welcher Gruppe gehört, und deshalb ihre persönliche Erwartungshaltung nicht auf die Versuchspersonen übertragen können („Placebo by proxy"). Selbst eine Dreifachverblindung gibt es, wenn nicht einmal der Auswerter der Studiendaten weiß, welche Therapien welchen Gruppen zugeordnet waren. Die Verblindung schaltet die Voreinstellungen zur untersuchten Variable aus – sowohl die Erwartungshaltung der Versuchsteilnehmer als auch die unbewusst-ungewollte Weitergabe von Erwartungen des Versuchsleiters. Nur so sind Aussagen darüber möglich, ob tatsächlich etwas anderes als Zwischenmenschliches gewirkt hat.

Wird ein Mittel oder eine Methode im Vergleich mit einem Placebo getestet, so nennt man das *placebokontrolliert.* Der höchste Standard („Goldstandard") ist jedoch der Test des zu prüfenden Mittels in der einen Gruppe gegen die Behandlung mit dem bislang als optimal geltenden Mittel in der anderen Gruppe („active-controlled study").

Überdies legt man hochwertige Studien meist *prospektiv* an, das heißt, man entwickelt zuerst eine Fragestellung (Hypothese) und dann ein Untersuchungsdesign, mit dem man die Hypothese prüft. Die Daten, anhand derer man die Forschungsfrage beantwortet, werden also eigens erst gesammelt.

Daneben gibt es *retrospektive* Studien, die auf bereits vorhandene Datensammlungen zurückgreifen. Zu den retrospektiven Studien gehören auch rückschauende Auskünfte von Patienten über die Krankheits- oder Befindensentwicklung nach einer bestimmten Therapie. Auch diese Forschungen haben ihren Wert, aber sie erreichen niemals die Evidenz einer prospektiven Studie, denn sie basieren in aller Regel auf den Erinnerungen und Auskünften von Patienten.

Kurz und knapp: Ein positives Ergebnis einer randomisierten, doppelt verblindeten, placebokontrollierten klinischen Studie bedeutet, dass trotz aller Versuche, zwei gleiche Gruppen gleich zu behandeln, ein unterschiedliches Ergebnis vorliegt. Dieses muss durch die Wirkung des untersuchten Medikaments entstanden sein. Findet man keinen Unterschied, so ist die Wirksamkeit nicht belegt.

Das Signifikanzniveau benennt in Prozentzahlen, wie sicher wir sagen können, dass das Ergebnis nicht dem Zufall geschuldet ist.

RCTs werden in der Regel von der jeweiligen Herstellerfirma durchgeführt, die eine Marktzulassung für ihr Medikament erreichen möchte (Schlemminger 2010). Sie hat natürlich das Interesse, dass das auch funktioniert, ist jedoch in der Wahl ihrer Methoden nicht frei und unbeobachtet; zum Beispiel die Ethikkommissionen haben ein Auge darauf (Raspe et al. 2005; Emanuel et al. 2000).

Phase IV

Nach der arzneimittelrechtlichen Zulassung wird in Phase–IV-Studien der Einsatz des Medikamentes „in freier Wildbahn" untersucht, also in der tatsächlichen praktischen Anwendung. Phase IV wird auch als Testphase bezeichnet. Um herauszufinden, ob sich die bislang erzielten Ergebnisse bestätigen lassen, bezieht man große Patientengruppen in die Untersuchung ein. Nur in dieser Phase ist es möglich, auch sehr selten auftretende Nebenwirkungen zu erfassen. Es gibt in dieser Testphase eine sehr strenge Meldepflicht für alles, was irgendwie nach Nebenwirkung aussieht. Neue Arzneimittel werden deshalb erst einmal nur für fünf Jahre befristet zugelassen und anschließend nochmals bewertet.

Ich habe einigen Boards (Diskussionsrunden) beigewohnt, in denen solche Nebenwirkungen akribisch aufgenommen und sehr offen zwischen Fachkollegen und mit der jeweiligen Herstellerfirma diskutiert wurden. „Unter den Tisch kehren" ist heute schwierig bis unmöglich geworden, schon allein deswegen, weil die Konkurrenzfirma mit Argusaugen darüber wacht, was bei ihrer Nachbarfirma so abläuft. Nett zueinander ist dort niemand. Doch genau das erhöht die Sicherheit für Patienten.

Versuchspersonenzahl und Studiendauer wachsen von Phase I (nur wenige Probanden nehmen das Medikament, und dies in Einzeldosen oder über wenige Tage) bis Phase IV (mehrere tausend Patienten nehmen das Medikament monate- oder jahrelang). Und damit wachsen natürlich auch die Kosten. Es kostet viele Millionen Euro, ein Medikament durch diese Prüfungen zu bringen (BfArM 2015). Pro neuem Wirkstoff, der es zur Zulassung als Medikament schafft, muss ein Unternehmen Kosten von 1 bis 1,6 Milliarden US-Dollar tragen. Hierbei sind die fehlgeschlagenen Projekte, die ja auch bezahlt werden müssen, eingerechnet (Bericht der Unternehmensberatung CRA International 2008). Aber die Sicherheit von Patienten ist wichtiger als monetäre Erwägungen – da ist das deutsche Arzneimittelrecht zum Glück schon ziemlich rigoros.

Nun beginnt die wirtschaftliche Phase, und das neue Medikament wird beworben, was das Zeug hält. Schließlich muss die Firma ihre Zulassungskosten wieder hereinbekommen und möchte an dem Medikament darüber hinaus auch verdienen. Sicherlich sind Pharmafirmen nicht altruistisch (ebenso wenig wie andere Firmen außerhalb der Medizin), ihre Motive sind nicht uneigennützig; es sind Wirtschaftsbetriebe, die Gewinn erzielen wollen und auch müssen. Aber das bedeutet nicht, dass sie frei von der Verpflichtung zu Objektivität, Wissenschaftlichkeit und belegbaren Aussagen wären. Ohne Gewinne, die wieder investiert werden, gäbe es keinen Fortschritt in der Pharmazeutik. Denken Sie nur an die Entwicklung eines AIDS-Wirkstoffs – möglicherweise stehen wir bereits kurz davor; oder gar an eine völlig neue Alternative zu Antibiotika, was wegen der Resistenzzunahme eine tolle Sache wäre. Und wussten Sie, dass große Pharmafirmen Consultants haben, die mit ihrem Privat(!)-Vermögen dafür haften, dass in Werbetexten keine Aussagen verbreitet werden, die nicht belegt sind? Auf die Gemengelage werfen wir weiter unten noch einen kritischen Blick.

Zurück zu den Studien: Aus ihnen sollte erkennbar sein, was denn eigentlich „belegt" ist. Ein Medikament kann durchaus als überlegen beworben werden, obwohl die Überlegenheit nach der Studienlage zwar statistisch signifikant, aber in der Praxis sehr gering ist. Die Spanne, was „überlegen" bedeuten kann, reicht von einem statistischen Überlebensvorteil von wenigen Monaten bis zur kompletten Heilung der Ausgangserkrankung. Mit werbenden Aussagen hierüber wird viel Schindluder getrieben. Oft verzerrt man die Ergebnisse bis an die maximale Dehnbarkeitsgrenze, bis „kurz vor falsch". Infolgedessen werden Patienten mit dem neuen Mittel häufig nicht wirklich besser behandelt (Bartens 2012).

Das alles ist im Einzelfall für Laien und Patienten schwer zu verstehen. An solcher Stelle kommt für den einzelnen Arzt wieder die *Ars medica,* die ärztliche Kunst, ins Spiel. Evidenzbasierung bedeutet eben nicht, nur noch Studien im Kopf zu haben oder dem zuletzt anwesenden Pharmavertreter zu vertrauen und den Patienten in seiner Individualität zu übersehen.

Systematische Reviews

Wir wissen, dass RCTs zwar besser sind als alle Alternativen, aber sicherlich nicht unfehlbar. Anstatt einzelne Studie zu betrachten, gibt es deshalb systematische Reviews, um die Gesamtheit der Studien zu einer speziellen Fragestellung zu untersuchen. Systematische Reviews gelten allgemein als eines der höchsten Beweismittel („Gold-Goldstandard").

Solche Überblicksdarstellungen werden meist von unabhängigen Institutionen durchgeführt (z. B. Cochrane Center, Institut für Qualität und Wirtschaftlichkeit im Gesundheitswesen – IQWiG), die kein Interesse an einem bestimmten Ergebnis haben. Allerdings sind auch systematische Reviews nicht perfekt und hängen stark von der Qualität der in ihnen betrachteten Studien ab. Wenn also nur qualitativ hochwertige Studien herangezogen werden, bekommt man auch qualitativ hochwertige Ergebnisse. Wenn nicht, bleibt eine Aussage trotz Gesamtschau schwierig. Diesem Problem begegnen wir häufig bei Studien im alternativmedizinischen Bereich. Eine generelle Schwierigkeit besteht darin, dass Institute wie IQWiG oder Cochrane zwar neue Erkenntnisse bereitstellen, dass es aber oft lange braucht, bis sie an der Basis ankommen und im Medizineralltag umgesetzt werden. (Antes 2009)

Versorgungsforschung und Anwendungsbeobachtung

Wenn man über die Wirkung eines Verfahrens oder eines Medikaments urteilen möchte, ist es nicht statthaft, Studien aus der Versorgungsforschung zu verwenden (was in der Alternativmedizin jedoch oft passiert). Versorgungsforschung hat mit der Analyse von Versorgungsqualität zu tun und nutzt ein anderes Instrumentarium. Bei diesen Studien handelt es sich um retrospektive Umfragen zu Themen wie: Warum kommen bestimmte Therapien bei den Patients gut an, andere aber nicht? Ist die Diabetesversorgung in einer Region besser als in einer anderen – und woran liegt das? Erweisen sich neue Medikamente im Alltag als ebenso sicher wie in klinischen Studien? Treten unerwartete Probleme auf, wenn sie mehrfach erkrankten Patienten verschrieben werden? Ein weiterer Aspekt von Versorgungsforschung ist die Untersuchung der Kosten, um unser solidarisch finanziertes Gesundheitswesen stabil zu halten. Es handelt sich aber weder um Grundlagenforschung noch um klinische Forschung, sondern darum, die *Effektivität* von Interventionen und Maßnahmen in der breiten Praxis zu betrachten. Diese Erhebungen sind erst dann sinnvoll, wenn ein Verfahren als wirksam und sicher zugelassen wurde und man sehen möchte, ob die Maßnahme Patienten erreicht.

In diesen Bereich fallen auch die sogenannten Anwendungsbeobachtungen. Hierbei werden Ärzte (meist von Pharmafirmen) dafür bezahlt, zugelassene oder registrierte Arzneimittel bei Patienten in der Praxis anzuwenden und zu beobachten, wie es ihren Patienten damit ergeht, beispielsweise um Nebenwirkungen und Verträglichkeit „im Alltag" zu beurteilen. Eine solche Anwendungsbeobachtung muss der kassenärztlichen Vereinigung gemeldet werden und einige Auflagen erfüllen (BfArM 2014). Die Krankenkassen bezahlen die betreffenden Medikamente. Von Kritikern werden solche Studien bis auf wenige Ausnahmen als unwissenschaftlich bezeichnet; es gibt zum Beispiel keine Kontrollgruppen, und wir haben gesehen, wie wichtig das für die Aussagekraft ist. Anwendungsbeobachtungen ermöglichen dem Arzt ein gerngesehenes Zusatzhonorar, und die Pharmafirmen können ihre bereits zugelassenen, meist teuren Arzneimittel unter dem Vorwand einer Studie an den Patienten bringen (Grill 2007). Manche sehen darin gar einen fließenden Übergang zur Korruption (Schneider und Straub 2011). Das IQWiG sieht hierin ganz klar keinen Ersatz zu randomisierten, klinischen Studien (Windeler et al. 2017). Dennoch berufen sich gerade Alternativmediziner oft auf Ergebnisse solcher Scheinstudien.

Fachjournale und Peer-Reviews

Studien müssen nicht nur durchgeführt, sie müssen auch veröffentlicht werden, damit sie von anderen Fachkollegen gelesen und diskutiert werden können und das allgemeine Wissen erweitern. Dies geschieht in der Medizin in medizinischen Fachjournalen. Diese Journale unterliegen einer Hierarchie, die sich unter anderem im sogenannten Impact-Faktor ausdrückt. Der *Impact-Faktor* bezeichnet die Bedeutung und den Einfluss eines Journals.

Je höherrangig ein solches Journal ist, umso strenger ist zum Beispiel sein Peer-Review-Prozess. Beim *Peer-Reviewing* prüfen unabhängige Experten, ob die zur Veröffentlichung eingereichte Studie wissenschaftlichen Standards entspricht. Man kann begründet davon ausgehen, dass bei den Spitzenzeitschriften die Reviewer besonders gut ausgewählt sind und die eingereichten Manuskripte mit hohem Fachwissen bewerten. Die einreichenden Autoren müssen auch angeben, wer die Studie gesponsert hat, damit Interessenkonflikte erkennbar werden. Auch hier ist es wie überall – es läuft nicht perfekt, aber es wird besser und besser (Park et al. 2014). Ein wenig problematisch an der Sache ist, dass Hausärzte in Deutschland die zumeist englischsprachigen hochrangigen Fachjournale wenig lesen, sondern eher auf Austausch mit Kollegen und hiesige Fortbildungen setzen (AOK-Umfrage 2017).

Wichtig für unser Thema ist, dass es einen großen qualitativen Unterschied in der Aussagekraft bedeutet, ob eine Studie etwa im *Lancet* oder dem *New England Journal of Medicine* erschienen ist oder in *Esotera, CoMed* oder eigentlich nur eine Bertelsmann-Meinungsumfrage ist.

Was bedeutet das für Sie als Patient?

Kennen Sie den Spruch: „Glaube nur der Studie oder Statistik, die du selber gefälscht hast"? Ich hoffe, dass ich diesem Winston Churchill zugeschriebenen Bonmot schon einiges von seiner Brisanz nehmen konnte. Halten wir noch einmal fest (s. Kasten „Zur Verlässlichkeit klinischer Studien"):

Zur Verlässlichkeit klinischer Studien

Die Aussage „Wir wissen, dass Medikament XY wirkt" ist praktisch gleichbedeutend mit der Aussage „Es liegen wissenschaftliche Studien vor, die einen Effekt über Placebo-Niveau zeigen". Die Wissenschaft bietet die Methoden, mit denen sich solche Aussagen belegen lassen, und das Mittel zum Zweck sind Studien. Nicht alle Studien sind gleich gut, aber wir kennen heute viele Kriterien, die uns wissen lassen, ob eine Studie und die darin erhobenen Daten verlässlich sind.

Zwei Dinge dürfen wir nicht in einen Topf zu werfen: (1.) die unstrittige Tatsache, dass gut gemachte klinische Studien (in aller Regel die RCTs) die geringste Fehleranfälligkeit aufweisen, und (2.) die ebenfalls unstrittige Tatsache, dass einiger „Publikationsmüll" verbreitet und dass immer wieder versucht wird, in solchen Studien zu tricksen, uninteressanten Fragestellungen nachzugehen oder negative Ergebnisse nicht zu publizieren.

Das Standardvorgehen innerhalb der Medizin haben Sie nun kennengelernt. Wie wir gesehen haben, ist es ein hochkomplexes und aufwendiges Verfahren, ein Medikament zuzulassen, und Studie ist nicht gleich Studie. Es gibt ganz verschiedene Arten von Untersuchungen, und nicht alle lassen die gleichen Aussagen zu. Natürlich können alle Studien auch Fehler haben. Zum Glück weiß man in der modernen Medizin meist, welche das sein können. Die wissenschaftliche Gemeinschaft kennt die allermeisten Fehlerquellen und versteht es als ihre Aufgabe, vorgelegte Studien auf Fehler zu überprüfen und darauf aufmerksam zu machen. Kann nun also in guten Studien belegt werden, dass Medikament XY eine Wirkung hat (und zwar über Placebo-Niveau hinaus), dann gilt es als wirksam. Nicht immer muss dazu der Wirkmechanismus geklärt sein.

Ein gutes Beispiel sind Psychopharmaka – Wirkstoffe, die den Gehirnstoffwechsel beeinflussen und bei psychischen oder psychiatrischen Krankheiten wie Depression oder Schizophrenie eingesetzt werden. Deren genauer Wirkmechanismus war lange unbekannt. Dennoch konnte man in Studien sehen, dass sie wirken – selbst wenn das *Wie* noch geklärt werden musste. Die „Ideen" zum Wirkmechanismus bewegten sich zunächst noch auf der Ebene einer Hypothese, wohingegen die klinische Wirksamkeit in vielen standardisierten Studien untersucht und mehrfach belegt worden war. Heute können wir auch das Wirkprinzip der Psychopharmaka beschreiben und experimentell bestätigen. Meist wirken sie über die Normalisierung der Botenstoffe Noradrenalin und Serotonin im Gehirn.

Für Sie als Patient bedeutet das: Sie können sich darauf verlassen, dass ein zugelassenes, vom Arzt verschriebenes

Medikament auf seine Wirksamkeit und Unbedenklichkeit hin sehr eingehend untersucht wurde. Das heißt nicht, dass es völlig gefahrlos eingenommen werden kann oder dass es hier nicht zu Fehlern kommt. In den Kapiteln „Warum haben Medikamente Nebenwirkungen?" und „Der Patient als Kunde oder Wird mit Krankheit nur Geld verdient?" sprechen wir darüber.

Sie können heute sicher sein, dass die evidenzbasierte Medizin Einzelerfahrungen systematisch zusammenzufassen und daraus das beste aktuelle Wissen zu destillieren versteht. Substanzen zu finden, die wirksam und zugleich nebenwirkungsarm und sicher sind, ist schwierig und eine Kernaufgabe der medizinischen Arzneimittelforschung (Arzneimittelforschung 2016). Die Zulassungsbedingungen sind härter geworden, und nicht jedes Präparat schafft es, eine solche Zulassung zu erhalten. Und selbst wenn Produkte sich bereits auf dem Markt befinden, heißt das nicht, dass sie risikofrei wären. Deshalb werden Medikamente weiterhin auf ihre Unbedenklichkeit hin überwacht. Jüngst bemerkte man etwa, dass freiverkäufliche Schmerzmittel längst nicht so unproblematisch sind wie lange Zeit angenommen, und das geht dann auch durch die Presse (Focus 2016).

Was wäre ohne Wissenschaft los in der Medizin?

Behaupten kann jeder alles. Belegen, dass es wirklich so ist, wie man behauptet, ist weitaus schwerer. Ich finde es gut, dass heute in der wissenschaftsbasierten Medizin nicht einfach etwas behauptet werden kann, ohne dass man belegt, dass es auch stimmt. Es gibt heute hohe Hürden und Standards, über die viele Kontrollgremien (wie BfArM und IQWiG) wachen, aber auch und vor allem die wissenschaftliche Gemeinschaft selbst.

„Wunderheilmittel gegen Krebs! Wunderheilmittel gegen Krebs! Leute, kauft mein Wunderheilmittel gegen Krebs! Soeben erfunden, Wirkmechanismus unklar, Wirknachweis nicht erbracht ...". In unserer heutigen reglementierten und wissenschaftsorientierten Medizin kann und darf man so etwas nicht mehr einfach behaupten. In den vorangehenden Kapiteln habe ich geschildert, welche Anforderungen heute vor einer medizinrechtlichen Zulassung eines Medikamentes oder einer Therapie zu erfüllen sind. Den ganzen Aufwand muss hierfür derjenige erbringen, der das Medikament auf den Markt bringen möchte. Wobei es nicht primär darum geht, es auf den Markt zu bringen, sondern darum, damit Patienten zu heilen. Hier konkurrieren manchmal Wissenschaft und Wirtschaft miteinander; das soll an dieser Stelle aber kein Thema sein.

Viele Verfahren und vor allem viele normale Medikamente sind nun aber nicht neu, sondern bereits seit vielen Jahren auf dem Markt, vor dem Inkrafttreten des Arzneimittelgesetzes 1978, mit dem das oben beschriebene Zulassungsverfahren eingeführt wurde. Hinzu kamen die in der DDR verwendeten Arzneimittel. Für diese Arzneimittel mussten die Herstellerfirmen einen „Nachzulassungsantrag" stellen, wenn das jeweilige Arzneimittel weiterhin verordnungsfähig und erhältlich bleiben sollte. Das BfArM hat sich der Riesenaufgabe gestellt, diese „Altmittel" auf Wirksamkeit, Unbedenklichkeit und pharmazeutische Qualität „nachzuprüfen". Bis zum Abschluss der Prüfung wurde eine Zulassung rechtlich fingiert („fiktive Zulassung"). Alle auf dem Markt befindlichen Arzneimittel sollten nach denselben Anforderungen geprüft werden, um die Patientenversorgung und –sicherheit nach gleichen Maßstäben sicherzustellen. Die Nachzulassung wurde zum 31. Dezember 2005 abgeschlossen. So manche „altbewährten", bei Therapeuten wie bei Patienten „beliebte" Mittel sind dabei mangels Wirksamkeits- oder Qualitätsnachweis auf der Strecke geblieben. Bei einigen wenigen Mitteln laufen heute noch Rechtsstreitigkeiten zwischen dem BfArM und den Herstellern.

Und was ist mit den Verfahren und Methoden, die zunächst einmal nichts mit Arzneimitteln zu tun haben? Nun, diese werden hinsichtlich der Erstattungsfähigkeit in der gesetzlichen Krankenversicherung vom Gemeinsamen Bundesausschuss – G-BA – bewertet. Da sich im Bereich der Verfahren und Methoden das medizinische Wissen noch schneller aktualisiert als bei den Arzneimitteln, hat der GB-A damit reichlich zu tun. Taucht eine neue evidente Studienlage auf, wird sich der GB-A über kurz oder lang damit beschäftigen – sie anerkennen oder verwerfen.

Warum erzähle ich Ihnen das? Damit Sie erfahren, in welchem Maße sich „die Wissenschaft" und in der Folge die Institutionen des öffentlichen Gesundheitswesens für Ihre Versorgung und auch für Ihre Sicherheit engagieren. Man sollte das einmal zur Kenntnis genommen haben. Grundsätzliches Misstrauen ist weder gegenüber der Wissenschaft als solcher noch gegenüber den Institutionen des Gesundheitswesens angebracht – was keineswegs heißen soll, dass dort nun alles eitel Sonnenschein wäre.

Primum nihil nocere (vor allem nicht schaden)?

„Aber wenn es mir gut tut, wieso sollte es dann schlecht sein?" oder „Solange es nicht schadet, kann doch nichts passieren", werden Sie nun vielleicht einwenden. Sicherlich ist es von großem Wert, wenn wir uns nach einer Behandlung besser fühlen. Und es ist nicht leicht auszuhalten, Nebenwirkungen einer Medikation zu ertragen, im Krankenhaus zu liegen, eine schmerzhafte Blutabnahme oder eine komplette Chemotherapie durchzustehen. Medizin ist nicht immer angenehm. Medizin tut weh. Medizin hat Nebenwirkungen. Nicht umsonst spricht der Mediziner von der „Intervention", dem „Eingriff".

Der medizinethische Grundsatz aus der Antike lautete: *Primum nihil nocere* (vor allem nicht schaden). Gilt er heute noch ebenso wie früher, als die Wirkungen einer Therapie noch nicht so genau vorhersagbar waren und die Nebenwirkungen viel drastischer?

Die Weltgesundheitsorganisation definiert „Gesundheit" als Zustand des vollständigen körperlichen, geistigen und sozialen Wohlbefindens (ein sehr hoher Anspruch, nicht wahr?), und dazu gehört sicherlich auch das „Sich-gut-Fühlen". Doch reines Gutfühlen, ohne eine realistische Chance auf Besserung oder Heilung einer Grunderkrankung – das ist keine Medizin im Sinne einer Behandlung. Vielmehr gehört das in einen bestimmten, sehr sensiblen Teilbereich der Medizin – die Palliation. Hier geht es um Linderung der nicht mehr heilbaren Beschwerden, um Beistand und manchmal auch um Symptomreduzierung. Aber nicht um Wellness. Dennoch setzt sich vor allem die Alternativmedizin gerade in diesem Bereich fest und verwischt die Grenzen zwischen Behandlung und Palliation. Verspricht Heilung, wo keine mehr möglich ist, gibt vor, Gutes (wenn nicht Wunder) zu tun.

> Ich möchte auch nicht gesagt bekommen, dass mein Tumor nicht heilbar, dass mein Asthma chronisch und mein Diabetes nicht ohne Insulin handhabbar ist – ich möchte auch nicht medikamenten- oder pflegeabhängig, verloren oder gar aufgegeben sein. Ich möchte aber gerade in dieser Situation *keine falschen Heilsversprechen* angetragen bekommen.

Dass einem etwas gut tut und damit zur Heilung beiträgt, das ist ein ganz anderes Thema. Wir wissen aus der Salutogenese (der Gesunderhaltungsforschung), dass eine positive Grundhaltung sich positiv auf die Gesundheit auswirken kann dass Glauben und eine optimistische Erwartungshaltung sogar schwere Krankheiten positiv mitbeeinflussen können (Antonovsky 1993). Wenn das Verstehen der Lebensumstände, das Vertrauen darauf, die Tauglichkeit zur eigenen Gestaltung unseres Lebens zu besitzen, und auch das Vertrauen auf eine Sinnhaftigkeit des Ganzen zusammenwirken, verleiht uns das große innere Kräfte und Fähigkeiten. Das sind die psychosozialen Faktoren, die die Zukunft der Medizin mitbestimmen werden.

Aber wir setzen in der Medizin nicht alleine darauf. Wir können damit keine Wunder erzwingen. Wir bieten auch keine Placebos an und erklären sie für wirksame Medizin, wir praktizieren keine schamanisch anmutenden Rituale und sagen, das sei eben altes Wissen. Wir versuchen ehrlich mit unseren Patienten zu sein. Nicht immer gelingt das, und ich will sicher nicht all das schönreden, was auch kritisiert werden darf und sollte. Mein Anliegen ist es, eine Grenze zwischen sinnhaftem und mehr oder weniger sinnlosem Vorgehen aufzuzeigen und vielleicht einer wissenschaftlichen Medizin, die ihr Fundament mehr als bisher auch auf diese psychosozialen Faktoren gründet, ein wenig weiter die Tür zu öffnen.

Aber noch einmal: Reines Wohlfühlen ist keine Medizin. Placebos, die als sanft, natürlich und blumig angepriesen werden, kann man gerne weiterhin anbieten. Es geht nicht um Verbote. Aber dann bitte schön konsequenterweise außerhalb der Medizin und nicht als Trittbrettfahrer der evidenzbasierten Wissenschaft! Ich würde deshalb sagen, dass heute zumindest ein weiterer ethischer Grundsatz gelten sollte: *Primum efficax esse* (vor allem muss es wirken).

Literatur

Aigner, A., Czubayko, F., Klebe, G., & Stubbs, M. (2010). *Das Nadelöhr – von der Forschung zur Entwicklung: Die Pharmaindustrie*, 3. Aufl. Heidelberg: Spektrum Akademischer Verlag.

Antes, G. (Mai 2009). Neues Wissen kommt zu spät beim Arzt an – Interview. Gerd Antes vom Deutschen Cochrane Zentrum fordert eine stärker wissenschaftlich fundierte Medizin. Cochrane Deutschland. http://www.cochrane.de/sites/cochrane.de/files/public/uploads/apotheken_umschau_interview.pdf. Zugegriffen: 30. Apr. 2017.

Antonovsky, A. (1993). Gesundheitsforschung versus Krankheitsforschung. Psychosomatische Gesundheit: Versuch einer Abkehr vom Pathogenese-Konzept. http://www.salutogenese.org/files/Rau-SalutogeneseAntonovsky.pdf. Zugegriffen: 26. Apr. 2017.

AOK-Umfrage. (21. März 2017). Online-Befragung zeigt: Hausärzte lesen selten englischsprachige Fachartikel. https://www.aok-bv.de/presse/pressemitteilungen/2017/index_18292.html. Zugegriffen: 26. Apr. 2017.

Arzneimittelforschung. (24. Juni 2016). Die forschenden Pharmaunternehmen: So funktioniert Pharmaforschung. https://www.vfa.de/de/arzneimittel-forschung/so-funktioniert-pharmaforschung/so-entsteht-ein-medikament.html. Zugegriffen: 26. Apr. 2017.

Bartens, W. (2012). *Heillose Zustände: Warum die Medizin die Menschen krank und das Land arm macht*. München: Droemer.

Bericht der Unternehmensberatung CRA International (Hrsg.). (2008). *The current state of Innovation in the pharmaceutical industry*. London: Auswertung der Kostenschätzungen mehrerer Autoren.

BfArM. (2014). Gemeinsame Bekanntmachung des Bundesinstituts für Arzneimittel und Medizinprodukte und des Paul-Ehrlich-Instituts zur Anzeige von Anwendungsbeobachtungen nach § 67 Absatz 6 Arzneimittelgesetz und zur Anzeige von nichtinterventionellen Unbedenklichkeitsprüfungen nach § 63f und Arzneimittelgesetz. 20. Oktober 2014. Bundesinstitut für Arzneimittel und Medizinprodukte. http://www.bfarm.de/SharedDocs/Downloads/DE/Arzneimittel/Zulassung/klin-pr/nichtInterventPruef/Entwurf_Bekanntmachung.pdf?__blob=publicationFile&v=3. Zugegriffen: 26. Apr. 2017.

BfArM. (2015). Kostenverordnung für die Zulassung und Registrierung von Arzneimitteln durch das Bundesinstitut für Arzneimittel und Medizinprodukte und das Bundesamt für Verbraucherschutz und Lebensmittelsicherheit (AMG-Kostenverordnung – AMGKostV). „AMG-Kostenverordnung vom 10. Dezember 2003 (BGBl. I S. 2510), die durch Artikel 1 der Verordnung vom 3. März 2015 (BGBl. I S. 195) geändert worden ist". http://www.bfarm.de/SharedDocs/Downloads/

DE/Service/Gebuehren/AMG-KostV2015.pdf?__blob=publicationFile&v=4. Zugegriffen: 26. Apr. 2017.

Deutsches Register klinischer Studien. (Mai 2015). https://drks-neu.uniklinik-freiburg.de/drks_web/. Zugegriffen: 26. Apr. 2017.

Emanuel, E. J., Wendler, D., & Grady, C. (2000). What makes clinical research ethical? *Journal of the American Medical Association*, *283*, 2701–2711.

Focus. (5. März 2016). Leberschaden und Magenblutung: Darum sind Paracetamol, Ibuprofen und ASS so gefährlich. *Focus online*. http://www.focus.de/gesundheit/arzt_medikamente/veraendern-den-koerper-nachhaltig-leberschaden-und-magenblutung-experten-warnen-vor-leichtfertiger-tabletteneinnahme_id_5335703.html. Zugegriffen: 26. Apr. 2017.

Garattini, S., & Bertelè, V. (2007). Non-inferiority trials are unethical because they disregard patients' interests. *Lancet*, *370*, 1875–1877.

Grill, M. (2. Februar 2007). Die Schein-Forscher. *Stern online*. http://www.stern.de/wirtschaft/news/pharmaindustrie-die-schein-forscher-3357136.html. Zugegriffen: 26. Apr. 2017.

Meyer, F. (2008). Nichtunterlegenheitsstudien: Fragwürdige Ethik. *Deutsches Ärzteblatt*, *105*(43), A–2268. https://www.aerzteblatt.de/archiv/62036/Nichtunterlegenheitsstudien-Fragwuerdige-Ethik). Zugegriffen: 30. April 2017.

Park, I.U., Peacey, M.W., & Munafo, M.R. (6. Februar 2014). Modelling the effects of subjective and objective decision making in scientific peer review. *Nature*, *506*, 93–96.

Raspe, H., Hüppe, A., & Steinmann, M. (2005). *Empfehlungen zur Begutachtung klinischer Studien durch Ethikkommissionen*. http://www.dfg.de/download/pdf/foerderung/programme/klinische_studien/empfehlungen_begutachtung_klinischer_studien_2012.pdf. Zugegriffen: 09. Mai 2017.

Schlemminger, M. (2010). The proof of the pudding – die Zulassung. In D. Fischer & J. Breitenbach (Hrsg.), *Die Pharmaindustrie*. Heidelberg: Springer Spektrum

Schneider, H., & Strauß, E. (August/September 2011). Die Zukunft der Anwendungsbeobachtungen: Rechtssichere Grenzen zwischen Korruption und zulässiger Kooperation angesichts der aktuellen Vorlagebeschlüsse des 3. und 5. Strafsenats des Bundesgerichtshofs (BGH HRRS 2011 Nr. 800, 801). *Onlinezeitschrift für Höchstrichterliche Rechtsprechung zum Strafrecht.* http://www.hrr-strafrecht.de/hrr/archiv/11-08/index.php?sz=7. Zugegriffen: 26. Apr. 2017.

Windeler, J., Lauterberg, J., Wieseler, B., Sauerland, S., & Lange, S. (Mai 2017). Kein Ersatz für randomisierte Studien. *Deutsches Ärzteblatt, 114*(16), A783–A786.

4

Alternativmedizin oder warum es keine Alternative zu wirksamer Medizin gibt

Über die Suche nach Alternativen

Nach einer Alternative zu unserem gefühlt oft so zeitknappen, viel zu häufig empathielosen medizinischen Alltag scheinen sich viele Patienten zu sehnen. Betrachtet man die Zahlen, so lassen sich 63 Prozent der in einer großen Versorgungserhebung befragten Patienten ausschließlich oder begleitend „alternativ" behandeln (Linde et al. 2012). Die Gründe dafür sind nicht systematisch aufgearbeitet. Es gibt nur Vermutungen darüber. Sie haben mit Fragen zu tun, die Sie sich möglicherweise auch schon einmal gestellt haben: Wer möchte sich schon gerne als Nummer behandelt oder mit seinen persönlichen Sorgen in Bezug auf eine medizinische Diagnose alleine gelassen fühlen? Und wer suchte keinen besseren Weg, als bei jeder Bagatelle zum Arzt zu laufen, um dort im Wartezimmer womöglich erst

© Springer-Verlag GmbH Deutschland 2018
N. Grams, *Gesundheit!*,
https://doi.org/10.1007/978-3-662-54799-1_4

einmal die Viren der Saison aufzuschnappen? Wer möchte nicht gerne bei sich und seinen Kindern Nebenwirkungen vermeiden? Wer würde nicht zu sanften, natürlichen Mitteln greifen wollen, wenn er damit seine Gesundheit erhalten kann und vielleicht sogar einer Krankheit vorbeugt? Alle diese Punkte (und es gibt bestimmt noch eine ganze Reihe weiterer) sind absolut verständlich, nachvollziehbar und menschlich. Alle diese Fragen bedürfen einer Antwort. Und sehr, sehr viele verantwortungsbewusste Ärzte suchen danach und versuchen auch unter den heutigen Bedingungen des Medizineralltags, diesen Patientenvorstellungen gerecht zu werden. Es braucht aber sicherlich noch mehr als das.

Alternativen werden wohl häufig auch aus Verzweiflung gesucht. Nicht immer kann die normale Medizin Hilfe bzw. Heilung anbieten – weil eine Krankheit tatsächlich noch nicht heilbar ist, weil der Arzt nicht (rechtzeitig) zu den richtigen Methoden greift, weil die richtigen Medikamente zu untragbaren Nebenwirkungen führen oder weil der Patient zu spät gekommen ist, als dass er noch eine Heilungschance hätte. Eine wichtige Rolle spielen hierbei auch die vielen somatoformen Beschwerden; das sind solche, bei denen man trotz genauer Untersuchung keine körperliche Ursache findet.

Manche Ärzte sind bei schweren Diagnosen sehr zurückhaltend mit ihren Prognosen, während andere jede Bagatelle vorschnell mit „harten" Medikamenten behandeln. Die Unsicherheit, ob man „das Richtige" tut, ist groß, die Antworten sind oft nicht leicht zu geben. Da bieten sich Konzepte an, die auch für komplexe Zusammenhänge einfache Lösungen zu haben scheinen. Das entspricht unserem Wunsch, es möge eine einfache Antwort auf alles geben, eine, die wir intuitiv und schnell verstehen können. Das gehört zu unserer menschlichen Natur. Doch nicht immer ist das die richtige Antwort.

Während der Recherche zu diesem Buch wurde mir offensichtlich, dass in dem teilweise berechtigten Misstrauen der Öffentlichkeit gegenüber allem, was mit „Chemie" und „Pharmaindustrie" zu tun hat, eine weitere und wesentliche Ursache für die Suche nach einem „Anderswo mag es besser sein" besteht. Alternativverfahren haben es geschafft, das Bild einer heilen Welt zu vermitteln. Dass Globuli-Hersteller Teil der Pharmaindustrie sind, wissen nur die wenigsten. Alternativmedizinische Methoden geben oft einfache Antworten auf sehr komplexe Fragen und nähren darüber hinaus das zutiefst menschliche Bedürfnis, an Wunder, Magie und etwas „Großes" zu glauben. Die rein rationale, reale Faktenwelt ist nicht unbedingt „unser Ding"; lieber wollen wir uns eingebunden fühlen in etwas über allem Stehendes, das unserem Leben einen „tieferen" Sinn gibt. Vielleicht liegt das daran, dass wir als die wohl einzige Spezies der Erde über ein Vorstellungsvermögen verfügen, über Fantasie. Es ist uns möglich und erlaubt, über Unmögliches und Spekulatives nachzudenken – wir dürfen es allerdings nicht für wahr und real halten, vor allem nicht in der Medizin. (Dafür ist der Glaube zuständig, der hierzulande jedem völlig freigestellt ist, vielleicht auch die Philosophie; doch das zu beleuchten, würde die Grenzen dieses Buchs sprengen.) Manchmal drängte sich mir der Eindruck auf, dass es eine große Sehnsucht danach gibt, den Körper und seine profanen Prozesse zu „entfleischlichen" und Krankheit zu vergeistigen. Statt von Verdauungsproblemen, Blutungen und Krebsgeschwüren spricht man von „Yin-Yang-Ungleichgewicht", „Energie-Ausgleich" und „Lösen seelischer Blockaden". Wir entfliehen damit gern der Tatsache, dass schwere Krankheiten oft einfach Zufall und Pech sind. Wir wähnen uns davor sicher, wenn wir uns an Natürliches, Gutes und Übersinnliches halten. Doch Krankheit und Tod können uns überall ereilen, selbst wenn wir bestmöglich leben.

Einen Teil mag auch die Werbung zur Beliebtheit der „Alternativen" beitragen. In Broschüren, Frauenzeitschriften und Apothekerblättchen finden die Wörter „sanft", „natürlich", „nebenwirkungsfrei" Raum. Die Abbildungen strotzen nur so von einer heilen Welt der Blümchen, Bienen und Schmetterlinge. In nahezu jeder Selbstbeschreibung erzählt der Alternativtherapeut, dass er „die Wurzel" einer Erkrankung angehen kann, dass er die Selbstheilungskraft des Körpers aktiviert, dass seine Mittel genau auf den Patienten und seine individuelle Geschichte zugeschnitten sind. Ein Traum.

Alternativ, integrativ, komplementär – oder Schulmedizin?

Unter dem weiten Begriff „Alternative (zur) Medizin" finden sich verschiedene Ansätze, die nicht alle gleich zu beurteilen sind (Haustein et al. 1998; Linde 2012):

- Alternativmedizin
  In der eigentlichen Bedeutung des Begriffs werden „traditionelle" Verfahren tatsächlich als Alternative, als *Ersatz* für die evidenzbasierte Medizin gesehen. Ob Sie mit einer bakteriellen Lungenentzündung nun also ein Antibiotikum nehmen oder einen Thymiantee trinken, soll gleichwertig sein.

- Integrative Medizin
  In die normale medizinische Behandlung sollen verschiedene andersartige Therapieansätze integriert werden. Man stellt sich so sein ganz eigenes Behandlungskonzept zusammen. Nicht die aktuelle Behandlungsleitlinie und optimale Wirkung zählen, sondern quasi ein Gefühl von Individualität und „Ganzheitlichkeit".

- Komplementäre Medizin
  Unbelegte oder ungewöhnliche Verfahren sollen eine konventionelle, evidenzbasierte Therapie nicht ersetzen, sondern ergänzen, beispielsweise um die Lebensqualität zu erhöhen (z. B. Yoga und Meditation bei Krebsdiagnose). Man hofft, durch die Kombination von verschiedenen Wirkansätzen Synergieeffekte zu erzeugen. Das ist nicht völlig unplausibel, wird aber leider nicht klar genug gegen die anderen beiden Ansätze abgegrenzt, die sich gegen den Anspruch einer klaren Wissenschaftsorientierung in der Medizin stellen.

Meist wird jedoch für alle drei Ansätze der Oberbegriff „Alternativmedizin" gewählt, so auch in diesem Buch.

Kontrastierend verwendet man den Begriff „Schulmedizin", der eigentlich in die Irre führt und in dem häufig ein abwertender Unterton mitschwingt, ganz so, als sei dies lediglich irgendeine verschulte Lehrmeinung, nicht mehr als irgendeine Theorie. Mit dieser Begrifflichkeit wird suggeriert, dass es noch eine andere Art Medizin gäbe, die der „Schulmedizin" überlegen oder zumindest ebenbürtig sei. Viele Autoren halten den Begriff deshalb für falsch oder jedenfalls für unglücklich gewählt. Es gibt auch keine „Schulphysik", oder „Schulmathematik". Wäre mit „Schulmedizin" die Medizin bezeichnet, die an einer *Hoch*schule gelehrt wird und nicht an niederen

Schulen, wäre der Begriff wiederum korrekt. Doch so wird er üblicherweise nicht verwendet. Ich habe das Wort „Schulmedizin" deshalb im weiteren Verlauf des Buchs nicht übernommen, obwohl es im Sprachgebrauch gängig ist. Ich verwende stattdessen die Bezeichnungen „normale" oder „evidenzbasierte" bzw. „wissenschaftliche Medizin".

Besondere Therapierichtungen

Es gibt im deutschen Arzneimittelgesetz seit 1978 drei Therapierichtungen, die offiziell als Alternativen anerkannt sind – die sogenannten besonderen Therapierichtungen: Homöopathie, Anthroposophie und Phytotherapie.

Die Ärztin Veronica Carstens, Frau des ehemaligen Bundespräsidenten, erreichte durch ihre Lobby-Tätigkeit, dass diese besonderen Therapieverfahren im Arzneimittelgesetz „besonders" verankert sind: Ihre Medikamente können ohne klinische Studien auf den Markt gelangen. Sie werden von eigens eingerichteten Kommissionen des BfArM betrachtet, in denen die Vertreter der jeweiligen Methode unter dem Gesichtspunkt der Therapievielfalt über die Wirksamkeit quasi per Beschluss entscheiden („Binnenkonsens"). Medikamente der besonderen Therapierichtungen können mit einem vereinfachten Verfahren (Registrierung) auf den Markt kommen. Nur wenige Präparate haben auch eine Zulassung. Doch für Arzneimittel der besonderen Therapierichtungen hat der Gesetzgeber die Hürden für die Wirksamkeit sehr niedrig gelegt, sie können viel leichter zugelassen werden (Gute Pillen – schlechte Pillen 2017). Man wollte bei der Einführung ausdrücken, dass die Wirksamkeit der Verfahren (vermeintlich) nicht nach den üblichen Kriterien erfolgen könne.

Ausgehend von einem Wissenschaftspluralismus auf dem Gebiet der Arzneimitteltherapie sieht das Arzneimittelgesetz ausdrücklich die Berücksichtigung spezifischer Aspekte der Besonderen Therapierichtungen vor. Hierzu wurden durch den Gesetzgeber spezielle Kommissionen (Kommission C für anthroposophische Arzneimittel, Kommission D für homöopathische Arzneimittel und der Kommission E für pflanzliche Arzneimittel) eingerichtet, die medizinischen Sachverstand der jeweiligen Therapierichtung in die Arbeit des BfArM einbringen. (BfArM 2013)

Ferner gibt es sogenannte Altzulassungen. Traditionell verwendete Heilmittel wurden in einer Übergangsregelung zugelassen, meist ohne dass Studien vorgewiesen werden mussten. Selbst wenn es heute neue Studien gibt, die keine Wirkung belegen, kann die Zulassung in vielen Fällen nicht entzogen werden. Die Mittel haben einen sogenannten Bestandschutz. Für Verbraucher ist das schwer bis gar nicht einsichtig und nachvollziehbar, müssen sie doch davon ausgehen, dass zugelassene Arzneimittel wirksam und sicher sind. Wir sehen hier, dass das nicht immer geprüft wurde.

Medikamente der besonderen Therapierichtungen nehmen also im Arzneimittelgesetz eine Ausnahmestellung ein. Aus dieser folgt auch die Erstattungsmöglichkeit ohne Wirknachweis durch Krankenkassen. Privaten Kassen ist es freigestellt, was sie erstatten (darauf kommen wir beim Thema Krankenkassen noch zu sprechen). Die gesetzlichen Kassen unterliegen jedoch einem Solidarprinzip. Hier muss ein Beleg für Nutzen und Wirksamkeit vorliegen, um eine Erstattung zu erlauben. Neben den Regelleistungen, die jede Kasse zahlen muss, gibt es aber seit 2012 durch gesetzliche Erlaubnis die Möglichkeit, Leistungen in bestimmtem Rahmen zusätzlich anzubieten. Man nennt das

„Satzungsleistung". Satzungsleistungen sind insgesamt und ohne Wahlmöglichkeit Grundlage des jeweiligen Kassenbeitrags. Genau auf diesem Wege ist zum Beispiel die Homöopathie in den Leistungskatalog der meisten Kassen aufgenommen worden. Der FDP-Gesundheitsminister Daniel Bahr erweiterte die Erstattungsmöglichkeiten für die besonderen Therapierichtungen durch gesetzlichen Kassen im Jahr 2012 durch eine Änderung im Sozialgesetzbuch erneut (G-BA 2012). Die Problematik dieser Sonderstellung werden wir an späterer Stelle erörtern.

Typische Begriffe der Alternativmedizin

Bevor wir uns den einzelnen Verfahren zuwenden, möchte ich einige allgemeine Informationen voranstellen. Denn immer wieder sind es die gleichen „Aufmacher", mit denen alternative Methoden beworben und gelobt werden. Diese Begriffe und Zuschreibungen faszinieren uns intuitiv und können eine nicht zu unterschätzende suggestive Wirkung ausüben (Singh und Ernst 2009). Wagen wir erneut den genaueren Blick (Ernst 2016):

„Natürlich ist gut"

Das Label „natürlich" ist ein Verkaufsturbo für Dinge aller Art und egal in welcher Branche. Auch Anbieter alternativmedizinischer Methoden nutzen das zu ihrem Vorteil. Sie unterstreichen die Natürlichkeit ihrer Behandlungen oft in einem Maße, als hätte ihnen Mutter Natur ihre Methode persönlich offenbart. Nicht selten verwenden sie den Begriff aber höchst irreführend. Ist etwas Natürliches daran, die Wirbelsäule eines Patienten über den normalen physiologischen Bewegungsbereich hinaus zu manipulieren (Chiropraktik)? Ist es wirklich natürlich, Patienten Nadeln in die Haut zu stechen (Akupunktur)? Gibt es etwas Natürliches in bis zur Gehaltlosigkeit verdünnten und geschüttelten Substanzen (Homöopathie), mögen diese auch einen natürlichen Ursprung gehabt haben?

Ganz allgemein ist der Begriff einer stets guten und wohlwollenden „Mutter Natur" ebenso naiv wie irreführend. Befragen Sie darüber einmal Menschen, die während eines Sturms auf See gewesen sind oder die von einem Blitz getroffen wurden – alles völlig natürliche Vorgänge. Es ist ein grundlegender Irrtum anzunehmen, die Natur verhalte sich auf irgendeine Weise zweckgerichtet auf den Menschen bezogen. Das tut sie nicht. An unserem individuellen Dasein liegt ihr nichts. Für die lange gepflegte, völlig irrationale Gleichsetzung von „Natur" mit „gut" gibt es einen geisteswissenschaftlichen Begriff: Es handelt sich um einen naturalistischen Fehlschluss.

„Wir arbeiten mit Energien und Informationen"

„Energie" ist ein Begriff, der von der Physik besetzt und dort exakt definiert ist. Er bedeutet „Fähigkeit zum Verrichten von Arbeit". Energie kann in verschiedenen Formen vorkommen, beispielsweise als potenzielle Energie, als kinetische Energie, als chemische Energie oder als thermische Energie. „Energie" kann aber auch in umgangssprachlicher Bedeutung gemeint sein, etwa in den Wendungen „Heute bin ich energiegeladen" oder „Das hat mich Energie gekostet". Beide Definitionen treffen jedoch nicht die Verwendung dieses Begriffes in der „Alternativmedizin". (Ähnliches gilt für den Begriff „Schwingung".)

Sehr gerne wird der alternative Energiebegriff mit dem Begriff „Information" in Verbindung gebracht. So sollen Energieflüsse „Informationen übertragen" oder wie in der Homöopathie durch den Potenzierungsvorgang „Informationen" der verdünnten Grundsubstanz auf die Trägersubstanz übergehen.

„Information" ist ein Begriff mit einer breiten Streuung von Bedeutungsinhalten und, da es sich nicht um eine naturwissenschaftliche Größe handelt, bei weitem nicht so exakt definiert wie „Energie". Manchmal hört man in Diskussionen den Satz, dass man durch eine wissenschaftliche Analyse nicht herausfinden könne, ob eine CD bespielt ist oder nicht, ob sie also Information enthält. Das wird gemeinhin als „Beweis" gehandelt, dass Information eben nicht so einfach nachzuweisen sei. Doch der Vergleich hinkt. Zweifellos trifft es zu, dass man eine bespielte CD durch eine chemische Analyse nicht von einer unbespielten unterscheiden kann. Denn in der Betrachtung fehlt ein wesentlicher Teil, nämlich die Struktur der Oberfläche, die beim Brennen der CD aufgebracht wird und in der die enthaltene Information gespeichert ist. Diese ist kein Wunderwerk; jedem CD-Hersteller sind die Mechanismen klar und bekannt. Sie sind nicht übersinnlich. Auch Sie nutzen sie beim Brennen einer CD auf Ihrem Computer. Ebenso ist die vielbeschworene „immaterielle" Übermittlung von Informationen über Handy(-strahlung) zu kurz gedacht: Wie sehr die Funktion des Handys an das Vorhandensein von Materie (in Form der benötigten Bauteile) gebunden ist, wissen Sie spätestens, wenn Sie die Antenne ausgebaut haben.

Die Wege, wie die Information von Antenne zu Antenne zu Satellit transportiert und in Schallwellen umgewandelt wird, sind ebenfalls klar und bekannt – und keineswegs ein Wunder, dank der Wissenschaft (Aust 2016).

Man muss die Art und Weise, wie der Begriff „Information" umgangssprachlich verwendet wird, also eher metaphorisch sehen. Den Begriff „Information" direkt in naturwissenschaftliche Theorien zu übernehmen, wird von einigen Wissenschaftstheoretikern deutlich als unzulässig abgelehnt. So warnte beispielsweise der Wissenschaftsphilosoph Wolfgang Stegmüller vor einem Wiederaufleben eines „Neovitalismus" durch unangemessenen Gebrauch informationstheoretischer Begriffe in der Biologie. Womit wir nun mitten in der Kritik am Informationsbegriff in der Pseudomedizin angekommen sind. Genau einen solchen etwas verschwommenen, aber verführerischen „Vitalismus", eine „Beseeltheit von allem", eine der überholten Grundlagen der vorwissenschaftlichen Medizin, möchten uns viele Vertreter alternativer Methoden mit diesen modern klingenden Begriffen wieder unterjubeln.

Die Begriffe „Energie" und „Information" geben nicht das her, was sie suggerieren. Sie sind beide anders definiert, als Alternativmediziner sie verwenden. Das ist nun das Entscheidende an Definitionen: Die Begriffe bedeuten nur das, als was sie definiert sind, und nichts anderes, das man gerne darin sehen oder daraus herauslesen möchte. Andernfalls wären Definitionen wertlos. Definitionen sind kein Wortbaukasten, mit dem man „Wissenschaftsscrabble" spielen kann. Ein Baum ist ein Baum und kein Haus, auch wenn man theoretisch darin wohnen kann und es sogar Baumhäuser gibt.

Und da schließt sich der Kreis: Alternativtherapeuten jonglieren mehr oder weniger bewusst mit Vorstellungen, mit Bildern, nicht aber mit Tatsachen. Dazu gehört auch die Vorstellung von der „Feinstofflichkeit", die gerade im Zusammenhang mit Homöopathie gerne genannt (und nicht weiter definiert) wird. Früher war das noch einigermaßen akzeptabel, weil es keine anderen belegten Erklärungsmodelle gab. Physik und Physiologie waren noch nicht so weit entwickelt wie heute, und irgendeine (sich zumindest schlüssig anfühlende) Modellvorstellung brauchte man nun mal. Heute wissen wir, was Energie für den menschlichen Körper bedeutet, wie sie im Körper entsteht, wie sie umgewandelt wird und was die Grenzen einer solchen Umwandlung sind. Und hier ist eines ganz wichtig, weil man auf dieses Argument allerorten stößt: Auch die Quantenphysik, gerade die Quantenphysik lässt diesbezüglich keine anderen Interpretationen zu (Hümmler 2017; s. auch den Abschnitt „Homöopathie"). Problematisch an der Quantenphysik-Verknüpfung ist, dass keiner von uns sie wirklich versteht (und demzufolge auch nicht widerlegen kann); sie klingt aber irgendwie eindrucksvoll und zukunftsweisend. Und doch ist dieser Dreh nichts anderes als eine Rückkehr zum magischen Denken des Mittelalters, nur dass die Begriffe von einer göttlichen Qualität zur Quantenphysik gewandert sind. Denn die „Autorität" der Quantenphysik besteht wieder nur aus dem Umstand, dass sie angeblich geheimnisvoll und undurchschaubar ist.

Wir wissen heute, dass unser Körper und alle seine Funktionen keiner „Lebenskraft" oder „Dynamis" bedürfen, dass es keine „feinstoffliche Qualität" in uns gibt – und dass auch nicht zu erwarten ist, dass sich daran durch „mehr

Forschung" etwas ändert. Wir können und müssen heute also akzeptieren, dass die Begriffe „Energie" und „Information", bzw. „Dynamis" oder „Qi", jeder Grundlage entbehren, es sei denn als traditionelle *Vorstellungen* und überholte Erklärungsmodelle für früher Unerklärbares. Letztlich gelten diese Begriffe also nur noch historisch.

„Stimulierung des Immunsystems"

„Ihr Immunsystem muss stimuliert werden!" Wie oft hört man das von Vertretern alternativer Medizin. Der wissenschaftlich orientierte Mediziner nimmt dazu eine sehr reservierte Haltung ein; er versucht Stimulationen des Immunsystems nur unter ganz bestimmten, sehr seltenen Umständen. In der praktischen Medizin geht es sehr viel häufiger darum, die entgegengesetzte Wirkung zu erzielen: Man setzt starke Medikamente oder andere Methoden ein, um das Immunsystem zu unterdrücken (z. B. bei lebensgefährlichen Autoimmunerkrankungen). Aber selbst wenn Ärzte im Einzelfall einmal darauf abzielen, das Immunsystem eines Patienten zu stimulieren, würden sie mit Sicherheit keine der Behandlungsmethoden von Heilpraktikern und sonstigen Alternativmedizinern verwenden. Warum nicht? Es gibt eine Reihe von Gründen:

• Die in der Alternativmedizin als „Immunstimulanzien" verwendeten Mittel wie Kräuterauszüge, Vitamine, Mineralstoffe und dergleichen haben gar nicht die erwünschte Wirkung (s. dazu den Abschnitt „Mineralstoffersatz und Vitamintherapie").

- Stimulation des Immunsystems ist – wie gesagt – nur sehr selten ein wünschenswertes therapeutisches Ziel bei klar umrissenen Krankheitsbildern und muss immer unter klinischer Beobachtung erfolgen.
- Ein normales, durchschnittliches Immunsystem zu stimulieren, ist generell kaum möglich.

Ein Immunsystem wird stimuliert, indem man es zur Bildung von Antikörpern anregt. Das geschieht beispielsweise bei Impfungen, die – anders als die Krankheiten selbst – dem Immunsystem ganz spezifisch und genau dosiert die Gelegenheit zum Training bieten – im Gegensatz zur Krankheit, die in diesem Bild den knallharten Kampf darstellt, der nicht stimuliert, sondern auslaugt. Dass bei einem Vitamin- oder Mineralstoffmangel (das ist, entgegen allgemeiner Anschauung, sehr selten!) das Immunsystem mitgeschwächt ist, kann vorkommen. Die Einnahme von substituierenden Präparaten beseitigt in erster Linie den Mangel. Das Immunsystem wird dadurch aber nicht stimuliert. Dass eine schwere Krankheit das Immunsystem schwächt und den Körper anfälliger macht, beispielsweise für eine neue Infektion, liegt auf der Hand. Es ist aber nicht möglich, dies per „Stimulation des Immunsystems" zu beheben.

„Ganzheitlichkeit"

Wer schon einmal eine alternativmedizinische Anamnese und Behandlung erlebt hat, weiß, dass die ausführlichen Gespräche viel mehr Aspekte zu erfassen versuchen als nur das aktuelle Symptom. Die meisten Patienten schwärmen geradezu von den ausführlichen Anamnesegesprächen, von der Zeit, die der Therapeut sich nimmt. Dazu gehören neben Fragen zu körperlichen Symptomen und zur allgemeinen Befindlichkeit auch Fragen zur persönlichen und sozialen Situation. Es geht nicht um die „schnelle" Diagnostik von Krankheiten, sondern um die Erfassung eines „ganzheitlichen" Eindrucks vom Patienten als Menschen. Natürlich versucht auch unsere normale Medizin eine umfassende Anamnese zu erheben, aber, ganz ehrlich, sie bleibt in der Praxis oft hinter ihrem Vorsatz zurück. Sicher gibt es noch den guten alten Hausarzt, der sich gegen die Wegrationalisierung seines Sprechzimmers stemmt, aber das ist nicht ganz leicht. Und er hat es aufgrund der Reglementierungen der modernen Medizin schwer, sich so viel Zeit zu nehmen, wie es braucht, um die oben genannten Aspekte mit dem Patienten zu besprechen. Leider.

Es ist also zunächst ein Plus der Alternativmedizin, dass sie nicht nur ein prominentes Symptom, sondern den Patienten mit all seinen Besonderheiten und Individualitäten zu erfassen sucht. Und das scheint Patienten nach wie vor in großer Zahl zu überzeugen und anzuziehen. Doch leider ist das allzu oft eben nur ein sich intuitiv gut anfühlender und kein für die Therapieentscheidung relevanter Umstand. Wird bei einer bakteriellen Blasenentzündung nur das „psychische Dilemma aufgearbeitet", nicht jedoch eine Urinkultur angelegt und ein Antibiotikum verschrieben, so behandelt man mitnichten ganzheitlich und auch nicht die eigentliche Ursache (Bakterien), mag das Gespräch noch so ausführlich gewesen sein. Im Abschnitt „Krankheitssymbolik" kommen wir darauf zurück. Raum für Assoziationen ersetzt keine Diagnostik, die auch die tatsächlichen Krankheitsursachen erfasst. In welcher ganzheitlichen Auffassung spielen CT-Bilder, EKG-Befunde, genetische Aspekte und Tumormarker eigentlich eine Rolle?

Wirkliche Ganzheitlichkeit ist viel eher bei der ständig in ihren Erkenntnissen fortschreitenden evidenzbasierten Medizin zu finden. Diese hat sich in den letzten Jahrzehnten mehr und mehr von einer stark biomedizinisch orientierten Methodik wegentwickelt. Sie kennt aufgrund neuerer Studienlagen den Stellenwert psychosozialer Zusammenhänge und die Bedeutung komplexer therapeutischer Ansätze recht gut, und wie es ihre Aufgabe ist, erforscht sie diese Aspekte weiter, als Teil der EbM. Woran es noch mangelt, ist eine Struktur des Gesundheitswesens, die diesen Ansätzen zu einem echten Durchbruch in der medizinischen Praxis verhilft.

Typische alternative Methoden

Schauen wir nun auf einige der populärsten „alternativen" Verfahren, die genau diese (suggestiven) Begriffe hochhalten. Ich habe am Ende jedes Verfahrens eine kurze Zusammenfassung angefügt, die eine Beurteilung nach den beiden im Wissenschafts-Kapitel genannten Prinzipien enthält. Erstens: Ist es naturwissenschaftlich möglich? Und zweitens: Wie ist die Evidenz?

Akupunktur und TCM

Akupunktur gegen Schwangerschaftsübelkeit, zur Geburtserleichterung, gegen Rückenbeschwerden und Allergien, für die „sanfte Immunstimulation"(!) – die Versprechungen klingen verlockend. Akupunktur wird von Hebammen,

Heilpraktikern und Ärzten allerorten angeboten und ist fast schon ein Muss in der heutigen Zeit. Sie wird angepriesen als sanft und nebenwirkungsfrei, wenn man vom kurzen Schmerz beim Einstich der Nadel in die Haut einmal absieht. Ursprünglich ist die Akupunktur ein Teil der Traditionellen Chinesischen Medizin (TCM), die sich auch hierzulande zunehmend verbreitet. Die Ursprünge der TCM werden unterschiedlich diskutiert; die ursprüngliche traditionelle Heilkunde ist kaum überliefert. Die in Deutschland praktizierte TCM ist eher ein sehr verkürztes „Exportprodukt" aus der Mao-Zeit der 1960er Jahre (Singh und Ernst 2009).

Weniger bekannte Teile der TCM sind die chinesische Massageform („Tuina"), die Bewegungstherapie („Qi-Gong"), die Arzneitherapie („Dekokte") und die allgemeine Krankheitstheorie. Dazu gehören das „Qi", die Vorstellung, dass Krankheit durch äußere Agenzien wie Kälte und Wind entsteht, und die Theorie der fünf Elemente. Die traditionell-historischen Vorstellungen und Methoden der TCM halten bei genauem Hinsehen den Anforderungen an einen wissenschaftlichen Plausibilitäts- und Wirkungsnachweis nicht stand.

Am bekanntesten und am besten untersucht ist die Akupunktur. Dabei werden sehr dünne Nadeln in vorgeblich traditionell überlieferte Punkte in der Haut gestochen. Diese Punkte liegen angeblich auf „Energiebahnen" (Meridianen), die den ganzen Körper durchziehen und Leitungen für die imaginäre Lebenskraft „Qi" darstellen sollen. Der ursprüngliche Grundgedanke des Akupunktierens war, falsches, blockiertes oder überschüssiges „Qi" abzuleiten, um wieder ein harmonisches Gleichgewicht der körperlichen „Energien" herzustellen (Yin-Yang-Prinzip). Heute gibt es mancherlei sehr unterschiedliche Erklärungsversuche dafür, was mit Akupunktur ausgelöst bzw. erreicht werden soll (Hempen 2000). Die Beleglage spricht jedoch nicht wirklich für eine Übernahme der alten Ideen.

Tatsächlich gibt es gar keinen Nachweis von Akupunkturpunkten oder Meridianen (Ernst 2001). Selbst innerhalb der TCM werden viele unterschiedliche Meridianverläufe überliefert, und es gibt verschiedene, nahezu unvereinbare Schulen und Vertreter. Es gibt Ohrakupunktur, Handakupunktur, Schädelakupunktur und spezielle Sonderpunkte, die andere Schulen nicht anerkennen. Ursprünglich gibt es nur eine vage Überlieferung der Lage von Meridianverläufen und Akupunkturpunkten. Besondere Personen (z. B. Blinde) erfühlten oder ertasteten die Punkte. Die Methode wurde jahrhundertelang in den „Heiler"-Familienverbünden weitergegeben. Ein einheitliches System gibt es nicht – und damit immer eine Möglichkeit, auch das Versagen der Methode gut rechtfertigen zu können: „Der Kollege hat ja die völlig falschen Punkte genadelt." (Singh und Ernst 2009.)

Die Datenlage zur spezifischen Wirksamkeit von Akupunktur ist insgesamt dürftig und widersprüchlich. Meist werden keine besseren Ergebnisse als bei einer Scheinbehandlung erzielt (Placebo-Effekt), selbst wenn man eine der größten Akupunkturstudien überhaupt heranzieht: die GERAC-Studie 2002 bis 2007 (German Acupuncture Trial; Haake et al. 2007). Vor allem aber zeigten sich keine wesentlichen Unterschiede zwischen Akupunktur nach den Regeln der TCM („Verum") und einer Scheinakupunktur („Sham"), bei der in zufällig ausgewählte Nicht-Akupunkturpunkte gestochen wird.

Beachtlich ist, dass beide Verfahren in der klinischen Anwendung bei bestimmten Indikationen (Kopf- und Rückenschmerzen verschiedener Ursache) doppelt so wirksam wie eine konventionelle Schmerztherapie waren. Das erklärt man sich im Wesentlichen mit dem guten Gefühl, das die Akupunkturbehandlung als besonderes Ritual vermittelt. Gerade Schmerzen als zunächst einmal unspezifisches Symptombild sind sehr empfänglich für die Umstände eines therapeutischen Settings, vor allem wenn der Patient das Gefühl hat, es werde ein großer und spürbarer Aufwand betrieben. Weitere Erklärungen sind Schmerzreizüberlagerung („Gate-Control-Theorie") oder eine kurzzeitige Ausschüttung von Endorphinen, das sind körpereigene schmerzlindernde Stoffe (Hempen 2000; Han und Terenius 1982).

Im Nachgang zur GERAC-Studie hat der Gemeinsame Bundesausschuss (G-BA) nach erheblichen Diskussionen die Akupunktur in den Katalog der erstattungsfähigen Leistungen aufgenommen. Seit 2007 können gesetzliche Krankenkassen bei chronischen Rückenschmerzen der Lendenwirbelsäule und des Kniegelenks die Kosten einer Akupunkturbehandlung übernehmen (Verbraucherzentrale 2017).

Dabei bringt der G-BA ausdrücklich zur Sprache, dass sich die Ergebnisse bei klassischer Meridiantherapie und bei Scheinakupunktur an beliebigen Punkten nicht unterscheiden:

Obwohl insgesamt kein eindeutiger Nachweis der Überlegenheit der „echten" Akupunktur vorliegt, haben wir im Interesse der Patienten und mit Blick auf die Versorgungssituation in der Schmerztherapie eine positive Entscheidung getroffen. Die Studienergebnisse zeigen, dass sowohl die „echte" als auch die Schein-Akupunktur bei der Behandlung von Rücken- und Knieschmerzen besser hilft als die angebotene Standardtherapie. Deshalb hat der G-BA entschieden, dass Patienten die Akupunkturbehandlung als Kassenleistung erhalten sollen. (G-BA 2006)

Diese Entscheidung ist auf viel Kritik gestoßen und sollte, wenn es um eine bessere Versorgung in der Schmerztherapie geht, sicherlich nochmals überdacht werden. Die meisten Fachleute sind sich einig, dass die Ergebnisse der GERAC-Studie (die für eine ganze Reihe von Indikationen kein positiv bewertbares Ergebnis erbracht hat) überwiegend für etwas ganz anderes von wirklichem Wert sind: für die Placebo-Forschung.

Als ich noch TCM gelernt habe, galt Ted Kaptchuk als einer der „ganz Großen". Er hat *Das große Buch der Chinesischen Medizin* geschrieben (Kaptchuk 2001). Heute ist er der internationale Star unter den Placebo-Forschern. Er hat als einer der Ersten nachgewiesen, dass „offene Placebos" funktionieren können; das sind solche Placebos, bei denen man den Patienten sogar sagt, dass es nur Placebos sind. Ich komme noch darauf zu sprechen. Kaptchuk hat also wohl im Laufe seiner Karriere erkannt, worum es sich bei der Akupunktur handelt – um ein gutes Placebo.

Um noch einmal auf die eingangs erwähnten Schwangerschaftsbeschwerden zurückzukommen: Dass Akupunktur spezifisch gegen Schwangerschaftsbeschwerden wirken könne, dafür gibt es – trotz vieler Forschung – keinen Beleg, obwohl sie allerorten empfohlen wird. Sie wirkt weder gegen Erbrechen in der Schwangerschaft, noch sorgt sie gesichert für das Drehen des Babys im Mutterleib, sollte es kurz vor der Geburt noch falsch herum liegen. Natürlich wünschen sich wohl alle Frauen in dieser anstrengenden und verunsichernden Zeit rund um Schwangerschaft und Geburt sanfte Hilfe und Zuwendung. Doch das vollmundige Versprechen, das die Akupunktur gibt, kann sie nicht nachweislich einlösen. Ruhe, Bewegung und manchmal auch Durchhalten sind genauso hilfreich – und nicht annähernd so teuer. Hebammen können Beruhigung und Trost anbieten, und in manchen Fällen muss es auch einmal ein sorgfältig ausgewähltes „richtiges" Medikament vom Frauenarzt sein oder eine Verordnung zur Physiotherapie. Ihr Kind und Ihr Geldbeutel werden es Ihnen danken, wenn Sie den Trend zur Akupunktur als das sehen, was er ist: ein Mythos, gespeist aus veralteten, in diesem Fall uralten Vorstellungen, die sich im Laufe der Jahrhunderte nicht nachvollziehbar gewandelt haben und die wir heute als weitgehend überholt betrachten können.

Das Alter einer Therapie ist für eine wissenschaftliche Beurteilung bedeutungslos. Nicht einmal den chinesischen Kaiser hat es im Jahre 1822 davon abgehalten, zu postulieren, die Akupunktur sei ein Hemmschuh für die moderne Medizin. Er verfügte deren Entfernung aus den medizinischen Lehranstalten. Wie nun die Akupunktur wieder einen Aufschwung erlebte und im Westen populär wurde, ist eine Geschichte für sich, die mit der wissenschaftlichen Medizin wenig zu tun hat.

Aktuelle internationale Studien kamen zu ganz ähnlichen Ergebnissen wie GERAC (Colquhoun und Novella 2013; Sorbero et al. 2016; Grant 2016; Kay Garcia et al. 2015). Besonders wenn es darum geht, Schmerzen zu reduzieren, hat die Akupunktur also eine Wirkung, jedoch egal wohin und wie man piekt. Mit anderen Worten: Akupunktur ist höchstwahrscheinlich ein Placebo bzw. eine physiologische Antwort, die durch „das Nadeln" hervorgerufen werden kann (wahrscheinlich durch Endorphinausschüttung).

Für die traditionellen Grundannahmen der TCM gibt es wenig bis gar keine Belege. Die Bewegungsübungen des Qi-Gong können sicherlich ähnliche Effekte wie das Yoga haben (s. Abschnitt „Yoga").

In der chinesischen Phytotherapie hingegen ist durchaus ein physiologisches Wirkungspotenzial anzunehmen – wenn auch nicht unter traditionellen Gesichtspunkten. *Artemisia annua,* ein traditionelles chinesisches Heilkraut, wird heute auch als Krebsmittel diskutiert. Wissenschaftler des Bio-Quant-Zentrums der Universität Heidelberg und des Deutschen Krebsforschungszentrums (DKFZ) konnten zeigen, dass ein spezielles Derivat des Pflanzenwirkstoffs beim programmierten Zelltod von Krebszellen eine Rolle spielt (Hahmacher-Brady 2011). Doch wenn man nun anfängt, aus traditionellen Heilkräutern einzelne Stoffe zu extrahieren und damit gezielt Forschung zu betreiben, wo landet man dann? Richtig – bei der evidenzbasierten Medizin.

Ich habe während meiner TCM-Zeit auch in zwei reinen TCM-Kliniken gearbeitet. Im Nachhinein schaudert es mich, was Patienten dort angetan wurde – auch wenn sie von der schönen Atmosphäre, den liebevollen Ärzten und warmherzigen Therapeuten, dem guten Essen und der Auszeit profitiert haben mögen.

> **Fazit Naturwissenschaft:** Die Annahme spezifischer Energieflüsse im menschlichen Körper („Qi") widerspricht den bekannten Naturgesetzen und ist biologisch unplausibel. **Fazit Evidenz:** Für bestimmte Schmerzen gibt es bei der Akupunktur Evidenz, die jedoch nicht mit dem behaupteten Wirkmechanismus der Nadelung von speziellen Akupunkturpunkten zusammenhängt.

Homöopathie

Nicht nur wegen meiner persönlichen Nähe zur Homöopathie gehe ich auf diese Methode etwas intensiver ein. Viele Prinzipien der „Alternativen" lassen sich daran gut erklären. Hinzu kommt, dass Homöopathen und Heilpraktiker nahezu gleichgesetzt werden, wenn es auch homöopathisch tätige approbierte Ärzte gibt. Die Homöopathie hat ein erhebliches Positiv-Image; sie führt im Bewusstsein der Bevölkerung unangefochten in puncto Glaubwürdigkeit und Beliebtheit und ist oft der „Einstieg zum Ausstieg" aus der normalen Medizin und dem kritischen Denken – was ich aus eigener Erfahrung bestätigen kann. Die Homöopathie erscheint als ein wahrer Segen bei allen Beschwerden vom Kindesalter an – und das, ohne zu schaden. Doch die Hoffnung, es gäbe eine „sanfte Alternative" zur angeblich „harten Schulmedizin", die zudem keine Nebenwirkungen hat, hat sich leider immer deutlicher als Illusion entpuppt.

Die Grundprinzipien der Homöopathie („Lebenskraft", „Potenzierung", „Prinzip der Ähnlichkeit") sind 200 Jahre (zu) alt und stammen aus einer vorwissenschaftlichen Zeit. Die Methode hat sich nicht wirklich weiterentwickelt, sondern sich in immer neue „Schulen" aufgespalten, die sich teilweise sogar über ihre Grundlagen uneins sind. Auch das ist ein untrügliches Zeichen dafür, dass eine wissenschaftlich belastbare Basis, die ein Ausgangspunkt für eine Weiterentwicklung sein könnte, nicht vorhanden ist. Die Probleme sind grundlegend, und sie sind unmittelbar in der Lehre Samuel Hahnemanns (1755–1843), des Begründers der Homöopathie, zu verorten. In seinem *Organon der Heilkunst* hat er von 1806 an die Grundlagen seiner Heilmethode niedergelegt (s. Kasten „Prinzip der Homöopathie"). Damals mag seine Lehre viele Menschen gerettet haben, denn als einer der Ersten setzte er sich für Hygiene ein und kehrte sich von den damaligen brachialen (Un-)Heilmethoden ab. Heute ist dies kein Vorteil der Homöopathie mehr, denn in den letzten 200 Jahren hat sich die Medizin immens weiterentwickelt.

Prinzip der Homöopathie

Hahnemann postulierte, dass seine hochverdünnten Mittel eine spezielle Energie („geistartige Kraft") enthalten, die beim Schüttelvorgang der Potenzierung entstehe. Sie wirke nach dem Prinzip der Ähnlichkeit („Simile-Prinzip") auf die verstimmte Lebenskraft des Menschen ein und verhelfe dadurch zur Gesundung. Arzneimittel, die bei Gesunden in der Arzneimittelprüfung Symptome auslösten, sollten bei Kranken gegen genau diese Symptome helfen.

Die homöopathischen Mittel werden meist in D- und C-Potenzen angeboten. Bei der D-Potenz verdünnt man den Wirkstoff im Verhältnis 1:10 mit dem Lösungsmittel und bei der C-Potenz im Verhältnis 1:100. D6 bedeutet also, dass 6 × 1:10 verschüttelt wurde. In knapp 1 Million Tropfen Wasser/Alkohol ist also 1 Tropfen Ursprungslösung enthalten. Bei einer D12 beträgt das Verhältnis bereits 1:1 Billion (12 Nullen), bei einer D15 1:1 Billiarde (15 Nullen).

Früher dachte ich wohl ähnlich oft, wie ich es nun selbst zu hören bekomme: „Das Prinzip der Homöopathie ist einfach noch nicht erklärbar, aber es wird in Zukunft bestimmt bewiesen werden. Noch haben wir dieses Wissen nicht, aber das ist nur eine Frage der Zeit." Doch bei einer solchen Annahme vergessen wir drei wichtige Punkte (und die gelten auch für einige andere „alternative" Verfahren): (1.) Das „Geistartige" gibt es nicht. (2.) Das Potenzieren ist und bleibt eine Verdünnung und sonst nichts. (3.) Das Prinzip der Ähnlichkeit hat sich nicht bestätigt. Ich führe diese Punkte nun aus:

Das „Geistartige" gibt es nicht.
Hahnemann postulierte, dass seine Medikamente über etwas „Geistartiges" wirken. Die geistartige Kraft im Medikament nehme auf die „geistartige Lebenskraft" Einfluss. Damals war das Geistartige eine Annahme, die keineswegs befremdlich anmutete. Man dachte viel magischer und erklärte sich damit bislang Unerklärliches. Den Gedanken von der „Beseelung durch eine Lebenskraft", die mit körperlichen Funktionen nichts zu tun hat, nennt man „Vitalismus". Doch selbst wenn wir heute noch nicht alles wissen und vielleicht niemals wissen und erklären können: Dass es nichts Un- oder Übernatürliches gibt, das wissen wir. Die Erkenntnisse aller Wissenschaften übersteigen heute die kühnsten Annahmen und Spekulationen der vorwissenschaftlichen Zeit – und kommen dabei gänzlich mit natürlichen, das heißt rational erklärbaren Ansätzen aus. Damit fällt Hahnemanns Idee vom Geistartigen weg und wird auch nie bewiesen werden. Selbstverständlich haben wir Menschen Sehnsucht nach übernatürlichen Vorstellungen, und dagegen ist auch nichts zu sagen, solange wir diese nicht zur *Grundlage von Medizin* erklären wollen.

Der Arzt und Kabarettist Eckhart von Hirschhausen trifft es ganz gut mit seiner Aussage: *„Die Wissenschaft hat die Magie aus der Medizin vertrieben, aber nicht aus uns Menschen"* (Hirschhausen 2016).

Das Potenzieren ist und bleibt eine Verdünnung und sonst nichts.

Hahnemanns Idee, mittels des genau beschriebenen Verdünnungs- und Schüttelvorgangs bei der Potenzierung aus dem materiellen Ursprungsstoff etwas „Geistartiges" herauszuarbeiten, ist unhaltbar. Zwar lässt sich während des Schüttelns das Wasser durchaus kurz mobilisieren, nämlich durch kinetische Energie, aber es beruhigt sich sofort wieder, wenn es steht. Es kann keine Energie „hineingeschüttet" werden, die darin bleibt. Zwar kann (kurzfristig) eine Energieübertragung stattfinden, zum Beispiel Wärmeenergie, dies ist jedoch keineswegs gleichbedeutend mit der Übertragung einer Information. Im Gegenteil, Wärme(energie-)zufuhr führt nur allzu leicht zur Zerstörung von Information. Der Physiker spricht von einer „Zunahme der Entropie", womit eine höhere Ungeordnetheit der atomaren Struktur gemeint ist. Für eine „Informationsübertragung" ist gerade das äußerst ungünstig.

Letztlich ist es für die Homöopathie aber, so schön der Energiebegriff auch klingt, gar nicht wichtig, ob die beim Schütteln zugeführte Energie im Wasser bleibt oder nicht. Denn wenn überhaupt, dann wäre die zugeführte Energie ja aus dem Schüttelvorgang entstanden, nicht aus der Wirksubstanz. Mit einem doch recht grobmotorischen Schüttelvorgang bekommt man schlichtweg keine wirkstoffabhängige „Information" in das Wasser hinein. Welche Information sollte das auch sein? Und die immer wieder angeführten „Cluster", also „Verkettungen", von Wassermolekülen, halten sich bei Zimmertemperatur nur wenige Pikosekunden (1 Pikosekunde = 10^{-12} Sekunden) – und bestimmt nicht besser, wenn man sie auch noch schüttelt. (Ihr „Informationsgehalt" besteht allenfalls darin, dass sie „wissen", dass ihre Nachbarn auch Wassermoleküle sind.)

Für ein **Wassergedächtnis** konnte bisher weder ein funktionierendes theoretisches Modell noch ein überzeugender experimenteller Beleg gefunden werden. Im Gegenteil, es bestehen große Zweifel an der „Wassergedächtnis"-Theorie. Die ursprünglich von Jacques Benveniste durchgeführten Experimente waren nicht wiederholbar (Homöopedia 2016).

Ganz sicher bietet auch die Quantenphysik hier keine Erklärung – auch nicht die speziell für die Homöopathie entwickelte Variante der „Weak-Quantum-Theorie" (Walach o. J.; s. Kasten über Quantenphysik und Nanopartikel).

Quantenphysik: Homöopathen nutzen die Quantentheorie – falsch verstanden – als Erklärung einer generellen Verbundenheit aller Dinge („Alles ist eins", „Alles ist Schwingung"). Sie glauben, dass das „Geistartig-Immaterielle" viel bedeutsamer sei als die Materie. Richtig verstandene Quantenphysik sagt aber nichts dergleichen aus (Hümmler 2017). Es ist zwar unbestritten, dass quantenmechanische Einheiten wie zum Beispiel einzelne Elektronen sich mitunter reichlich seltsam verhalten – verglichen mit unserer Alltagserfahrung. Das bedeutet aber im Umkehrschluss nicht, dass Quantenmechanik alles Seltsame erklärt. In Bezug auf die von Hahnemann angenommene „Energieübertragung" bei der Potenzierung hilft die Quantenphysik nicht weiter (Leick 2006). Ein Stoff, der nicht vorhanden ist, kann sich auch nicht „quantenverschränken".

Nanopartikel: Ähnlich schlecht steht es um den Erklä-rungs-ansatz von Chikramane (2010). Ein Forschungsteam fand Nanopartikel in Homöopathika. Es wurde jedoch, neben anderen methodischen Schwächen, schlicht nicht überprüft, ob die in den homöopathischen Mitteln gefundenen Nano-teilchen nicht bereits im Lösungsmittel vorhanden waren. Wenn man mitbedenkt, dass unser Wasser in wachsendem Maße mit Nanopartikeln verunreinigt ist, wäre das eine sehr naheliegende Erklärung.

Schon ab D9 ist die Verdünnung eines homöopathischen Medikaments zu groß, als dass sie eine physiologische Wirkung entfalten könnte. Für eine Zellantwort ist die Zahl der Moleküle viel zu gering, der notwendige Schwellenwert ist der wissenschaftlichen Medizin gut bekannt. Spätestens ab einer Potenz D23 ($1:10^{23}$ = 1:100 000 000 000 000 000 000 000) ergibt das weitere Potenzieren gar keinen Sinn mehr, da sich quasi kein einziges Molekül der Ursprungs-substanz mehr darin befindet. Es wird ab D23 also nur noch Lösungsmittel mit Lösungsmittel verschüttelt. Denn irgend-wann ist Schluss mit „Verdünnung" – aufgrund der moleku-laren Struktur der Materie, der begrenzten Zahl von Teilchen in einem bestimmten Volumen („Avogadro-Konstante"; Homöopedia 2017). Es ist eigentlich ganz einfach: Stoffe in Abwesenheit wirken nicht – auch in Zukunft nicht.

Das Prinzip der Ähnlichkeit hat sich nicht bestätigt.
Hahnemann war ein Kind seiner Zeit, in der man dachte, Nierenleiden mit Bohnen behandeln zu können oder Gehirn-erkrankungen mit Walnüssen, da sie sich in der Form ähnlich sind. Wir können dies heute nicht bestätigen. Zwar wissen

wir, dass zum Beispiel die Fettsäuren der Walnüsse durchaus für den Gehirnstoffwechsel günstig sind, doch hat dies sicherlich nichts mit der Form der Nüsse zu tun und ganz bestimmt nichts mit dem Prinzip, das Hahnemann meinte nutzen zu können.

Auch die Impfungen, die gerne angeführt werden (seltsamerweise meist von Impfgegnern), wirken nicht nach Hahnemanns Prinzip. Erstens werden sie in physiologisch relevanten Dosen verabreicht, wenngleich diese sehr niedrig sind. Zweitens handelt es sich nicht um Ähnliches, sondern um Gleiches und schon gar nicht um eine „Energie". Zwar werden die Erreger zum Beispiel leicht verändert, bleiben aber dem gleich, wogegen sich der Körper später wehren können soll. Die eigentliche Krankheitsabwehr erledigen dann die Antikörper – also wiederum kein ähnliches, sondern ein *Gegenmittel.*

Das Ähnlichkeitsprinzip ist eher eine traditionelle, uns Menschen naheliegende Vorstellung. Schon Hippokrates führte es an. In Ermangelung anderer Erklärungsmodelle griff auch er zu Symbolen und augenscheinplausiblen Übereinstimmungen. Unser Gehirn „liebt" Ähnlichkeiten und Analogien bis heute – ein über Jahrtausende geübtes Verfahren. Darüber sind wir in der Medizin aber längst hinweg oder könnten es zumindest sein – dank der Wissenschaft und ihrer fortschreitenden Erkenntnisse.

Ja, aber es gibt doch positive Studien.
Natürlich gibt es in den über 200 Jahren der Erforschung der Homöopathie – allein schon zufallsbedingt – auch einmal eine positive Studie. Meist handelt es sich um methodisch schlechte klinische Studien oder nur um Anwendungsbeobachtungen.

Auch Meinungsumfragen werden von Homöopathen gerne als Studien bezeichnet. Doch

> … wie immer wir es drehen und wenden, die derzeitige Studienlage belegt keineswegs die Wirksamkeit der Homöopathie. Und es sollte zu denken geben, dass dies auch in über 200 Jahren nicht eindeutig gelungen ist. Homöopathen verdienen ihren Lebensunterhalt damit, das Gegenteil zu behaupten – vielleicht hat jeder das Recht auf seine eigene Meinung, aber sicher nicht auf seine eigenen Fakten! (Ernst 2016a)

Zu einem ganz ähnlichen Schluss kommen die australische Gesundheitsbehörde (NHMRC 2015) oder das Fachjournal *The Lancet* (Shang 2005). In England gab es sogar Forderungen, die Homöopathie zu verbieten (NHS 2010), und in den USA müssen Homöopathie-Hersteller nun angeben, dass es erstens keine wissenschaftlichen Belege dafür gibt, dass Homöopathika wirken, und sich zweitens Wirkangaben lediglich auf Theorien der Homöopathie aus dem 18. Jahrhundert stützen, die von den allermeisten modernen medizinischen Fachleuten nicht akzeptiert werden (FTC 2016). Was hingegen gezeigt werden konnte, ist, dass das therapeutische Setting der Homöopathie durchaus eine positive Wirkung haben kann (Brien 2011); das wird aber auch von keinem Kritiker bestritten.

Die Homöopathie lebt trotz all der anderen Kritikpunkte von dem Glauben und dem Vertrauen, das ihr Patienten schenken, oft auch gespeist von der Verwechslung mit Naturheilkunde. Die intensive und gezielte Lobbyarbeit homöopathischer Vereine, Verbände und Unternehmen entwirft zudem recht erfolgreich ein vertrauenswürdiges Bild in der

Öffentlichkeit – und kauft sich darüber in den verständlichen Wunsch aller Menschen ein, das Beste für sich und die eigenen Kinder zu tun. Das Beste sollte jedoch eine Synthese aus guter, wissenschaftlich belegter Medizin und einem Arzt des Vertrauens sein, mit dem Sie Ihre Sorgen besprechen können. Eine bedeutende Rolle spielt auch das Wissen, dass potent wirkende Medikamente eben Nebenwirkungen haben. Und dass man sie nicht immer braucht, weil wir über ein wunderbares Selbstheilungspotenzial verfügen – ganz ohne Mystik und Magie.

Wir kennen die Grenzen der realen Welt heute genau genug, um erkennen zu können, ob etwas immerhin möglich oder gänzlich ausgeschlossen ist. Das fasst die Russische Akademie der Wissenschaften in ihrer Stellungnahme zur Homöopathie folgendermaßen zusammen:

> Die Prinzipien der Homöopathie stehen im Gegensatz zu den Prinzipien der evidenzbasierten Medizin, die auf den Ergebnissen medizinischer und anderer naturwissenschaftlicher Forschungen basieren: Chemie, Physik, Biologie und Physiologie und ihren Verzweigungen wie Biochemie, Biophysik, Immunologie, Molekularbiologie, pathologische Physiologie und Pharmakologie. Homöopathische Diagnose und Behandlung sind pseudowissenschaftlich und haben keine Funktion. [...] Somit basiert die Homöopathie auf theoretischen Positionen, die großteils direkt grundlegenden wissenschaftlichen Prinzipien und Gesetzen der Physik, Chemie, Biologie und Medizin widersprechen. Keinerlei empirische Daten aus unabhängigen, hochqualitativen klinischen Studien bestätigen die klinische Wirksamkeit von homöopathischen Mitteln. [...]

Die Wissenschaft ist auf den plausiblen und konsistenten Aufbau eines Weltbildes gerichtet, das am besten den empirischen Tatsachen entspricht. Die Gesamtschau der Fakten aus verschiedenen Bereichen – über die Ergebnisse der klinischen Studien bis zu den modernen wissenschaftlichen Vorstellungen über die Struktur der Materie, den chemischen Grundlagen der intermolekularen Wechselwirkungen und der menschlichen Physiologie – ermöglicht uns die Schlussfolgerung, dass die theoretischen Grundlagen der Homöopathie keinen wissenschaftlichen Sinn haben und demzufolge homöopathische Diagnose und Behandlungsmethoden wirkungslos sind. (The Russian Academy of Science 2017)

> **Fazit Naturwissenschaft:** Eine „Lebenskraft" und das Ähnlichkeitsprinzip sind wissenschaftlich bedeutungslos und widerlegt. Eine Wirkzunahme von Stoffen durch „Potenzierung" widerspricht den bekannten Naturgesetzen. Stoffe in Abwesenheit können keine Wirkung entfalten.
> **Fazit Evidenz:** Es gibt keine widerspruchsfreie Evidenz für eine Wirksamkeit.

Schüßler-Salze

Die sogenannten Schüßler-Salze werden oft mit Homöopathie gleichgesetzt oder verwechselt. Sie gehen jedoch nicht auf Hahnemann, sondern auf den Oldenburger Arzt Wilhelm Heinrich Schüßler (1821–1898) zurück.

Schüßler kann gut und gerne als „schillernde Figur" der damaligen Zeit bezeichnet werden. Obschon er keine Abiturprüfung abgelegt hatte, verschaffte er sich die Möglichkeit, in

Paris ein Medizinstudium zu beginnen, welches er in Berlin und Gießen fortsetzte. Auch seine Promotion verlief etwas ungewöhnlich. Weil er vorgab, in Kürze als Militärarzt einberufen zu werden, wurde von Seiten der Universität auf eine Dissertation verzichtet; nur ein Prüfungsgespräch führte man durch und erhob die Studiengebühren. Erst als Schüßler das medizinische Staatsexamen ablegen wollte, das Voraussetzung zur Erteilung der Approbation war, wurde das fehlende Abitur zum Problem. Darauf wollte sich die Verwaltungsbehörde denn doch nicht einlassen und verlangte, dass die Prüfung nachgeholt wird. So konnte Schüßler erst 1857 das medizinische Staatsexamen ablegen. Diese Prüfung verlief für ihn mit durchwachsenem Erfolg, doch er bestand und konnte sich im Januar 1858 in seiner Heimatstadt Oldenburg als Arzt niederlassen. Hierfür benötigte er allerdings eine städtische Konzession, die er nur deshalb erhielt, weil er sich verpflichtete, ausschließlich als homöopathischer Arzt tätig zu sein. (Lindemann 1992; Roth und Tornow 1999; Helmstädter 2007.)

Mit der Praxis hatte er einigen Erfolg, der möglicherweise auch auf den Umstand zurückging, dass er sehr niedrige Honorare ansetzte. In anderen Quellen heißt es, er hätte die benötigten Homöopathika kostenlos abgegeben. Drei Jahre nach seiner Niederlassung trat er (1861) dem Centralverein homöopathischer Ärzte bei. In den ersten 15 Jahren seiner Praxistätigkeit entwickelte er eine vereinfachte Form der Homöopathie, die er 1873 in der Denkschrift *Eine abgekürzte Therapie gegründet auf Histologie und Cellularpathologie* vorstellte (Schüßler 1874). Seine Therapieform nannte er die „Biochemische Heilweise".

Das klingt rationaler als bei Hahnemann, aber trotzdem blieb Schüßler falschen Vorstellungen verhaftet: Die

Grundannahme seiner Therapie ist, dass Krankheiten allein durch Störungen des Mineralhaushalts in den Körperzellen entstünden und so den gesamten Stoffwechsel störten. Die Salze wurden wie in der Homöopathie potenziert, denn nur so könnten die „Ionen" direkt in das Innere der Zelle eindringen. Ergänzt werden sollte dies durch eine spezielle Diät, welche die Mineralstoffmängel außerhalb der Zelle beseitigen sollte, um so das Gleichgewicht zwischen Zellinnerem und Zelläußerem herzustellen. Schüßler glaubte, dass ein pathogener Reiz die einzelnen Zellen so stark stimulieren würde und die Abwehrreaktion so energieintensiv wäre, dass die Zelle ihre Mineralstoffreserven aufbraucht. (Feichtinger et al. 2011.)

Schüßler kürzte die über tausend damals bekannten homöopathischen Mittel auf 12 Funktionsmittel ein: auf die Mineralsalze, die seines Erachtens übrig bleiben würden, wenn man einen menschlichen Körper verbrennt. Zu diesen ursprünglichen von Schüßler festgelegten 12 Salzen kamen Anfang des 20. Jahrhunderts 15 Ergänzungsmittel hinzu und später noch 7 „biochemische Mittel". (Goldner 2010a.)

Obschon Schüßler seine Salze durch Potenzierung herstellte, grenzte er sich stark von der Homöopathie ab; Hahnemanns Simile-Prinzip lehnte er für seine „Biochemische Heilweise" zugunsten von physiologisch-chemischen Vorgängen im Körper ab. Auch verneinte er die von Hahnemann propagierte Wirkungsweise potenzierter Mittel. Diese Aussagen begründeten einen langen Streit mit anderen Homöopathen, der 1876 den Austritt Schüßlers aus dem Centralverein homöopathischer Ärzte mit sich brachte. (Wikipedia 2017a.)

Wilhelm Schüßler gründete seine Diagnosen unter anderem auch auf die „Antlitzanalyse". Er behauptete, dass man an verschiedenen Zeichen im Gesicht eines Menschen den jeweiligen Mineralstoffmangel erkennen könnte – ein Verfahren, das bis heute jeder wissenschaftlichen Grundlage entbehrt. Diese Antlitzanalyse wurde von Kurt Hickethier, einem alternativmedizinisch interessierten Laien, unter dem Namen „Sonnerschau" weiterentwickelt und wird von Heilpraktikern heute noch angewandt. (Feichtinger und Niedan-Feichtinger 2011.)

Die Wirksamkeit der Schüßler-Salze wurde kaum untersucht. In den wenigen Studien konnte keinerlei pharmakologische Wirkung festgestellt werden (Ernst 2010). Die Stiftung Warentest kommt in ihrer Publikation *Die andere Medizin* zu folgendem Ergebnis: „Die Biochemie nach Schüßler ist zur Behandlung von Krankheiten nicht geeignet" (Stiftung Warentest 2005, S. 106).

Fazit Naturwissenschaft: Die Herstellung der Schüßler-Salze widerspricht bekannten Naturgesetzen. Physiologisch ergibt der Mineralstoffersatz in der hohen Verdünnung keinen Sinn.
Fazit Evidenz: Es gibt keine Evidenz für eine Wirksamkeit.

Bachblüten

Edward Bach (1886–1936) war ein Arzt aus dem englischen Birmingham, der in London Medizin studierte und seinen Abschluss in Cambridge machte. Bevor er das Studium begann, arbeitete er in der familieneigenen Messinggießerei. Bach sah die Quelle von Erkrankungen hauptsächlich im Seelischen oder im Darm. Nach einigen klinische Festanstellungen arbeitete er von 1918 an am London Homeopathic Hospital, das er 1920 wieder verließ, um eine Privatpraxis zu eröffnen. Einer seiner Arbeitsschwerpunkte im Homeopathic Hospital war die Gewinnung sogenannter Nosoden – Homöopathika, die aus körpereigenen Grundstoffen wie Blut oder Eiter gewonnen werden. 1930 schloss er seine Praxis wieder, um sich in Wales Naturbeobachtungen und der Kräuterheilkunde zu widmen. Hier verfestigte sich seine Grundüberzeugung, dass sich in Krankheiten immer ein Konflikt zwischen Seele und Verstand ausdrückt. Gerade einmal 50-jährig erlag Bach 1936 einem Herzversagen. (Wikipedia 2017c; Wikipedia 2016a.)

Das System, das Bach sich ausgedacht hatte, ist relativ einfach. Er nahm jeweils ein seelisches Unwohlsein, wie etwa „mentalen Stress und Spannung", und ordnete ihm eine Pflanzenessenz zu. Diese Pflanzenessenz sollte durch ihre Schwingungen die Schwingungen des Patienten mit dem kosmischen Energiefeld wieder harmonisieren und so die Krankheit heilen. Insgesamt stellte Bach 37 Blütenessenzen zusammen, zusätzlich eine Essenz aus Felsquellwasser und eine Kombination aus fünf Essenzen, die unter dem Begriff „Rescue-Tropfen" wohl das bekannteste Produkt darstellt.

Die Pflanzenauswahl für die seelischen Negativzustände geschah rein intuitiv, wobei sich Bach bei der Auswahl von einer göttlichen Eingebung geleitet glaubte. Hauptkriterium bei der Auswahl war aber, dass die Pflanzen dem jeweiligen „positiven archetypischen Seelenkonzept" im Sinne Carl Gustav Jungs entsprechen. Die Blütenessenzen tragen auch heute noch englische Namen, quasi als Hommage an ihren Erfinder.

Anfangs verwendete Bach zur Herstellung seiner Essenzen nur den Tau, der sich bei Sonnenaufgang auf den Blüten der jeweiligen Pflanzen befand. Durch die Morgensonne, die durch Tau und Blüte schien, werde das Wasser mit den Schwingungen der Pflanze angereichert. Somit basiert die angenommene Heilkraft, wie bei der Homöopathie, auf dem nichtexistenten Wassergedächtnis. Als nun seine Blütenessenzen immer erfolgreicher wurden, konnte Bach der Nachfrage mit den Tautropfen allein nicht mehr nachkommen und ersann zwei andere Zubereitungsarten für die Essenzen.

Bei der sogenannten Sonnenmethode werden die frisch gepflückten Blüten in etwa einem halben Liter Wasser eingelegt und für drei bis vier Stunden in die pralle Sonne gestellt. Das sollte die „Schwingungen" der Pflanzen als Heilenergie auf das Wasser übertragen. Gerade dieser Teil der Herstellung ist durch Vorschriften Bachs stark ritualisiert. So müssen die Pflanzen vor neun Uhr morgens an einem sonnigen und wolkenlosen Tag gesammelt werden. Auch die Orte, wo die Pflanzen gepflückt werden müssen, sind genau vorgeschrieben. Nach diesen drei bis vier Stunden wird das so behandelte Wasser 1:1 mit 40-prozentigem Alkohol (früher Brandy oder Cognac) verdünnt. Dies soll der Konservierung dienen. Diese Mischung bildet nun die Urtinktur, die nochmals im Verhältnis 1:240 mit Alkohol verdünnt werden muss, um die „wirksamen" Essenzen herzustellen. Der Endverbraucher kann die Essenz zur Einnahme nochmals mit Wasser verdünnen.

Die zweite Methode ist die sogenannte Kochmethode, bei der die Pflanzen nicht in der Sonne stehen, sondern ihre Schwingungen während eines 30-minütigen Kochvorgangs abgeben sollen. Die weitere Behandlung ist dann dieselbe.

Diese Methode wird zumeist nur bei sehr holzigen oder solchen Pflanzen angewandt, die im Herbst oder Winter blühen.

Bachblüten gibt es nicht nur als Tropfen, sondern – an jedem Apothekentresen griffbereit – auch als Salben, Bonbons, Kaugummis, Globuli, Tees, Sprays et cetera. Auch für Tiere gibt es Bachblüten. Die richtige Essenz findet man angeblich unter anderem dadurch heraus, dass man zu einem Bachblütenberater oder einem Heilpraktiker geht, selbst die Essenzen auspendelt, ein Ratgeberbuch verwendet oder die Pflanzen rein intuitiv anhand des Aussehens wählt.

Bachs Lehre geriet nach seinem Tod in Vergessenheit. Erst durch die große Esoterikwelle der 1970er Jahre wurde sie wieder bekannt. Einige wenige klinische Studien hat man seither durchgeführt, von denen aber keine einen Wirkeffekt aufzeigen konnte, der über Placebo-Niveau lag (Armstrong und Ernst 1999; Walach et al. 2000).

Heute werden auch Blütenmischungen angeboten, die nicht im Lehrkanon von Edward Bach stehen. Besondere Aufmerksamkeit erregte beispielsweise eine Essenz, die im Fall von Kindesmissbrauch angewandt werden sollte. Nach starken Protesten wurde diese Essenz vom Markt genommen. Mit Homöopathie haben die Essenzen nur das magische Denken gemeinsam – aber sie werden oft mit ihr verwechselt und gelten als „besonders natürlich" oder „pflanzlich". „Besonders esoterisch" träfe es leider eher. (Goldner 2010c.)

Problematisch finde ich an den Bachblüten, dass sie vorwiegend bei psychischen Beschwerden genommen werden (z. B. Angst, Einsamkeit, Panikattacken, Prüfungsangst, Traumata, Depression, Lebensüberdruss, Todesgedanken) und eine psychologische oder psychiatrische Therapie hinauszögern oder gar verhindern können. Außerdem vermitteln sie so die Fehleinschätzung, dass es bei so schwerwiegenden Diagnosen ausreiche, „ein paar Blütchen" einzunehmen, und alles wäre wieder gut.

Fazit Naturwissenschaft: Die Herstellung der Bachblüten widerspricht bekannten Naturgesetzen. Der Begriff „Energie" ist nicht plausibel erklärt.
Fazit Evidenz: Es gibt keine Evidenz für eine Wirksamkeit.

Anthroposophie

Die Anthroposophie geht zurück auf Rudolf Steiner (1861–1925). Der Begriff setzt sich zusammen aus dem griechischen *anthropos* für 'Mensch' und *sophia* für 'Weisheit'. Die Anthroposophie fußt auf der Gnosis (einer religiösen Lehre), diversen fernöstlichen Lehren, dem Werk Goethes und dem deutschen Idealismus.

Hauptsächlich versuchte Steiner, die Grundsätze der Evolutionstheorie auf die spirituelle Entwicklung des Menschen zu übertragen. Bekannt sind vor allem die Waldorfpädagogik und die dort gelehrte Eurythmie, die „biologisch-dynamische Landwirtschaft", die heute unter dem „Demeter"-Siegel vertrieben wird, und die anthroposophische Medizin. Steiner sah den Menschen als viergliedriges Wesen, das einen physischen Leib (Körper), einen Ätherleib (lebenerfüllte Geistgestalt), einen Astralleib (Seele) und das Ich in sich vereint. Das Ich ist der Teil des Menschen, der ihn über alle anderen Lebewesen erhebt. Die anderen drei Leiber symbolisieren die drei „Naturreiche" der Mineralien, Pflanzen und Tiere. (Wikipedia 2017b.)

Eine weitere Säule von Steiners Weltsicht ist der Glaube an die Inkarnation, die Wiedergeburt. Aus seiner Reinkarnationstheorie leitet Steiner auch ab, dass nur ein Teil der heute auf der Erde lebenden Menschen tatsächlich Menschen sind. Er ging davon aus, dass nur eine begrenzte Anzahl von Seelen verfügbar seien. Wird ein Kind geboren, wenn keine Seele verfügbar ist, lebt es als seelenloser Dämon auf der Welt. Ob es sich bei Personen um einen Menschen oder einen Dämon handelt, soll an der Form des Ohrläppchens zu erkennen sein. In Steiners Werk taucht oft auch der Begriff „Menschenrassen" auf; er teilt die Menschheit in sogenannte Wurzelrassen ein. (Wikipedia 2017d; Humanistische Aktion 2009.)

Die anthroposophische Medizin fußt auf dieser Weltanschauung und geht davon aus, dass Krankheiten eine „Disharmonie der Wesensglieder" zugrunde liegt (Anthrowiki 2017). Bekannte Therapien sind der Einsatz von Misteln in der Krebstherapie, die Farbtherapie und die Heileurythmie. In der anthroposophischen Medizin werden oft auch homöopathisch hergestellte Mittel verwendet. Anthroposophische Arzneimittel zielen darauf ab, die Wesensglieder wieder zu harmonisieren. Den Metallen Blei, Zinn, Gold, Kupfer, Quecksilber, Silber und Eisen wird besondere Wirksamkeit zugesprochen.

Versuchte Samuel Hahnemann in seiner Homöopathie noch eine Art von Arzneimittelprüfung einzuführen, also empirisch herauszufinden, welche Mittel gegen welche Krankheiten helfen, so ersetzte Steiner dies durch ein rein „spirituelles Begreifen". Die Verordnung von Heilmitteln soll also intuitiv erfolgen. Steiner griff auch in weiteren

Bereich stark in die Lehre Hahnemanns ein, sodass quasi eine „Homöopathie nach Steiner" entstand, die von Homöopathen teilweise abgelehnt und kritisiert wird (Federspiel und Herbst 2005). Gleich ist nur die starke Verdünnung, die sogenannte Potenzierung.

Großen Wert legt man in der anthroposophischen Medizin auf künstlerisch-therapeutische Methoden, die dazu dienen sollen, die Selbstregulation wiederzuerlangen. Rhythmische Massagen, Heileurythmie, antroposophische Musiktherapie und therapeutische Sprachgestaltung werden angewandt. (Wikipedia 2017b.)

Die anthroposophische Medizin ist stark umstritten, entspricht in keiner Weise den Kriterien der evidenzbasierten Medizin und wird von dieser abgelehnt. Kritisiert wird insbesondere, dass eine spirituelle Metaebene die empirische Wissenschaft ersetzt, was mit wissenschaftlichen Standards nicht vereinbar ist. Es gibt kaum Studien zur Anthroposophie, das Gesamtkonzept ist nicht untersucht. Am ehesten findet man Studien über die Sonderform der Misteltherapie bei Krebs, die keine Evidenz erbrachten, aber die Vermutung nahelegen, dass anthroposophische Ärzte ihren Patienten von einer konventionellen Krebstherapie abraten (Ernst 2003; Singh und Ernst 2009). 1978 erhielt die anthroposophische Medizin trotz dieser Widersprüche den Status einer besonderen Therapierichtung.

Fazit Naturwissenschaft: Die Prinzipien der Anthroposophie widersprechen – analog der Homöopathie – bekannten Naturgesetzen und sind biologisch unplausibel.
Fazit Evidenz: Es gibt keine Evidenz für eine Wirksamkeit.

Spagyrik

Unter Spagyrik versteht man „die pharmazeutische und therapeutische Umsetzung der Alchemie" (Wikipedia 2016b). Mit verschiedenen Verfahrenstechniken werden Ausgangssubstanzen in Medikamente transformiert. Die wichtigste Technik ist die Destillation, die auch in abgewandelten Formen angewandt wird; Zirkulation und Kohabation sind zu nennen: Erstere ist eine Rückflussdestillation, letztere eine Mehrfachdestillation. Zu diesen Verfahren gehört der sogenannte Aufschluss der Substanzen, das ist die Vorbehandlung mittels Einweichen (Mazeration). Oft geschieht dies unter Wärmeeinfluss, wodurch mit Vorbedacht der Fäulnis- bzw. Gärungsprozess in Gang gesetzt wird. Eine weitere Methode der Spagyrik ist die „Kalzinierung", zu der die Trocknung und Veraschung der Destillationsrückstände gehört. Indem man die verschiedenen Zwischenergebnisse zusammenführt, entsteht die „Quintessenz", die dann als Heilmittel eingesetzt wird. (Wikipedia 2016b.)

Da es in der Spagyrik weder eine einheitliche theoretische noch eine praktische Grundlage gibt, sind hier der Fantasie der „Heiler" keine Grenzen gesetzt. Die theoretischen Grundlagen beziehen sie aus der Signaturenlehre, der Humoralpathologie, der Elementenlehre und anderen veralteten Theorien. Auch mystische und religiöse Elemente gehören dazu.

Die Spagyrik-Szene ist heute sehr vielfältig und vor allem unübersichtlich. In wissenschaftlichen Publikationen spielt sie keine Rolle; so sind insgesamt nur vier Dissertationen nachzuweisen, die sich damit beschäftigen. Einige wenige Artikel behandeln die Thematik in Fachmagazinen. Bedenklich ist, dass sich Spagyriker auf Krebspatienten konzentrieren. (Federspiel und Herbst 1996.)

Der Begriff „Spagyrik" entstammt dem Griechischen und setzt sich aus *spao* für 'ziehen' bzw. 'trennen' und *ageiro* 'vereinigen' zusammen. Entwickelt wurde sie von Paracelsus (Theophrastus von Hohenheim, 1493–1541), der auch den Begriff prägte. Eine Weiterentwicklung der Spagyrik war die Iatrochemie im 16. und 17. Jahrhundert, die auch „Chemiatrie" genannt wurde. Im 19. Jahrhundert erfuhr die Spagyrik durch die romantische Naturschwärmerei einen Neuaufschwung. So entwickelte Johann Gottlieb Rademacher eine auf der Spagyrik basierende „Erfahrungsheillehre". Eine Überschneidung mit der Homöopathie finden wir in der Elektrohomöopathie des Cesare Mattei, der spagyrische Heilmittel als Grundlage seiner Lehre einsetzte. Carl-Friedrich Zimpel lernte die Elektrohomöopathie und ihren Erfinder in Italien kennen und entwickelte ein eigenes Heilsystem, das auf der mehrfachen Destillation beruht. Die heute noch angebotenen Mittel „nach Zimpel" werden nach den Vorschriften von Johann Rudolph Glauber hergestellt (Arndt 1997). Ähnlich wie homöopathische enthalten auch die spagyrischen Mittel durch die mehrfache Destillation keinerlei Wirkstoffe mehr (Psiram 2017b).

Heute sind spagyrische „Heilmittel" von verschiedenen Anbietern im Handel, wobei die angewandten Verfahren komplett verschieden sind. Als „standardisierte Herstellungsvorschriften" sind im *Homöopathischen Arzneibuch* die Verfahren nach Krauß, Pekana, Strathmeyer, Zimpel, Glückselig und von Bernus aufgeführt (Rupprecht 2005). Die nach diesen Methoden hergestellten Heilmittel werden darin wie homöopathische behandelt. Verbindliche Regeln, welcher „Wirkstoff" gegen welche Beschwerden hilft, gibt es keine (Goldner 2010b). Im Januar-Heft 2006 testete die Stiftung Warentest spagyrische Heilmittel und gelangte zu dem eindeutigen Ergebnis, dass diese keinerlei Wirkung haben (Stiftung Warentest 2006).

Fazit Naturwissenschaft: Die Herstellung von Spagyrika widerspricht bekannten Naturgesetzen.
Fazit Evidenz: Es gibt keine Evidenz für eine Wirksamkeit.

Phytotherapie

Die Phytotherapie (Pflanzenheilkunde) ist die dritte der im deutschen Arzneimittelgesetz aufgeführten besonderen Therapierichtungen, eine Weiterentwicklung der eigentlichen traditionellen Naturheilkunde. Von jeher hat man versucht, Krankheiten und Verletzungen mit Naturstoffen zu heilen. Viele Arzneimittel pflanzlichen Ursprungs, die wir heute noch verwenden, haben eine lange Anwendungsgeschichte – etwa Opium, Digitalis, Chinin oder Johanniskraut. Die Wirksamkeit mancher solcher Phytotherapeutika ist in wissenschaftlichen Studien belegt, sei es als Naturstoffe, sei es als Extrakte und Derivate, jedoch bei weitem nicht immer so eindeutig (z. B. für das Johanniskraut), wie die Häufigkeit der Verordnung es vermuten ließe (Philipp et al. 1999).

Bei den besonderen Therapierichtungen haben wir gesehen, dass manche Präparate einfach nur vom sogenannten Bestandschutz profitieren. Sie dürfen – selbst wenn es neue Studien gibt, die ihre Wirksamkeit nicht belegen – weiter als zugelassene Arzneimittel verkauft werden. Sie als Patienten können nicht erkennen, dass etwa bei Ginkgo-Präparaten gegen Tinnitus (Ohrgeräusche) und bei Crategus (Weißdorn) gegen Herzschwäche gar kein Nutzennachweis vorliegt (Laccourreye et al. 2016; PZ 2017). Die Hersteller dürfen aufgrund der Altzulassungen trotzdem weiter mit diesen Anwendungsgebieten werben. Das ist auch insofern bedenklich, als Tinnitus einen hohen Leidensdruck bedeutet (allerdings sind hier auch „schulmedizinische" Behandlungen nicht immer erfolgreich; Reiss et al. 2012). Verlässt man sich auf Crategus, kann das zu Folgeproblemen führen, wenn die ursächliche Herzschwäche nicht rechtzeitig richtig behandelt wird (Gute Pillen – schlechte Pillen 2008).

Wie wir an anderen Stellen in diesem Buch schon gesehen haben, heißt „natürlich" nicht automatisch „gut". Gerade pflanzliche Mittel, die nicht als Arzneimittel geprüft werden, können unbekannte Risiken und Nebenwirkungen haben. Entgegen dem Ruf ihrer angeblichen „Sanftheit" ist es häufig so, dass ihre unerwünschten Wirkungen die der leichter dosier- und kontrollierbaren synthetischen Derivate übersteigen (so z. B. Weidenrinde im Vergleich zu Aspirin; s. dazu das Unterkapitel „Natürliche und künstliche Medikamente"). Hinzu kommt, dass je nach Standort, Lagerung, Erntezeitpunkt oder Bodenverhältnissen der Wirkstoffgehalt und der Grad der Verunreinigungen (Pestizide, Schwermetalle, Schimmelpilze) sehr unterschiedlich sein kann. Die Dosierung des Wirkstoffs ist bei Naturprodukten nicht so leicht.

Dem begegnet man bei der Arzneimittelherstellung, indem man standardisierte Präparate produziert. Wieder andere Pflanzen, vor allem TCM-Heilpflanzen, stehen eigentlich unter Artenschutz und werden dennoch illegal gehandelt.

Generell ist Naturheilkunde jedoch noch eines der sinnvolleren Verfahren. Eine physiologische und auch pharmakologische Wirkung ist oft durchaus möglich. Pflanzliche Mittel können aber mit „richtigen" Medikamenten interagieren, was oft nicht bedacht wird. Viele Patienten erzählen ihrem Hausarzt nicht, dass sie gleichzeitig „Hausmittelchen" einnehmen. Sollten auch Sie das tun – bitte erwähnen Sie es bei Ihrem nächsten Arztbesuch.

Naturheilkunde wird leider oft mit Homöopathie gleichgesetzt oder verwechselt oder generell mit „kann nicht schaden" assoziiert. Deshalb ist sie aus verschiedenen Gründen keineswegs als unbedenklich anzusehen (Arzneimittelbrief 2003; Ernst 2001; mehr darüber im Unterkapitel „Natürliche und künstliche Medikamente").

Viel häufiger als die traditionelle Anwendung sieht man heute die Suche nach den wirksamen Anteilen in Pflanzen, das Extrahieren und Standardisieren. Das garantiert eine sichere Anwendung und gute Untersuchbarkeit und beseitigt das Verunreinigungsrisiko. Die oft beschworene „Gesamtwirkung" von Heilpflanzen (es gäbe weniger Nebenwirkungen, wenn man die Pflanze als Ganzes verwendet, weil sich gute und weniger gute Wirkungen aufhöben) ist eine Mär wie viele andere auch und enthält wieder einmal die Illusion, die Natur wolle uns Menschen nur Gutes tun. Wieder andere „alte Heilmittel" stellten sich als wirkungslos heraus oder werden heute zu den sogenannten Genussmitteln (Tabak, Tee, Kaffee) gezählt, als Gewürze (Salbei, Zimt, Thymian, Ingwer) oder ganz banal als Nahrungsmittel verwendet (Kartoffeln, Zitrusfrüchte, Honig).

Wenn Sie Ihre Gesundheit durch Phytotherapeutika unterstützen möchten, erwarten Sie bitte keine Wunder, und gehen Sie nicht automatisch davon aus, dass alles davon wirksam und ungefährlich wäre.

Fazit Naturwissenschaft: Phytotherapeutika können physiologisch, chemisch und physikalisch wirksam sein. Die standardisierte Darreichungsform ist aus verschiedenen Gründen den Naturstoffen vorzuziehen.

Fazit Evidenz: Für die Wirksamkeit einzelner Präparate und Naturstoffe gibt es eine Evidenz.

Einen guten Überblick über Naturheilmittel, die man auf ihre Wirkung und ihr Schadenspotenzial hin untersucht hat, finden Sie zum Beispiel in dem Buch *Praxis Naturheilverfahren* (Ernst 2001).

Mineralstoffersatz und Vitamintherapie

Das Wissen, dass eine ausgewogene Ernährung die Gesundheit erhalten hilft, ist nicht neu (s. dazu auch das Unterkapitel „Prävention"). Grundsätzlich kann eine Anleitung zu einer halbwegs gesunden Ernährung, gegebenenfalls auch zur Reduzierung von Fetten oder Kohlenhydraten, durchaus angebracht sein.

Manche Alternativheiler behaupten jedoch, dass bestimmte Diäten als alleiniges Heilmittel gegen Krebs oder Herz-Kreislauf-Erkrankungen helfen würden. Andere empfehlen dringend die Einnahme von speziellen Mikronährstoffen, Spurenelementen oder Vitaminen (und bieten diese zufällig auch gleich in ihrer Praxis oder auf ihren Webseiten an). Es scheint ein Kontinuum von Empfehlungen zu geben, die alle weit über die üblichen empfohlenen Nährstoffmengen hinausgehen. Im Gegensatz zur Homöopathie gilt hier: Viel hilft viel. Man wirbt sogar explizit mit Aussagen im Sinne von „Geben Sie sich mit ‚normalen Werten' zufrieden?". Womit ausgedrückt wird, dass die ärztlicherseits zugrunde gelegten Normwerte für Mineralien und Spurenelemente doch wohl nur das Allermindeste und nicht „gut genug" wären. Doch selten ist das sinnvoll, und nicht immer ist es harmlos.

Nicht einmal wissenschaftliches Denken feit hier vor groben Denkfehlern. Einer der bekanntesten Verfechter der hochdosierten Vitamin-C-Therapie war der Nobelpreisträger Linus Pauling (er erhielt u. a. den Nobelpreis für Chemie für grundlegende Arbeiten über die Natur von chemischen Bindungen). Doch viele Studien, auch Meta-Analysen mit über 200.000 Teilnehmern, die man seit den 1970er Jahren vor allem in den USA durchgeführt hat, zeigen keine eindeutigen Ergebnisse für Vitamin C bei Infekten oder als (begleitende) Krebstherapie; teilweise scheint die Gesamtsterblichkeitsrate sogar erhöht (Bjelakovic 2004). Viele der oft zitierten Studien sind nur epidemiologische Untersuchungen, also Bestandsaufnahmen ohne Vergleichsgruppe, die keine Rückschlüsse auf Kausalzusammenhänge erlauben, oder Tierexperimente mit einer fraglichen Übertragbarkeit der Ergebnisse auf den Menschen. Die Federal Drug Administration in den USA – FDA – empfiehlt Vitamin C (und andere Vitamine) deshalb nicht (NCI 2015).

Auch für viele weitere Mineralstoffpräparate („orthomolekulare Medizin") gibt es keine Evidenz – außer dass sie Ihren Geldbeutel leeren. Wie so häufig versucht die Wissenschaft eine

Antwort zu finden, die Alternativmediziner längst zu kennen meinen (ohne dass sie dafür fundierte Belege hätten außer – das wissen wir ja bereits – ihrer „guten Erfahrung"). Sie *könnten* durchaus nützliche Ratschläge für Ernährung und Lebensstil geben; leider werden die meisten ihrer Empfehlungen nicht durch zuverlässige wissenschaftliche Belege unterstützt.

Es gibt also keinen guten Grund für durchschnittlich Gesunde, Vitamin- oder Mineralstoffpräparate zu kaufen. Weder fördern sie die Gesundheit noch verhindern sie Krankheit – von seltenen Mangelzuständen einmal abgesehen. Wenn es um Vitamine und Mineralstoffe geht, ist mehr nicht besser. Einige Vitamine können in hohen Dosen sogar Schäden verursachen.

Fazit Naturwissenschaft: Mineral- und Vitaminpräparate können physiologisch und chemisch wirksam sein.
Fazit Evidenz: Für fast alle Präparate und Naturstoffe gibt es keine Evidenz für eine Wirksamkeit, es sei denn bei diagnostizierten Mangelzuständen.

Osteopathie

Langjährige Rückenbeschwerden, Kopfschmerzen oder gar Migräne – Osteopathen versprechen, diese und viele andere Beschwerden ganz ohne Medikamente verschwinden zu lassen, mit bloßen Händen und allein durch sanften Druck auf bestimmte Körperstellen. Auf diese Weise sollen Blockaden gelöst und Selbstheilungskräfte aktiviert werden. (Buchmann 2003; Psiram 2016.)

Erfunden wurde die Osteopathie bereits 1874 von dem Amerikaner Andrew T. Still (1828–1917). Was er entwickelte, muss eher als philosophische Ausdeutung physiologischer Zusammenhänge gesehen werden. Er führte alle möglichen Beschwerden und Erkrankungen auf Blockaden zurück, meist Fehlstellungen des Skeletts, aber auch Fehllagen von Organen, und glaubte, sie ließen sich mit „manueller Therapie" durch „Zurechtrücken" von Wirbeln und Knochen und auch Manipulationen an Muskeln und anderen Körperteilen (viszerale Methode) beseitigen. Ziel war, Stills „arterial rule" wiederherzustellen, d. h. eine gute Versorgung von allen Geweben, indem nach „Engstellen" bzw. osteopathischen „Blockaden" im Sinne von Bewegungsverlusten im Körper auf verschiedenen Ebenen gesucht wird. Still vertrat die Ansicht, dass dies die entscheidende Methode zur „Stärkung der Selbstheilungskräfte" sei und nur die Selbstheilungskräfte, niemals eine Intervention von außen, Krankheiten heilen könnten. Verständlich, dass er mit diesem ideologischen Überbau der Ansicht war, seine osteopathische Methode sei das Nonplusultra der Medizin. Wie nicht anders zu erwarten, erntete er schon früh Widerspruch aus der „wissenschaftlichen Ecke". (Singh und Ernst 2009.)

In den USA bildet dieser ideologische Überbau mehr oder weniger immer noch die Grundlage für die Tätigkeit von Praktizierenden der „osteopathic medicine". In Deutschland unterscheidet die Deutsche Gesellschaft für manuelle Therapie zwar zwischen osteopathischen Methoden, die mit naturwissenschaftlichen Erkenntnissen in Einklang stehen, und solchen, die dies nicht tun. Ein einheitliches Bild von der Praxis der Osteopathie gibt es aber bislang nicht. Häufig sind es Heilpraktiker und Physiotherapeuten, die in ihrer Praxis osteopathische Behandlungen anbieten. Viele von ihnen nutzen und kombinieren ihr Wissen aus der wissenschaftlich fundierten manuellen Therapie und arbeiten eher strukturell. Dass auch einige Ärzte, meist Orthopäden, mit Osteopathie arbeiten, mag bei vielen Patienten das Vertrauen in die Methode erhöhen, zumal die Behandlung häufig in einer angenehmen Atmosphäre stattfindet. Doch gegenüber der wissenschaftlichen Medizin kann die Osteopathie nur wenige Versprechen einlösen (Ärzteblatt 2009; Posadzki und Ernst 2010; Monteiro-Ferreira et al. o. J.). Die Beleglage ist schwach, teilweise nicht vorhanden (Hass-Degg et al. o. J.). Lediglich bei der Behandlung von Rückenschmerzen gibt es Hinweise auf eine Wirksamkeit.

In einem Urteil vom 14.11.2014 (Az. 14 O 49/14 KfH III) hat das Landgericht Karlsruhe entschieden, dass Werbung, die Osteopathie als vorteilhaft z. B. für Schwangere, Babys und Kinder präsentiert, einen Verstoß gegen § 3 Abs. 1 Ziff. 2 des Heilmittelwerbegesetzes darstellt. Das Urteil im Wortlaut ist erhältlich unter http://www.justiz.baden-wuerttemberg.de.

Beim Unterkonzept der craniosakralen Therapie kommt zudem ein besonderer ideologischer Überbau hinzu, der sich bis heute nicht belegen oder auch nur nachvollziehen ließ, die „Harmonisierung körpereigener Rhythmen" (Ernst 2001; Müller 2016).

Leider ist es eine Tatsache, dass es in Deutschland bis heute keinen verbindlichen Ausbildungsstandard für Osteopathen gibt (Maier 2016). Ob der Anbieter sein Können in einem Crashkurs erworben hat oder über eine längere Ausbildung verfügt, bleibt den Patienten in der Regel verborgen. Zwischen einem Crashkurs-Wochenende und einem fünfjährigen (vorwiegend anatomischen Grundlagen-)Studium und auch zwischen der eher philosophisch geprägten oder anatomisch/biomechanischen Ausrichtung liegen Welten.

Was vielen Patienten sicherlich gut tun mag, ist die Berührung, vielleicht auch das „Gehaltenwerden", also wiederum eher das Setting der Behandlung. Dennoch gibt es gerade im physiotherapeutischen Bereich weitaus bessere Verfahren. So sind die Experten von „Physio meets Science" (einem Zusammenschluss von Therapeuten, die versuchen, wissenschaftliche Erkenntnisse für den Alltag der Physiotherapie nutzbar zu machen) der Auffassung, dass es in den meisten Fällen besser ist, Schmerz und Bewegungseinschränkungen aktiv anzugehen, statt sich passiv behandeln zu lassen. Gerade bei chronischem Rückenschmerz ist ein multidimensionales Vorgehen gefragt. Es beginnt mit Bewegung und Training (Kraft, Stabilität, Mobilität), jedoch gehören dazu auch das aktive Angehen von Ängsten (z. B. vor neuen Schmerzen) sowie die stressreduzierende und stimmungsaufhellende Wirkung von körperlicher Aktivität, die oft unterschätzt wird. (Physio 2017.)

Methoden der Chiropraktik und Chirotherapie haben ebenfalls Tradition, und auch sie sind in den letzten zehn Jahren deutlich in die Kritik geraten. Ihr therapeutischer Nutzen scheint ebenso gering zu sein, jedenfalls nicht groß genug, um das Risiko von Schlaganfällen und Todesfällen zu rechtfertigen, die – vor allem durch die Manipulation an der Halswirbelsäule – immer wieder zu verzeichnen sind. (Singh und Ernst 2009; Müller 2016.)

> **Fazit Naturwissenschaft:** Osteopathisches Körperverständnis widerspricht in weiten Teilen Tatsachen aus der Naturwissenschaft und auch der Anatomie.
> **Fazit Evidenz:** Es gibt keine Evidenz für eine Wirksamkeit.

Krankheitssymbolik

„Du hast die Nase voll – das möchte dein Schnupfen dir sagen!" „Wenn dir etwas auf dem Magen liegt, ist es doch klar, dass du diesen Durchfall bekommst!" „Deine Migräne weist doch auf ein inneres Zerrissensein hin, ganz logisch, hast du dir darüber noch keine Gedanken gemacht?"

Solche und ähnliche Sätze kennen Sie bestimmt. Assoziationen zu Krankheiten kennen wir von jeher. Wieder sind wir bei den alten Konzepten der Ähnlichkeit angekommen, die sich so markant durch die Medizingeschichte ziehen. Der menschliche Erkenntnisapparat ist nun einmal auf das Erkennen von Zusammenhängen evolutionär programmiert und lässt sich durch Sinneseindrücke, die ihm Ähnlichkeiten vermitteln, hierzu schnell verleiten. Die Augenscheinplausibiliät ist uns sehr nah. Etwas, das auf den ersten Blick klar, logisch und faszinierend erscheint, halten wir gerne für absolut richtig. Sie kennen das von der Liebe auf den ersten Blick. Und Sie wissen sicher auch, dass sie nicht immer das ist, wonach es im ersten Moment aussieht.

Auf der Basis solcher Assoziationen wurden regelrechte Konzepte ausgearbeitet, die ungefähr seit Anfang der 1980er Jahre vor allem von Ruediger Dahlke (*1951) und Kurt

Tepperwein (*1932) propagiert werden. Irgendwie leuchten solche Assoziationen spontan ein, und sei es nur durch die Wortspiele, die semantische Nähe. Doch was steckt dahinter? Die Fraglichkeit solcher Konzepte und Thesen ergibt sich allein schon aus dem in der Medizin völlig unüblichen Modell, dass ausnahmslos alle Krankheiten eine geistig-seelische Ursache hätten. Symptome werden nicht als Krankheitszeichen betrachtet, sondern in „freundliche Hinweise" umgedeutet, die auf eine innere Missstimmung aufmerksam machen wollen. Dahlke liefert dann quasi die „Übersetzung". Für die Richtigkeit solcher Zusammenhänge gibt es aber – Sie werden es nach der bisherigen Lektüre vermutet haben – keine Belege. Alle Zuordnungen und die daraus folgenden „Analysen" unterliegen ganz der persönlichen Assoziation. Sie stützen sich auf intuitiv-assoziatives Erfassen von vermeintlichen Zusammenhängen.

Dass hierfür oft der Begriff „Psychosomatik" genutzt wird, ist traurig und irreführend. Denn diese Konzepte haben nichts mit der Psychosomatik im medizinischen Sinne zu tun. Die Nichtvereinbarkeit mit dem restlichen Wissenschaftsgebäude ist Anhängern leider gleichgültig. Der Psychosomatiker Alexander Kugelstadt schreibt dazu ein wenig pointiert:

> „Mir schmerzt das Bein – meine Beziehung ist nicht fein" oder „Schmerzen am Becken – ich werde bald verrecken" reimt sich zwar, hat aber mit medizinischen Zusammenhängen nichts zu tun. Das habe ich mir nämlich gerade erst ausgedacht. Dabei ist es gleichgültig, wie oft man da „Psychosomatik" darüberschreibt – es bleibt ein Hokuspokus. (Kugelstadt 2017)

Dass es über solche „Methoden" keine belastbaren Studien gibt, weder bestätigende noch widerlegende, ist nicht erstaunlich. Sie bieten keine Ansatzpunkte für solche Untersuchungen.

Nicht zu verwechseln ist die Krankheitssymbolik damit, dass eine positive Lebenseinstellung, ein gesunder Optimismus, Entspannung und Sichwohlfühlen und so wenig Dysstress wie möglich das Immunsystem positiv beeinflussen können, sowohl prophylaktisch als auch in Genesungsprozessen (s. dazu auch das Unterkapitel „Prävention"). Diese Zusammenhänge gehören tatsächlich zur gut erforschten Gruppe der psychosomatischen Effekte.

Auf einen besonderen Aspekt solcher und ähnlicher „Methoden" möchte ich noch hinweisen: Die Verbindung von Krankheitssymptomen mit angeblichen persönlichen Einstellungen und Problemlagen führt sehr schnell dazu, dass dem Patienten – erst unterschwellig, dann ihm immer stärker bewusst werdend – eine „eigene Schuld" an seiner Krankheit zugewiesen wird. Der ganze Ansatz beruht ja darauf, dass die Ursache einer Krankheit im Patienten selbst verortet wird. „Du arbeitest nicht genug an dir – ich habe dir doch erklärt, warum du krank bist!" Die Buchtitel der in diesem Kapitel eingangs genannten Hauptvertreter lassen da keine Zweifel: *Schicksal als Chance – Krankheit als Weg.* Das aber ist ziemlich das Unethischste, was in einer Therapeut-Patienten-Beziehung vorkommen kann, und es ist auch nicht „sanft" und „natürlich".

Fazit Naturwissenschaft: Das hier angewandte „psychosomatische" Körperverständnis widerspricht in weiten Teilen Tatsachen aus der Naturwissenschaft und auch der Psychologie.
Fazit Evidenz: Es gibt keine Evidenz.

Meditation und Entspannungstechniken

Vielleicht denken Sie nach den vorangegangenen kritischen Urteilen über „alternative" Verfahren, ich wollte generell kein gutes Haar an allem lassen, „was anders ist". Doch dem ist nicht so. Es gibt zum Beispiel in der Achtsamkeits- und Meditationsforschung ziemlich eindeutige Belege dafür, dass Meditation und Entspannungstechniken bei manchen Diagnosen helfen können – sofern man regelmäßig und nicht nur kurzfristig meditiert oder Achtsamkeitsübungen durchführt. Zwar sind Meditation und verwandte Verfahren nicht Teil der Medizin, und sie haben meist auch keinen kurativen (heilenden) Anspruch. Sie könnten aber – komplementär eingesetzt – weitaus hilfreicher sein als andere Verfahren.

Der Grundgedanke der Meditation ist die Fokussierung und darüber das Erreichen von Entspannung. Man versucht sich nur auf den Moment zu konzentrieren, zum Beispiel auf das Atmen. Bei Entspannungstechniken kann es auch das An- und Entspannen verschiedener Muskelgruppen sein (Progressive Muskelrelaxation) oder das gezielte Wahrnehmen einzelner Körperbereiche. Bei Fantasiereisen geht es darum, sich auf Vorstellungen zu konzentrieren und auf die Stimme, die spricht. Eine Reizreduzierung soll das Bewusstsein „herunterfahren" und das Gehirn in einen schlafähnlichen, entspannten Zustand versetzen (Alpha-Wellen im EEG). Senkung des Sauerstoffverbrauchs, Absinken der Herz- und Atemfrequenz und Anspannung in der Muskulatur wurden ebenfalls beschrieben (Ernst 2001).

Schauen wir uns ein paar Studien darüber an. Verfahren wie die achtsamkeitsbasierte Stressreduktion (Mindfulness-Based Stress Reduction, MBSR) haben zunehmend an Popularität gewonnen. Man hat vor allem die Auswirkungen auf krankheitsrelevante Signalstoffe untersucht, zum Beispiel bei generalisierter Angststörung. Die MBSR-Teilnehmer zeigten im Vergleich zu den Kontrollteilnehmern eine deutlich stärkere Reduktion von Stresshormonen und entzündungsregulierenden Zytokinen (zellbeeinflussenden Proteinen). Es zeigte sich, dass MBSR die psychische Gesundheit stärken kann, zu Entspannung führt und Angstpatienten beruhigt. Die Methode verbessert außerdem bei vielen Patienten mit körperlichen Beschwerden die subjektive Lebensqualität. Selbst wenn die Beschwerden selbst nicht abnehmen, werden sie doch als weniger quälend empfunden. Die Selbstverantwortung werde durch das „etwas tun können" gestärkt (Hoge et al. 2017). Den Nutzen der ähnlichen Mindfulness Based Cognitive Therapy (MBCT), die Elemente der Achtsamkeitsmeditation und der kognitiven Verhaltenstherapie- vereint, belegt eine Metastudie ebenfalls recht gut (Jong 2017). Demnach bewahrt die MBCT viele ehemalige Depressionspatienten vor Rückfällen. Allerdings wird kritisiert, dass man über die langfristige Wirkung kaum Aussagen treffen könne, weil die Studienautoren die Patienten meist nur kurzfristig beobachteten.

An der Harvard Medical School in Boston haben Neuroforscher 20 geübte Meditierende untersucht und fanden heraus, dass ihre Gehirnrinde bis zu 5 Prozent dicker war als die der Vergleichspersonen. In den Hirnarealen für Aufmerksamkeit und Sinnesverarbeitung wiesen die Forscher auch mehr neuronale Verschaltungen nach. Man vermutet demzufolge, dass regelmäßige Meditation die Mikrostruktur von Gehirnregionen beeinflussen kann, die mit Achtsamkeit verbunden sind, und dass es zu einer weniger starken altersbedingten Gehirnzellen-Degeneration kommt (Laneri et al. 2016).

Als generelles Problem gilt jedoch, dass man bei der Meditation die jeweiligen Meditationstechniken nicht auf ihre Richtigkeit prüfen kann. Manche Studienteilnehmer (und das kennen sicher auch Menschen außerhalb von Studien) berichteten von regelmäßigem Einschlafen, Abschweifen oder Langeweile. Eine Kontrolle und Richtigstellung wie bei Körperübungen im Yoga (oder Qi-Gong, Tai-Chi etc.) kann bei der Meditation nicht erfolgen. Nicht zuletzt deshalb bemängelt der Health Technology Assessment Report, dass in der Literatur die Kriterien für eine „richtige" Meditation noch nicht definiert wurden (Ospina et al. 2007). Manche Kritiker sehen Achtsamkeitstraining jedoch nur als Ablenkung von der Ursache und als eine Art „Tranquilizer" (Zeldin 2017).

Fazit Naturwissenschaft: Befreit man die Meditation vom ideologisch-esoterischen Überbau, widerspricht sie bekannten Naturgesetzen nicht.
Fazit Evidenz: Es gibt Evidenz für eine Verbesserung des Wohlbefindens sowie bei einigen psychosomatischen Beschwerden und bei Angstzuständen.

Yoga

Auch Yoga gehört nicht zur Medizin, kann aber durchaus positive Effekte haben. Jedoch ist ein Urteil nicht ganz so einfach – allein schon wegen der schieren Menge an Literatur. Im Katalog der Deutschen Nationalbibliothek sind knapp 10.000 Titel zum Thema Yoga zu finden. Lässt man die Do-it-yourself-Ratgeber weg und betrachtet nur die wissenschaftlichen Artikel und Bücher, so ist auch das noch recht umfangreich. Zur Illustration: Seit 1986 wurden allein in Bayern 90 Dissertationen über Yoga-Themen eingereicht, davor waren es insgesamt 35. Weitere 60 Hochschulschriften sind in der Deutschen Nationalbibliothek zu finden. In *Lancet,* dem vielleicht wichtigsten medizinischen Publikationsorgan der Welt, wurden allein 193 Artikel über Yoga veröffentlicht, in den *Annals of Anatomy* 722, im *British Medical Journal* 215, im *Deutschen Ärzteblatt* 145 und in der *Cochrane Library* 1358.

Regelmäßige Yoga-Übungen scheinen ein Gefühl von Entspannung hervorzurufen, das durch eine Reduktion des Antriebs im Truncus sympathicus zustande kommt (Ernst 2001). Hinzu kommen verbesserte Dehnbarkeit, Gelenkigkeit und Muskelkraft.

Yoga und andere Körperübungen wie Qi-Gong oder Tai-Chi werden zur Heilung von unspezifischen orthopädischen Problemen und zunehmend auch bei psychischen Problemen im Bereich Burnout und Depression empfohlen – zumindest als komplementäre, also ergänzende Verfahren. Bei der Anwendung im psychischen Bereich ist die allgemeine Beurteilung durchweg positiv. Bei der Burnout-Prävention und der Behandlung von Depressionen werden solche Körperübungen als wirksam beschrieben.

Was die orthopädischen Probleme anbetrifft, gibt es keine einheitlichen Untersuchungsergebnisse. So untersucht eine Dissertation die Auswirkung von Yoga auf Lendenwirbelprobleme von Senioren und kommt zu dem Ergebnis, dass Yoga keine signifikanten Besserungen herbeiführt hat; der Autor empfiehlt stattdessen konventionelle Krankengymnastik (Knilli 2016). Eine andere Dissertation untersucht die Auswirkung von Yoga auf Nackenverspannungen und gelangt zu dem Ergebnis, dass Yoga signifikant besser wirkt als konventionelle Krankengymnastik (Traitteur 2013). Schaut man sich weitere Hochschulschriften an, zeichnet sich dieser „Trend zur Uneinheitlichkeit" weiter ab. Man wird den Eindruck nicht los, dass der gefundene Grad der Wirksamkeit damit zusammenhängt, ob der Untersuchende Yoga positiv oder negativ gegenübersteht – ein bekanntes Phänomen, der *confirmation bias.*

Größere, aber ältere und teils unkontrollierte Beobachtungsstudien gibt es auch für verschiedene Indikationen: Prävention (Collins 1998), Bluthochdruck (Patel 1975), Asthma (Vedanthan et al. 1998) und Handgelenks-Arthritis (Garfinkel et al. 1994). Überein stimmt einzig der Hinweis, dass ein geschulter und kompetenter Trainer äußerst wichtig ist, nicht zuletzt deshalb, weil öfter von Verletzungen durch falsche Anleitung oder mangelhaftes Aufwärmen berichtet wurde. Hier können durchaus schwerere Verletzungen entstehen. Oftmals wird die Belastung von Muskeln, Sehnen und Gelenken beim Yoga unterschätzt (Ernst 2001).

Kritisch geht man an Yoga erst in den vergangenen fünf bis zehn Jahren heran. Zuvor galt Yoga traditionell als per se sinnvoll. Erst mit näheren Untersuchungen in den letzten Jahren kam Kritik auf, wobei die Sichtweise beispielsweise in den USA unkritischer ist als in Europa. Ein schwerwiegender Kritikpunkt ist, dass Yoga nicht nur für eine Gesundheits- oder Wohlbefindensförderung steht, sondern durchaus auch als Einstieg in die Esoterikszene gesehen werden muss, was hauptsächlich am jeweiligen Ausrichter des Kurses liegt.

Besonders das Kundalini-Yoga wird in dieser Hinsicht immer wieder als problematisch benannt. Das bei uns in Deutschland überwiegend praktizierte Hatha-Yoga ist dagegen relativ esoterikfrei. Bei Pilates und Power-Yoga steht ohnehin eher der Sportgedanke im Vordergrund.

Generell ist zu sagen, dass jede Körperübung Dehnbarkeit und Fitness positiv beeinflussen kann. Man kann Yogaübungen als Bewegungsübungen mit bewusstem Atmen verstehen. Einen metaphysischen, „energetischen" Überbau braucht es dafür nicht. Allenfalls können Bilder und Vorstellungen zum Beispiel einer „fließenden Energie" benutzt werden, um das Denken einmal abzuschalten und ganz in einen „Flow" zu geraten. Viele Krankenkassen bezuschussen Yoga-Kurse als Teil der Prävention.

Fazit Naturwissenschaft: Ohne ideologisch-esoterischen Überbau widerspricht Yoga bekannten Naturgesetzen nicht.
Fazit Evidenz: Es gibt Evidenz für eine Verbesserung des Wohlbefindens und einiger psychosomatischer Beschwerden. Die Wirkung von Yoga bei der Behandlung von Krankheiten ist nicht belegt. Für Fitness und Mobilität mag Yoga als Körperübung dennoch eine Möglichkeit sein.

Gefährliche Auswüchse der „Alternativen"

Obwohl die „Alternativmedizin" das Label „sanft und natürlich" für sich verbucht hat, sind manche Auswüchse regelrecht gefährlich – entweder direkt durch ihre Anwendung oder durch das Unterlassen von wirklich sinnvoller Therapie. Schauen wir uns ein paar Beispiele an.

Germanische Neue Medizin

Ein extremes Beispiel für solchermaßen gefährliche Entwicklungen ist die sogenannte Germanische Neue Medizin, kurz GNM. Ihr Erfinder Ryke Geerd Hamer behauptet vollmundig (und natürlich unbelegt), letztendlich seien alle Erkrankungen bei Mensch und Tier eine Folge von „biologischen Konflikten". Krankheitsverläufe und Genesung beruhten demnach auf fünf biologischen Gesetzmäßigkeiten (auch „biologische Naturgesetze" genannt), die der Wissenschaft bislang entgangen wären bzw. verleugnet würden. Seine Naturgesetze haben jedoch mit den uns bekannten Naturgesetzen nichts zu tun (s. die Passage „Naturgesetze und naturwissenschaftliches Denken" im ersten Kapitel). Hamer behauptet unter anderem, dass jede Krebserkrankung durch einen „hochakut-dramatischen und isolativen" Konflikterlebnisschock in Psyche, Gehirn und Organ gleichzeitig entstünde – mag das dem Patienten nun bewusst sein oder nicht. Er behauptet weiterhin, dass man gesund immer nur dann werden kann, wenn der zugrundeliegende Konflikt gelöst wird. Er selbst kam auf diese Idee, als er die Diagnose Hodenkrebs erhielt, nachdem sein Sohn erschossen worden war (Psiram 2017a). Seinen eigenen Krebs ließ Hamer operativ entfernen.

Hamer ist überzeugt davon, dass die krank machenden Konflikte in CT-Untersuchungen des Gehirnes sichtbar sind („Hamer'sche Herde"), was es möglich machen soll, *Herz*infarkte durch CT-Untersuchungen des *Gehirns* zu

diagnostizieren. Die Hamer'schen Herde werden von Radio-
logen als technische Artefakte erklärt:

> Gerne bestätige ich Ihnen, dass die in dem „Werk" von
> Herrn Hamer abgebildeten Computertomogramme von
> dem Autor völlig unsachgemäß interpretiert wurden und in
> klarem Widerspruch zu den wissenschaftlich begründeten
> Kenntnissen und Erfahrungen stehen. (Reiser 2007)

Doch zurück zu Hamers Krebstheorie. Auf der Suche nach
den Ursachen einer Krebserkrankung stellen viele Menschen – wie Hamer auch – intuitiv einen Zusammenhang
zu psychisch gravierenden Ereignissen bzw. Belastungen
her. In neueren und wissenschaftlich guten Studien konnte
bisher allerdings kein eindeutiger Zusammenhang zwischen
Trauma, Stress, Depression oder bestimmten Persönlichkeits-
merkmalen und Krebsentstehung gefunden werden (Krebsinformationsdienst 2017).

Der Krebsforscher an der Frankfurter Universitätsklinik
Hubert Serve erläutert:

> Krebs ist nicht eine Krankheit, sondern es sind ganz viele
> Krankheiten. Insgesamt erkranken rund eine halbe Million
> Menschen jährlich in Deutschland. Davon schaffen es jähr-
> lich 150.000 nicht. Daran kann man sehen, dass die Mehrheit
> an Krebspatienten nicht sterben muss. Es gibt zwar Krebs-
> arten, die schwer behandelbar sind und wir dem Patienten
> wenig Hoffnung machen können, aber es gibt ganz viele
> Arten, bei denen ist es anders. Die wichtigste Frage ist, wie
> weit die Krankheit schon fortgeschritten ist. (Serve 2014)

Allen Krebsarten ist jedoch gemein, dass sie multifakto-
riell bedingt sind. Eine Rolle spielen unter anderem die

genetische Veranlagung, Rauchen, Alkohol, Übergewicht, schlechte Ernährung, Bewegungsmangel, manche Viren und Umweltgifte. Doch es gibt Menschen, die trotz offensichtlich ungesunder Lebensweise nicht an Krebs erkranken (Sie denken bestimmt auch an einen Altbundeskanzler), während es andererseits Krebskranke gibt, die immer versucht haben, gesund zu leben. Hätte die Psyche einen so großen (und vor allem gezielten) Einfluss auf die Heilung schwerster Krankheiten, müsste eine Krebsprophylaxe durch Konfliktlösung und positives Denken leicht nachweisbar sein. Paradoxerweise haben große Untersuchungen gezeigt, dass in Kriegszeiten – also in extrem stressigen und belastenden Zeiten – die Krebsraten insgesamt sogar sinken, was allerdings auch an weniger Diagnostik und kürzerer Lebenserwartung liegen könnte (Krebsinformationsdienst 2016b).

Diese Informationen, der wissenschaftliche Konsens und selbst die Tatsache, dass dem selbsternannten Krebsheiler in Deutschland längst die Approbation als Arzt entzogen wurde, kümmern seine Anhänger nicht. Der Entzug der Approbation erfolgte 1986 nach Anzeigen zweier Ärzte, die die fürchterlichen Zustände und zahlreichen Todesfälle in seinen „Kliniken" mitbekommen hatten (Amtsgericht Koblenz 1986).

In Deutschland und Österreich liegen Haftbefehle gegen Hamer vor, denen er sich 2007 durch Flucht nach Norwegen entzog. 2008 versuchte er erfolglos, seine Approbation wiederzuerlangen. 2015 machte er einen neuen Versuch, aber das Verwaltungsgericht Frankfurt am Main lehnte es erneut ab, ihm seine Approbation zurückzugeben. Im Urteil heißt es:

Der Kläger biete nicht die Gewähr dafür, dass er die Patienten nach den gesamten Regeln der ärztlichen Kunst behandeln werde. Der Kläger lehne nach wie vor die allgemeinen medizinischen Behandlungsmethoden grundlegend ab und konzentriere sich allein auf die von ihm vertretene „Germanische Neue Medizin". Das VG ist überzeugt, dass der Kläger allein seinen eigenen medizinischen Ansatz verfolge, diesen in den Vordergrund stelle und herkömmliche schulmedizinische Auffassungen verunglimpfe. Insbesondere habe der Kläger in seinem Rundschreiben an die „Freunde der Germanischen Heilkunde" vom Januar 2016 unter anderem ausgeführt, dass es bei seinem Anliegen „um die täglich 3.000 mit Chemo und Morphium exekutierten Patienten" gehe. Dies sei ein Indiz dafür, dass der Kläger die Schulmedizin nach wie vor vollständig ablehne und keine Gewähr für die ordnungsgemäße und zuverlässige Ausübung des ärztlichen Berufes biete. (Verwaltungsgericht 2017)

Zu welch extremen Entwicklungen die GNM führen kann, zeigt exemplarisch der „Fall Olivia" in Österreich. Olivia litt an einem sehr bösartigen, meist aber gut heilbaren Tumor (Wilms-Tumor, Nephroblastom). Ihre Eltern lehnten eine Operation entschieden ab und setzten auf die GNM. Erst nachdem den Eltern das Sorgerecht entzogen worden war (sicherlich ein dramatischer Akt), konnte das Mädchen medizinisch versorgt – und geheilt – werden. Das hielt Olivias Eltern nicht davon ab, Hamer bis heute erbittert zu verteidigen. Lesen Sie selbst, was ihr Vater im Februar 2017 dazu schreibt:

Sehr geehrter Herr Bundespräsident,
   Sie erinnern sich sicher noch an den Fall Olivia aus dem Jahre 1995! Wir Eltern wurden damals mit unserer an Krebs erkrankten Tochter und zwei weiteren Kleinkindern von der Republik Österreich durch halb Europa gejagt. Ihr damaliger

Vorgänger [...] wandte eine List an, um uns vom sicheren
Spanien zurück nach Österreich zu locken, in dem er uns
Straffreiheit zusicherte und versprach, nichts gegen unseren
elterlichen Willen zu veranlassen, seine Versprechen aber
nicht hielt. Als er dann selbst an Bronchial-Ca erkrankte, ließ
er sich aber von Frau Fürstin Schwarzenberg nach Dr. Hamer
behandeln, wie man gerüchteweise vernehmen konnte.
Damals wollten wir statt Chemo für unser Kind eben die
Neue Medizin von Dr. Hamer wählen, welche für uns logi-
scher erschien. Wir Eltern wußten, warum unsere Tochter
Krebs hatte, und wußten auch, wie sie wieder gesunden
könnte. Olivias Hauptproblem war die plötzliche Berufstä-
tigkeit ihrer Mutter. Damit fing alles an. Und Dr. Hamer riet
uns, Olivia ihre Mutter wieder zurück zu geben, die Ursache
also lösen – was wir auch taten. Und Olivia kam voll in die
Heilungsphase mit riesigem Bauch, sprich riesiger Leber-
schwellung. [...] Olivia wurde zwangstherapiert, hatte einen
Herzstillstand wegen Chemoschock! Sie hat nur mehr eine
Niere und ist chemisch kastriert, kann keine Kinder bekommen. Wir Eltern wurden öffentlich diffamiert, als Raben-
eltern dargestellt, gerichtlich verurteilt wegen Kindesent-
führung und fahrlässiger Körperverletzung. Unsere damalige
Existenz wurde vernichtet. Dem Entdecker Dr. Hamer wurde
bis 2015 in Österreich ein Haftbefehl erlassen. Er wurde als
Wunderheiler, Scharlatan und Sektenführer von schier jedem
Regierungsvertreter der Republik Österreich diffamiert.
Österreichs Leitmedien trieften vor Hass gegen ihn. Niemand
wollte Dr. Hamer zu Wort kommen lassen. [...] Langer Rede
kurzer Sinn: Nach Rücksprache mit unserer Tochter Olivia
sind wir zu folgendem Entschluss gekommen: Wir ernennen
Sie, als Chef der Republik Österreich, zur Hauptansprech-
person einer vollständigen und öffentlichen Rehabilitierung
der Familie Pilhar und Dr. Hamer samt Wiedergutmachung.

- Wir bekommen eine finanzielle Entschädigung pro Person [...] von € 100 Mio. (4 x € 100.000.000) steuerfrei, innerhalb der nächsten 28 Tagen, spätestens bis Mitte März.
- Wir erhalten auf Lebzeiten jeweils (!) eine Rente von € 10.000.-/Monat steuerfrei.
- Wir sind auf Lebzeiten Ehrenbürger der Republik Österreich und werden als solche behandelt, wann immer und wo immer wir es wünschen.
- Wir erhalten auf Lebzeiten einen Diplomatenpass.

Weiters wünschen wir eine Richtigstellung über unsere Angelegenheit unserer freien Textwahl (wird nachgereicht) in sämtlichen damals involvierten österreichischen Leitmedien, einmal die Woche und über einen Zeitraum von 3 aufeinander folgenden Monaten, damit – wie damals – jeder Österreicher darüber erfährt. Unsere Forderungen sind nicht verhandelbar! Alle Rechte vorbehalten! Die Frohe Botschaft über die Lösung des Rätsels Krebs wird sich wie ein Lauffeuer über die Welt verbreiten und das Land Österreich soll dabei unbefleckt erscheinen. [...] Hochachtungsvoll, Vater von Olivia

(Pilhar 2017)

Dieser Brief ist wirklich so geschrieben worden. Ich denke, nach der Lektüre muss nichts mehr zur Gesinnung von Hamer und seinen Anhängern gesagt werden.

Verständlich ist, dass sich Schwerkranke an jede Hoffnung klammern möchten. Und jemand, der so vollmundig Heilung verspricht, ist da sicher ein besserer Strohhalm als ein nüchterner Arzt, der von einer lebensbedrohlichen, mitunter gar von einer unheilbaren Krankheit spricht. Idee und Grundhaltung der GNM jedoch sind nicht nur an vielen Stellen offen rassistisch und antisemitisch, sie sind für Kranke spätestens dann wirklich lebensgefährlich, wenn eine eigentlich sinnvolle Therapie unterbleibt.

Nachtrag: Hamer verstarb kurz nach Abschluss der Arbeiten zu diesem Buch an einem Schlaganfall. Eine gottgleiche Verehrung setze unmittelbar ein.

Virenleugnung

Nicht nur Krebs, sondern auch Viren bzw. deren Gefährlichkeit kann man leugnen. Viren sind sehr kleine Krankheitserreger, die im Gegensatz zu Bakterien nicht selbst lebensfähig sind. Sie brauchen eine Wirtszelle. Für viele Viren bestehen leider wir Menschen aus solchen Wirtszellen. Viele verschiedene Krankheiten vom banalen Schnupfen über Mandelentzündungen bis hin zu Masern werden durch Viren ausgelöst. Sie gehören zu den bestuntersuchten Krankheitsursachen überhaupt. Nicht jede Viruserkrankung lässt sich gut behandeln; gegen manche kann man sich jedoch impfen lassen (s. dazu das Unterkapitel „Spezialthema Impfungen").

Im Jahr 2011 lobte ein bekannter deutscher Impfgegner namens Stefan Lanka ein Preisgeld in Höhe von 100.000 Euro für den Beweis der Existenz des Masernvirus aus (Bardens 2015). Im zweiten Kapitel sprachen wir darüber, dass Beweise in der wissenschaftlichen Medizin nicht üblich oder auch nur möglich sind; man spricht von Belegen und bestätigten Theorien – was aber bei guter Datenlage auf einen Nahezu-Beweis hinauslaufen kann. So auch beim Masernvirus: Es gibt ca. 10.000 wissenschaftliche Publikationen über das Masernvirus von ca. 30.000 verschiedenen Wissenschaftlern, die alle in die gleiche Richtung weisen. Und einer meint nun, das stimme alles gar nicht?

Die Ausschreibung wurde medial stark beachtet, als der junge Medizinstudent David Bardens daraufhin sechs wissenschaftliche Publikationen in renommierten medizinischen Fachzeitschriften an Lanka einreichte und auf der Auszahlung des Preisgeldes bestand. Zwei aufmerksam verfolgte und heiß kommentierte Gerichtsverfahren später war klar, dass der Nachweis des Masernvirus in den Augen der deutschen Justiz nach Einschaltung eines renommierten Sachverständigen eindeutig erbracht war. Unklar war dagegen, ob Bardens den Nachweis so geliefert hatte, wie er von Lanka in seiner Auslobung rechtswirksam eingefordert worden war: „Das Preisgeld wird ausgezahlt, wenn *eine* wissenschaftliche Publikation vorgelegt wird, in der die Existenz des Masern-Virus nicht nur behauptet, sondern auch *bewiesen* und darin u. a. dessen Durchmesser bestimmt ist." Waren also die *sechs* Publikationen aus sechs Jahrzehnten der viel härtere Beleg – oder ein Versagen im Sinne des Wortlauts der Auslobung („*eine* Publikation")? Lanka bestritt, dass es ihm nur um den Wortlaut ginge, hat den Prozess in der Berufung aber mit Blick auf die *Zahl* der Schriften gewonnen. Diesen „Sieg" verwendete Lanka unter seinen Anhängern für die Behauptung, es sei nun endlich auch gerichtlich geklärt, dass es keinen Nachweis für die Existenz des Masernvirus gäbe – was das Gericht ausdrücklich nicht erklärt hatte. (Positivists 2016.)

Ein dramatischer Fall, der zeigt, wie weit man auch als studierter Biologe (Lanka) von der Wissenschaft und ihrem gesicherten Wissen abkommen kann. Doch handelt es sich hier nicht etwa um eine wissenschaftliche Diskussion, um eine theoretische Erörterung unter Fachleuten. Lanka ist aktiver Virenleugner und Impfgegner. Die jüngsten Masernausbrüche zeigen, wie wichtig ein Impfschutz ist.

Auch viele sexuelle übertragbare Krankheiten (wie Hepatitis B, Papillome und HIV) werden durch Viren ausgelöst. Schützt man sich nicht vor ihnen, ist nicht nur das eigene Leben, sondern auch das der ungeborenen Kinder in Gefahr. Unter den zehn häufigsten Todesursachen weltweit finden sich regelmäßig Virus-Infektionserkrankungen: Atemwegsinfekte, Durchfallerkrankungen, HIV sowie Infektionen von Neugeborenen. Jede sechste bösartige Neubildung wird durch Viren mitbedingt (Siegmund-Schultze 2017). Die Virusgrippe (Influenza) ist in Deutschland die Infektionskrankheit mit den meisten Todesfällen. Jährlich sterben weltweit 250.000 bis 500.000 Menschen daran (WHO 2017a; CDC o. J.). So gesehen ist Virenleugnung nicht einfach nur „eine andere Meinung", sie kann für die Erkrankten tödlich sein.

MMS

Eigentlich traue ich mich kaum, die „MMS-Therapie" hier vorzustellen. Wahrscheinlich haben Sie noch nichts davon gehört, und das ist auch gut so. Es gibt Menschen, die meinen, dass ätzende Chlorbleiche ein Wundermittel gegen alles, restlos alles wäre. Die Botschaft von diesem Allheilmittel würde nur unterdrückt von „der Pharmaindustrie". Diese Lehre ist ein Paradebeispiel für eine Verschwörungstheorie, die sich gewaschen hat – und in der Medizin nichts zu suchen! Doch fangen wir systematischer an: *Miracle Mineral Supplement* (MMS) ist der Handelsname einer in Deutschland

illegal angebotenen Chemikalie, die von einem selbsternann-
ten „Bischof" und Heiler namens Jim Humble zum Heilmit-
tel „gegen alles" hochgejubelt wurde. Bevor er seine eigene
„Kirche" gründete (die Genesis II Church of Health &
Healing), war Humble langjähriges Mitglied bei Scientology.
Humble ist nicht etwa Mediziner, sondern Luftfahrtingenieur.

Es gibt zahlreiche Menschen, die nur allzu gerne glauben,
dass MMS das Wunderheilmittel schlechthin sei. Sie nehmen
letztlich giftiges MMS freiwillig ein und verabreichen es
teilweise sogar ihren Kindern – weil sie Krebs oder andere
Krankheiten haben (auch bei Autismus wird es empfohlen)
und ihnen bislang keine konventionelle Therapie geholfen
hat (oder sie eine solche gar nicht erst angefangen haben).
Viele tun es aus Überzeugung, andere aus purer Verzweiflung.

MMS besteht aus Natriumchlorit (nicht zu verwechseln mit unserem Kochsalz Natriumchlorid!). Wird dieses
aktiviert (durch Wasser und eine schwache Säure), entsteht
das als sehr giftig und ätzend eingestufte Chlordioxid. Erinnern Sie sich, wie vor Jahren vor der gleichzeitigen Verwendung verschiedener Sanitärreiniger gewarnt wurde, wegen
der Gefahr schwerer Verätzungen von Haut und Atemwe-
gen? Hier ging es um die gleiche Art von chemischer Reaktion, die zellzerstörend wirkt. Übelkeit mit Erbrechen oder
Durchfall, Nierenversagen und schwere Darmschädigungen
können die Folge sein. Die durch die Verätzungen abgestor-
bene Darmschleimhaut wird von Anhängern als „Beweis"
für einen (ebenfalls frei erfundenen) Wurmbefall angesehen.
Die Kringel, die man nach der „MMS-Spülung" ausscheidet,
sehen tatsächlich aus wie Würmer, sind aber Fetzchen verätz-
ter Darmschleimhaut. Bitte schauen Sie sich dazu nicht die
Bilder im Internet an, es sei denn, Sie sind sehr hart gesotten.

Mehrere Aufsichtsbehörden warnen vor MMS. Das (übrigens oft sehr pharmakritische) *arznei-telegramm* warnte bereits 2008: *„MMS und seine Vermarktung erfüllen etliche Kriterien der Quacksalberei"*, insbesondere weil viele Behauptungen *„dem medizinischen Wissen"* widersprechen. *„Die Behauptung, die ‚guten Bakterien' nicht zu treffen und nur die ‚bösen' Erreger von Malaria, AIDS etc. zu töten, ist absurd"* (Gute Pillen – schlechte Pillen 2008).

Ebenso schreibt die Verbraucherzentrale in einer Meldung vom 3. Januar 2017 von einer *„erheblichen Gesundheitsgefahr"* und warnt: von *„der Einnahme geht eine erhebliche Gesundheitsgefahr aus. Von der Verwendung ist dringend abzuraten!"* (Verbraucherzentrale 2017a).

Das Bundesinstitut für Arzneimittel und Medizinprodukte stuft MMS-Produkte als zulassungspflichtig und bedenklich ein (BfArM 2015). Zulassungspflichtige Arzneimittel dürfen nur verkauft werden, wenn sie zuvor in dem besprochenen Zulassungsverfahren auf Wirksamkeit, Unbedenklichkeit und Qualität hin untersucht wurden. Solche Nachweise liegen für MMS nicht vor; es gibt keine Studien, und unbedenklich ist es nicht. Daher ist der Handel mit MMS als Arzneimittel in Deutschland illegal. Um dieses Verbot zu umgehen, wird MMS oft als „Sakrament" (und nicht als Arzneimittel) der von Humble gegründeten Scheinkirche gehandelt. Wo Jim Humble – international gesucht – derzeit lebt, ist nicht bekannt.

Was Sie über MMS wissen sollten:

- Der Handel mit MMS als Arzneimittel ist in Deutschland verboten.
- Es ist nicht bekannt (oder erwartbar), dass MMS in irgendeiner Weise gesundheitsfördernd wäre.

- MMS wird von mehreren Gesundheitsbehörden als gesundheitsschädigend eingestuft.
- Die Verwendung von MMS kann zu schweren Gesundheitsschäden führen.
- In Deutschland ist MMS legal nur als Reinigungsmittel verfügbar.
- Alles, worauf sich MMS-Anhänger stützen, sind Spekulationen und „Erfahrungen" einzelner Personen. (Wieso diese nicht als Belege gelten, habe ich im Eingangsteil des Buchs erörtert.) Diese Behauptungen werden jedoch ungebrochen und mit dem Flair von „Die Wahrheit wird unterdrückt" in Internetforen verbreitet und in Büchern veröffentlicht.
- Zu Wirksamkeit und Evidenz erübrigt sich jeder weitere Kommentar.

Was mir einfach nicht in den Kopf will: Auf solches Gift und solche Menschen vertrauen viele Patienten blind. Aber vor „Schulmedizin", „Chemie" und „Big Pharma" haben sie Angst.

Spezialthema Impfungen

Lassen Sie uns nun einen Blick auf ein Gebiet werfen, welches – obwohl es eine klinische Erfolgsgeschichte ohnegleichen hat – neuerdings bei einigen Menschen als „umstritten" gilt. Impfungen haben Millionen von Leben gerettet (Bonanni 1999), gelten als sicher und zuverlässig und schützen nicht nur den, der sie bekommt, sondern viele mehr. Der Star der präventiven Medizin ist die Impfung.

Und trotzdem fragen sich einige Eltern: Soll ich mein Kind wirklich impfen lassen? Manche Eltern sind hin- und hergerissen. Natürlich wollen sie ihr Kind keinen unnötigen Risiken aussetzen. Risiken scheinen aber nicht nur von den potenziell lebensgefährlichen Erkrankungen auszugehen, sondern – so behauptet es zumindest jemand im Internet, eine Bekannte aus dem Kindergarten oder ein YouTube-Video – auch von den „giftigen" Zusätzen, die Impfungen angeblich beigemischt werden.

Dabei leuchtet der Grundgedanke der Impfung unmittelbar ein: Unser Immunsystem kann schneller und gezielter reagieren, wenn es einen Erreger oder einen Giftstoff bereits kennt, so wie ein Boxer Schläge besser pariert, wenn er diese vorher mehrere hundert Mal mit einem Partner „geübt" hat. Der Sparringpartner unseres Immunsystems ist die Impfung. Beim Impfen wird ein Erreger oder ein Giftstoff präsentiert, der genau wie beim Boxen mit dem Trainingspartner zuschlägt, aber so, dass sich der Körper gut dagegen wehren kann.

Was sind Impfungen?

Es gibt Impfungen gegen Bakterien (und selten auch gegen deren Giftstoffe, „Toxine") und Viren. Ich möchte Ihnen das Prinzip der Impfungen am Beispiel der Viren erklären. Jedes krankheitsauslösende Virus, das unseren Körper heimsuchen kann, hat eine spezielle Oberfläche. Wenn das Immunsystem nun weiß, welches Virus es vor sich hat, kann es sich wehren, zum Beispiel indem es schnell Antikörper dagegen produziert. Diese Antikörper heften sich an das Virus und können es zerstören helfen. Von Immunität spricht man, wenn das Immunsystem sich eine Virusoberfläche „gemerkt" und geeignete Antikörper dagegen entwickelt hat, die oft ein Leben lang vor der jeweiligen Erkrankung schützen.

Impfungen gibt es schon sehr lange (Vaccines 2016). Sie sind – das wird Sie vielleicht beruhigen – keine Erfindung „der Pharmaindustrie", sondern wurden vor über 200 Jahren von Pionieren der Medizin entwickelt, die lebensgefährliche Infektionskrankheiten bekämpfen wollten. Man kann mit Fug und Recht behaupten, dass hunderte Millionen Menschen vor dem Tod und den Folgen von impfpräventablen, also durch Impfungen verhinderbaren Erkrankungen bewahrt wurden, seit Edward Jenners im Jahr 1796 entdeckte, dass man Menschen mit Kuhpockensekret gegen Pockeninfektionen immunisieren kann. Die Impfung gilt generell als die erfolgreichste medizinische Methode überhaupt. Nicht nur das – sie ist wohl auch die am besten erforschte Methode: Über keine andere medizinische Maßnahme existieren mehr Daten als über Impfungen. Das bitte ich Sie, liebe Leser und Leserinnen, einstweilen im Hinterkopf zu behalten, bis wir zum Problem der Impfgegnerschaft kommen.

In Impfstoffen sind veränderte Viren(-bestandteile; Antigene) enthalten, sodass nicht die Krankheit selbst ausgelöst, sondern das Immunsystem gerade in dem Maße zur Reaktion angeregt wird, dass es Antikörper bildet und sich die Erreger „merkt". Manchmal reicht hierzu schon die leere „Hülle" eines Virus aus, denn wie schon erwähnt ist die Oberfläche ein ganz wesentliches Merkmal, an dem das Immunsystem den Eindringling identifiziert. Hier haben wir nun wirklich einmal die Stimulation des Immunsystems vor uns, die so oft gerade von den alternativen Therapeuten beschworen wird. Das Risiko, dass dabei Impfschäden (Nebenwirkungen der

Impfungen) entstehen können, ist im Vergleich zum Schutz
vor gefährlichen Infektionen winzig und nahezu bedeutungslos – trotz vieler gegenteiliger Behauptungen. Von Behauptungen, die trotz gegenteiliger Beleglage beibehalten und
verbreitet werden, haben wir ja schon einiges gehört.

Impfpräventable Erkrankungen können nicht nur akut
lebensbedrohlich sein, sondern auch gravierende lebenslange Folgeschäden haben. Die Geschichten von den „harm-
losen und völlig unbedenklichen Kinderkrankheiten" sind
Märchen. Sehr böse Märchen. Millionen Kinder sind früher
an diesen Krankheiten gestorben, die noch in der Jugend
unserer Großeltern der Hauptgrund für die hohe Kindersterblichkeit waren. Die rasante Abnahme von impfpräventablen Erkrankungen und Todesfällen zeigt eindeutig: Impfen
rettet Leben. Deshalb wird aus gutem Grund von den allermeisten Ärzten und den Fachleuten der Ständigen Impfkommission (StIKo) zu Impfungen geraten (www.stiko.de).
Nicht unbedingt zu allen, die es gibt, aber zu denen, die unter
Berücksichtigung der epidemiologischen Rahmenbedingun-
gen hier bei uns und der aktuellen Risikolage (z. B. Grippe-
Saison, Zeckenrisikogebiet) angebracht sind.

Bei den Masern zum Beispiel handelt es sich nicht etwa um
eine harmlose Kinderkrankheit (WHO 2017c). Ungefähr
jedes tausendste erkrankte Kind entwickelt eine Masern-En-
zephalitis (Schönberger et al. 2013). Diese Entzündung des
Gehirns hinterlässt bleibende Schäden und kann sogar zum
Tode führen. Auch eine Mumps- oder Rötelninfektion kann
lebenslange Komplikationen nach sich ziehen, zum Beispiel
Hodenentzündungen und daraus resultierende Fruchtbar-
keitsstörungen bei Männern oder die Rötelnembryopathie
bei Ungeborenen (Wijhe et al. 2016). Die Schädigung kann

also sogar die folgende Generation mitbetreffen. Polio, die Kinderlähmung, gehört zu den grausamsten Krankheiten, die Kinder befallen können (übrigens in Einzelfällen auch Erwachsene). Poliogeschädigte Kinder gehörten früher zum Stadtbild, polioerkrankte gelähmte Schulkameraden zum Alltag in den Klassen. Seien wir froh, dass dies heute nicht mehr so ist – und behalten wir im Gedächtnis, dass wir das der Impfung zu verdanken haben.

Die Sorge, dass das Immunsystem von gesunden Babys durch die Impfstoffe überfordert würde, ist unbegründet, auch bei Mehrfachimpfstoffen (Offit und Jew 2003). Ein Säugling hat Millionen Immunzellen in einem Milliliter Blut. Das würde reichen, um mit 1000 Impfungen gleichzeitig fertigzuwerden. Und: In einer Sechsfach-Impfung sind heute weniger Virusbestandteile (Antigene) enthalten als früher in einer Einmaldosis (Impfen-info 2016).

> Vielleicht haben Sie auch schon einmal davon gehört, dass Kinder nach einer durchlittenen Kinderkrankheit angeblich einen Entwicklungsschub vollziehen. Oft argumentieren Impfgegner so und sitzen einmal mehr dem Fehlschluss „danach, also deswegen" auf. Ein Kind, das wochenlang krank war, lebt auf und nimmt nun wieder rege am Leben teil. Dies sind die nachvollziehbaren Zeichen der Gesundung, die mit einem angeblichen Entwicklungsschritt nichts zu tun haben. Wer es ertragen kann, sollte sich auf YouTube einmal das Martyrium eines Babys ansehen und anhören, das Keuchhusten hat. Danach wird wohl kaum mehr jemand an der These festhalten können, dass ein Kind solch eine Qual benötigt, um sich gut und positiv zu entwickeln. Liebe Mütter und Väter, wir haben einfach nur vergessen, wie schlimm und bedrohlich Kinderkrankheiten sein können – weil die allermeisten Kinder zum Glück dagegen geimpft sind.

Es geht aber keineswegs nur um den Schutz des einzelnen Geimpften. Impfen ist, wie oft und zu Recht betont wird, eine „soziale Veranstaltung". Ist in einer Gesellschaft eine ausreichende Zahl von Menschen gegen eine ansteckende Infektion geimpft, bietet dies auch denjenigen einen Schutz, die aus medizinischen Gründen auf die Impfung verzichten müssen, zum Beispiel Krebspatienten während der Chemotherapie oder Neugeborene mit Krankheiten oder Geburtsfehlern. Man spricht vom *Herdenschutz* (HHS 2017). Sind genügend Menschen immun, kann die Krankheit diejenigen, die es nicht sind, kaum mehr „erreichen". Experten berechnen die dazu nötige Zahl an Geimpften. Sie liegt, abhängig von der jeweils betrachteten Krankheit, bei etwa 85 bis 95 Prozent der Bevölkerung (Guardian 2017). Lücken durch Impfverweigerung können schnell entstehen. Das ist einer der Gründe, warum die Masern heute noch nicht ausgerottet sind und es in Regionen, in denen die „Durchimpfung" unter dieser Marge liegt, immer wieder zu Epidemien kommt.

Das Robert Koch Institut (RKI) veröffentlicht regelmäßig sein *Impfbulletin*, in dem alle wichtigen Daten über die Durchimpfungsraten zusammengefasst werden, die maßgeblich für die Beurteilung des Herdenschutzes sind. Als ich dieses Buch schrieb, war das letzte Bulletin erst wenige Wochen alt (Impfbulletin 2017). Und was war da zu lesen? Bei der zweiten Masernimpfung liegt die Durchimpfung beim Geburtsjahrgang 2013 bei 73,7 Prozent. Das hat den Präsidenten des Robert Koch Institutes zu dem Kommentar veranlasst: *„Schlimm, dass Deutschland inzwischen in Europa das Schlusslicht der Masernelimination darstellt"* (RKI 2017).

Das Impfwesen wird streng überwacht – eigentlich eine Selbstverständlichkeit nach allem, was wir über

Patientensicherheit schon gehört haben (Weißer et al. 2009; Mentzer et al. 2013). So ist jeder Arzt verpflichtet, schon die geringsten Verdachtsmomente auf einen Impfschaden zu melden (Weißer et al. 2009). Das Paul-Ehrlich-Institut (PEI) führt solche Meldungen in staatlichem Auftrag zusammen und beurteilt im Einzelfall, ob tatsächlich ein Impfschaden vorliegt. Es behält sozusagen den Gesamtüberblick, um Alarmzeichen zu erkennen, die über die Meldung von Einzelfällen hinausgehen (Deutsche Apotheker Zeitung 2017). Das wäre vor allem dann der Fall, wenn sich gleiche Symptome in gleichen Impfjahrgängen häufen. Auch hier ist der Einzelfall nur ein sehr geringer Faktor für die Beurteilung einer Impfschädlichkeit, wird aber gleichwohl ernst genommen.

Wären Sie, nachdem Sie dies gelesen haben, spontan gegen Impfungen? Das glaube ich nicht, denn das wäre wohl niemand unter dem Eindruck solcher Informationen. Die Durchimpfungsquoten liegen immerhin insgesamt bei über 80 Prozent. Aber woher kommt dann die große Impfskepsis, ja Impfpanik, einzelner Personen?

Die Abneigung gegen Impfungen spiegelt nur selten ein Wissensdefizit wider. Durch mehr Informationen und Fakten kann man sie also meist nicht ausgleichen. Eher ist es eine diffuse emotionale Abneigung, die oft mit kognitiver Dissonanz einhergeht. In einer Studie stellte man fest, dass Eltern, die zögern, ihre Kinder impfen zu lassen, noch weniger bereit zum Impfenlassen waren, wenn sie mehr Informationen bekamen, zum Beispiel darüber, dass der Zusammenhang zwischen Impfungen und Autismus widerlegt ist (Nyhan et al. 2014). Die Tendenz zur Impfskepsis lässt sich auch nicht durch niedrigere Intelligenz erklären. Im Gegenteil zeigte sich, dass Menschen mit einem höheren

IQ und höherem wissenschaftlichen Verständnis geschickter darin waren, Belege zu ignorieren oder umzudrehen, die nicht in ihre bisherige Vorstellung passten (Rosenbaum 2017; SPSP 2017; Spektrum 2017).

Behalten Sie das im Hinterkopf, wenn wir nun einen Blick auf mehr Fakten werfen.

„Böse" Stoffe in Impfseren

In Impfseren finden sich neben den „entschärften" Erregern oder Erregerbestandteilen tatsächlich einige weitere Zutaten, beispielsweise zur Wirkverstärkung und Konservierung. So kann man sich bei der Herstellung auf wenige Virusbestandteile beschränken und trotzdem einen optimalen Schutz ermöglichen. Die Zusatzstoffe erhöhen also eher Sicherheit und Verträglichkeit der Impfstoffe. Niemand schüttet „giftiges Zeug" in Impfstoffe, um Menschen zu schaden. Die Impfstoffherstellung wird sorgfältig kontrolliert, daher gelten Impfstoffe als die sichersten Medikamente überhaupt – allen Unkenrufen von Impfgegnern zum Trotz. (Vgl. dazu z. B. einen Review über 51 Studien mit der Fragestellung: Welche Nebenwirkungen treten bei Impfstoffen auf, die in den USA verwendet werden? Die Studie – Stratton et al. 2011 – wurde ausschließlich mit öffentlichen Geldern finanziert. Es kam also nicht etwa zu Interessenkonflikten.)

Die hinzugefügten Substanzen dienen beispielsweise dazu, Impfviren abzutöten (Formaldehyd), den Impfstoff haltbar zu machen (Phenol), die Immunantwort zu verstärken

(Aluminiumhydroxid), oder es sind Konservierungsmittel zum Abtöten von Krankheitserregern, die früher durch das mehrfache Aufziehen der gleichen Spritze zwischen zwei Geimpften hätten übertragen werden können (Thiomersal, eine Quecksilberverbindung, in der Quecksilber den geringsten Anteil hat). Alle Zusatzstoffe sind nur in äußerst geringen Konzentrationen enthalten – auch hier macht die Dosis das Gift. Die Menge Formaldehyd, die unser Körper täglich selbst produziert, ist bei weitem höher als die in einem Impfserum. Und in der Muttermilch ist mehr Aluminium als in Impfstoffen enthalten (Mandić 1995).

Wichtig zu wissen ist auch, dass chemische Elemente in Verbindungen oft ganz andere Wirkungen haben als allein. So sind Natrium und Chlorid beide hochreaktiv, Chlorid wird durch ein einziges Wasserstoffatom sogar zur gefährlichen Salzsäure; Chlorgas ist ein Kampfgas. Zusammen ergeben Natrium und Chlorid aber unser Kochsalz, das in den täglich konsumierten Mengen nicht schädlich ist. So ist es auch bei Aluminium- und Quecksilberverbindungen in Impfstoffen: Sie kommen darin nicht „frei" vor, sondern als Salze gebunden. Alle diese Stoffe werden vom Körper abgebaut und wieder ausgeschieden. Alle im Kindesalter empfohlenen Impfungen sind außerdem quecksilberfrei.

Die Grenzwerte sämtlicher Zusatzstoffe in Impfungen liegen deutlich, teilweise sehr deutlich (Faktor 80 bis 100), unter den Empfehlungen, die für diese Stoffe im Rahmen der Lebensmittelüberwachung als Grenzwerte festgelegt wurden (Weißer et al. 2004; WHO 2003). Unsere ganz normale Ernährung versorgt uns täglich mit höheren Mengen dieser Stoffe als die ohnehin nur alle paar Jahre einmal vorkommende Impfung. Professor Beda Stadler, einer der weltweit bekanntesten Immunologen, zieht dementsprechend das Fazit: *„Wer eine Banane isst, löst mehr Immunreaktionen im Körper aus, als wenn er sich impfen lässt"* (Stadler 2011).

Impfungen und Autismus

Es gibt einige spezielle Ausprägungen von Impfgegnerschaft, die teilweise hohe Wellen geschlagen haben und dies auch immer noch tun.

Andrew Wakefield hat 1998 in Großbritannien eine „Studie" veröffentlicht, in der – bis heute unausrottbar – ein Zusammenhang zwischen der Masern-Mumps-Röteln-Impfung (MMR) und dem Entstehen von Autismus behauptet wurde (Wakefield et al. 1998). Peinlicherweise wurde der ärgste Albtraum der Impfgegner wahr (was sie natürlich vehement bestreiten) – die Daten waren gefälscht. Die Krankengeschichten der betroffenen Kinder waren falsch bzw. unvollständig aufgenommen worden. Obendrein hatte Wakefield für seine Studie auch noch Geld erhalten – von Anwälten, denen die manipulierten Ergebnisse seiner Untersuchungen bei geplanten Prozessen gegen Impfmittelhersteller zupass kamen (Rao und Andrade 2011). Zudem hielt er damals einige Patente für Einzelimpfstoffe, die bei der Nutzung von Mehrfachimpfstoffen wertlos geworden wären. Ein Schelm, wer Böses dabei denkt. Die Impfraten für Masern, Mumps und Röteln gingen daraufhin zurück (DeStefano und Chen 1999).

Nun aber trat das System der wissenschaftlichen Falsifikation auf den Plan (Opel et al. 2011). Die Veröffentlichung Wakefields wurde unter die Lupe genommen (Deer 2011). Die Presse tat das Ihre und deckte Wakefields unlautere

Motive auf. Das medizinische Fachjournal *Lancet* zog die Veröffentlichung zurück – ein bis dahin nie dagewesener Vorgang (Horton 2004; Eggertson 2010). Die britische Gesundheitsbehörde untersuchte den Vorfall und wollte ein Strafverfahren gegen Wakefield wegen Betrugs verhängen. Dieser kam einer öffentlichen Verhandlung und der Anerkennung des Klagevorwurfs zuvor und flüchtete in die USA.

Nach wie vor besteht eine regelrechte Gemeinde von Wakefield-Anhängern, die mit ihm zusammen versucht, seine längst widerlegten Thesen mit aller Macht zu propagieren. Was solche Leute antreibt? Liebe Leser, ich frage mich das auch, aber ich kann es Ihnen wirklich nicht sagen. Was ich Ihnen aber an diesem Beispiel zeigen kann, ist die Wirksamkeit der wissenschaftlichen Methode. Man nimmt einen solchen möglichen Zusammenhang zunächst einmal prinzipiell ernst und forscht darüber. So hat es, schon wegen der großen Verunsicherung, die Wakefield unter Eltern bis heute zu verantworten hat, großangelegte Untersuchungen über die Frage gegeben, ob nicht doch etwas dran sein könnte. Ergebnis: Es ist nichts dran. Das unabhängige internationale Cochrane-Institut fasst nach der Auswertung von 1,5 Millionen (!) Impfberichten zusammen, dass es den von Wakefield behaupteten Zusammenhang nicht habe feststellen können (Demicheli et al. 2012). Die ganze Sache wird als der größte Betrug in der Medizingeschichte gesehen (Godlee 2011) und führt leider bis heute zu einer großen Verunsicherung gegenüber Impfungen allgemein und weltweit zu einem Wiederanstieg von Masern-Epidemien (Forster 2017).

Ebenso unhaltbar ist die These, dass der in den USA registrierte Anstieg von Autismusfällen mit dem quecksilberhaltigen Konservierungsmittel Thiomersal zusammenhinge (freies

Quecksilber ist darin nicht enthalten). Die Weltgesundheitsorganisation WHO (WHO 2004), die europäische Arzneimittelbehörde EMA (EMA 2004) und das US-amerikanische Institute of Medicine (Institute of Medicine 2004) gelangten unabhängig voneinander zu dem Schluss, dass die verfügbaren Daten klar gegen einen solchen Zusammenhang sprechen (Hviid et al. 2003). Trotzdem haben Impfstoffhersteller auf die Problematik reagiert: Für die meisten generell empfohlenen Impfungen sind inzwischen quecksilberfreie Impfseren verfügbar (WHO 2017b; Offit und Jew 2003). Vielleicht interessiert es Sie, dass viele Kosmetika diesen Stoff nach wie vor als Konservierungsmittel enthalten.

Impfschäden-Debatte

Woher kommen denn aber nun all die Impfschäden, die immer wieder ins Feld geführt werden? (Damit sind nicht die nach der Impfung auftretenden kurzfristig geröteten oder juckenden Hautstellen gemeint und auch nicht ein vorübergehendes Fieber als Zeichen der Immunreaktion.)

Auch hier lautet die Antwort: Zuallermeist werden Impfschäden nichts weiter als behauptet (Hinneburg 2017). Das geht so weit, dass auf impfkritischen Webseiten ausführlich dramatische Einzelfälle ausgebreitet werden, zum Teil sehr tragische, die aber eines sicher nicht sind: Opfer von Impfschäden. „Impfschaden" ist vielleicht so etwas wie ein psychologischer Ausweg aus einer schlimmen Patientenkarriere, die sicher auch auf Unverständnis und Ablehnung kranker Menschen von Seiten ihrer Umgebung zurückzuführen sind; aber um einen wirklichen Impfschaden handelt es sich so gut wie

nie. Vielmehr werden hier Menschen, die am Gesundheitssystem verzweifelt oder verbittert sind – was auch das beste
Gesundheitssystem leider nicht immer verhindern kann –,
von Impfgegnern für deren Zwecke ausgenutzt.

Hat man keinen speziellen Aufhänger wie die MMR- oder
die Thiomersal-Mär, reicht offensichtlich schon die Behauptung, Impfungen schädigten „irgendwie" das Immunsystem.
Wie schon erläutert, stimulieren Impfungen das Immunsystem – sie nutzen es, wie es genutzt werden soll (sozusagen
„natürlich"). Krankheiten dagegen schädigen und schwächen
das Immunsystem, und zwar derart, dass ein erhöhtes Risiko
für den nächsten Krankheitsausbruch noch bis zu einem Jahr
nach der Erkrankung bestehen kann.

Wie alle wirksamen Medikamente haben auch Impfungen
Nebenwirkungen (s. dazu das Unterkapitel „Warum haben
Medikamente Nebenwirkungen?"). Das Robert Koch Institut sammelt jeden gemeldeten und bestätigten Fall in einer
Impfschäden-Liste (RKI 2013; Poethko-Müller et al. 2011).
Generell sind die Nebenwirkungen gering und mild (NHS
2016). Die Auswertung der Daten des PEI für das Jahr 2015
ergab keine neuen Hinweise auf Impfkomplikationen (DAZ
2017).

Etwas schwieriger ist die Beurteilungen der „Todeszahlen".
Ist die Zahl der Todesfälle durch impfpräventable Krankheiten (Mortalität) nach der breiten Einführung von Impfungen zurückgegangen? Bei Masern, Windpocken, Röteln,
Diphtherie und deren Komplikationen sind die Todesfälle
bereits *vor* den flächendeckenden Impfungen gesunken, was
an der insgesamt verbesserten medizinischen Versorgung
lag. Die Überlebenden mussten teils mit schweren Folgen
der Krankheit weiterleben (z. B. Eiserne Lunge bei Polio

oder Behinderung nach Masern). Durch die Impfungen ist aber die *Zahl der Krankheitsfälle* (die Morbidität) drastisch gefallen.

In Bezug auf einen von Impfgegnern oft angeführten Zusammenhang zwischen Impfungen und plötzlichem Kindstod weisen die Daten eher in die entgegengesetzte Richtung: Impfen verringert das Risiko, ein Kind durch den plötzlichen Kindstod zu verlieren (Müller-Nordhorn 2015).

Studien, die die Sicherheit von Impfungen generell beurteilen, gibt es nicht in seriöser Form. Dazu sind die einzelnen Impfstoffe und ihre Eingriffsweisen ins Immunsystem zu verschieden. Doch es gibt viele tausend Studien über die jeweils einzelnen Impfungen. Interessant ist zum Beispiel die sogenannte KiGGS-Studie (Kinder- und Jugendgesundheitssurvey). In dieser ist erkennbar, dass sich geimpfte und ungeimpfte Kinder gesundheitlich nur in einer Hinsicht unterscheiden: Die geimpften haben die Krankheiten, gegen die sie geimpft sind, signifikant seltener (RKI 2008; Schmitz et al. 2011). Viele weitere Studien finden Sie auf den Seiten des Robert-Koch-Instituts (www.rki.de).

Es gibt eine, zum Glück sehr kleine Studie in Afrika, die Ungeimpfte und Geimpfte direkt verglich. Das Ergebnis erklärt eindrucksvoll, warum so ein Vergleich menschlich und medizinethisch nicht vertretbar ist: Von den 25 nach aktuellen Empfehlungen geimpften Kindern bekam nur ein Kind leichte Masern. In der nicht geimpften Gruppe starben zwei Kindern vor dem 3. Lebensjahr an Masern, 11 andere erkrankten schwer an Masern. Ein ungeimpftes Kind starb während der Studiendurchführung überdies an Tetanus (Epoke et al. 1990).

Impfskandale

Als den größten Impfskandal kann man wohl die mit falschen Behauptungen gestützte Impfgegnerschaft betrachten. Ich möchte Ihnen aber auch einmal eine Geschichte ganz anderer Art erzählen, damit Sie sehen: Es sind überall nur Menschen und Interessen am Werk, und doch sind unsere wissenschaftlichen Methoden und die öffentliche Kritik das Beste, was wir derzeit haben, um Fehler und Unzulänglichkeiten nicht auf sich beruhen zu lassen, sondern aufzuklären, auch wenn das manchmal viele Jahre dauert.

Der Human-Papilloma-Virus – HPV – steht in schwerem Verdacht, Gebärmutterhalskrebs auszulösen. Im März 2007 wurde von der Ständigen Impfkommission – StIKo – in einem für viele Experten nicht nachvollziehbaren Kraftakt die damals wie heute nicht unumstrittene HPV-Impfung in die Impfempfehlungen aufgenommen. Im selben Jahr erhielt der damalige StIKo-Vorsitzende Heinz Josef Schmitt den vom HPV-Impfstoff-Hersteller Sanofi gestifteten und mit 10.000 Euro dotierten Helmut-Stickl-Preis für „besonderes Engagement zur Förderung des Impfgedankens". Nicht lange danach wechselte Schmitt von der Universität Mainz zum Impfstoffhersteller Novartis (Lehn 2008). Nachdem mehrere Wissenschaftler wegen der damals noch völlig unklaren Studienlage auf die Barrikaden gegangen waren und auch auf Interessenkonflikte hingewiesen hatten, forderte der Gemeinsame Bundesausschuss – G-BA – die StIKo zu einer Neubewertung der Empfehlung auf (arznei-telegramm 2009). Damals wurde die verfrühte Impfempfehlung im Licht persönlicher Verstrickungen von StIKo-Mitgliedern mit Pharma-Unternehmen gesehen, die bis dahin allem Anschein nach nicht öffentlich waren – nur fünf der damals 17 Mitglieder der StIKo hatten wohl keine solchen Verbindungen. Inzwischen werden solche Verbindungen alle öffentlich auf der StIKo-Website des Robert Koch Instituts (RKI) dokumentiert (StIKo 2017). Noch besser wäre, wenn die Frage nach Interessenkonflikten gänzlich überflüssig würde – weil es keine mehr gibt (Impfinfo 2016)!

Ob hier wirklich zum Nachteil von Patienten gehandelt wurde, lässt sich nur schwer bis gar nicht sagen. Aber wir sehen: Die wissenschaftliche Gemeinschaft pflegt ihr System der gegenseitigen Kontrolle. „Eine Krähe hackt der anderen kein Auge aus" – von wegen! Nicht nur wissenschaftliche Fehlleistungen, nein, auch persönliche Interessen und Verwicklungen werden aufgedeckt. Das ist allenfalls eine Frage der Zeit.

Hat man nun die ganze HPV-Geschichte „eingestampft"? Durchaus nicht. Die Impfempfehlung von 2006 ist nicht aufgehoben worden, 2009 wurde sie bekräftigt, 2014 leicht modifiziert. Denn einen Grund, die ganze Sache einfach zu beenden, gab es aus wissenschaftlicher Sicht nicht (IQWiG-Berichte 2014; Rambout et al. 2007). Inzwischen hat man aber die Forschung über das Virus und die Entwicklung des Impfstoffs weiter vorangebracht: Im Sommer 2015 hat die EU einen weiteren HPV-Impfstoff zugelassen: Gardasil 9. Er richtet sich nicht nur gegen die bisher angesprochenen Hochrisikotypen des Virus, sondern auch gegen fünf weitere Papilloma-Virustypen (HPV 31, 33, 45, 52 und 58). Diese können sowohl an der Entstehung eher harmloserer Zellveränderungen beteiligt sein als auch an der Entstehung von Krebs. Der neue Impfstoff bietet damit einen weitaus größeren Schutz als bisher (EMA 2016). Die Wirkungsrate liegt nach den vorliegenden Studienergebnissen zwischen 98 und 100 Prozent, sofern die Impfung zweimal und vor dem 14. Lebensjahr durchgeführt wird (Krebsinformationsdienst 2016a; AWMF 2013). Damit war die Impfung so erfolgreich, dass das unabhängige Data and Safety Monitoring Board (DSMB), eine Institution zur Überwachung der Datenintegrität von Studien, empfahl, die Studien schnell zu Ende zu führen, um der Placebo-Gruppe die echte Behandlung nicht länger vorzuenthalten (Krebsforum 2007). Ist das nicht fast schon ein Erfolg, selbst im Zusammenhang mit einem Skandal?

„Individuelle Impfentscheidung"?

Was können Sie nun aus diesen Informationen mitnehmen? Wie soll man sich in der Praxis verhalten? Impfgegner versuchen psychologisch nicht ungeschickt, verunsicherte Eltern auf ihre Seite zu ziehen, – und reden wohlklingend von einer „individuellen Impfentscheidung". Eltern wüssten doch immer noch am besten, was gut ist für ihr Kind. Sie propagieren eine intuitive Entscheidung frei nach dem Motto: Mein Kind gehört mir!

Doch Kinder „gehören" Eltern keineswegs, wir tragen nur die Verantwortung für sie. Und unter diesem Aspekt muss man Folgendes berücksichtigen:

Bei einer so gut erforschten, sicheren und erfolgreichen Maßnahme wie dem Impfen tritt der Aspekt der *individuellen* Abwägung eindeutig in den Hintergrund (Offit und Moser 2009). Woher soll die Expertise medizinischer Laien kommen, dies selber abzuwägen, angesichts von jahrzehntelangen Untersuchungen mit Millionen von Daten? Angesichts einer Evidenzlage, die in der Medizin ihresgleichen

sucht? Wer das für sich in Anspruch nimmt, handelt –
Entschuldigung – irrational. Sicherlich gibt es manchmal
gute Gründe, eine Impfung nicht oder erst später zu geben.
Doch diese Gründe muss ein Arzt diagnostizieren, nicht ein
verunsicherter Laie.

Alle anderen „individuellen Impfentscheidungen" sind
meist nur (un-)schöner Schein. Niemand wägt seine privat-
persönliche Einschätzung wirklich rational gegen die *Evidenz*
des Impfens ab, denn dann gäbe es wohl gar keine ungeimpf-
ten Kinder. „Abgewogen" wird gegenüber Behauptungen wie:
„Mein Baby kann so viele Fremdstoffe gar nicht verkraften. Es
gibt viel zu früh viel zu viele Impfungen, und keiner schaut auf
die Gefahren. Impfungen sind nicht natürlich, sie sind nur Gift
und Chemie-Cocktails und ein florierendes Geschäft mit der
Angst, sie sind überhaupt nicht wirksam, bestehen aus toten
Embryozellen und sind nichts weiter als eine Maßnahme der
Pharmaindustrie, um sich zu bereichern, bzw. der Regierung,
um uns allen Mikrochips einzupflanzen. Impfungen machen
Kinder krank, lösen Autismus und Degeneration aus, und
man will uns alle damit ausrotten." (Ja, ich lese gerne in Impf-
gegnerforen mit.) Eine Entscheidung wird so alles andere als
rational und nicht auf der Basis von Fakten gefällt.

Bitte bedenken Sie, es gibt auch Autounfälle, *obwohl* alle
angeschnallt waren und vorsichtig gefahren sind. Es gibt
immer ein Restrisiko, selbst wenn man sich bestmöglich vor-
beugend verhält, so auch bei den Impfungen. Gibt es deshalb
eine „individuelle Gurt- und Bremseinbauentscheidung" für
Ihr Auto?

Leider raten vor allem homöopathische oder anthroposophische (Kinder-)Ärzte oft vom Impfen ab, wollen den
Impfzeitpunkt verschieben oder empfehlen gar ihre eigenen

„Impfungen". Beim homöopathischen „Impfen" kriegen Sie und Ihr Kind jedoch buchstäblich nichts – nur die üblichen wirkungslosen Globuli zur Einnahme. Ähnliches gilt für die homöopathische „Ausleitung von Impfstoffen": Es gibt sie schlicht nicht. Unser Körper baut die Impf- und Zusatzstoffe ganz von alleine ab. Hier werden bewusst oder unbewusst viele Ängste geschürt, vielleicht auch, weil die Ärzte selbst das hinter einer Impfung stehende Prinzip nicht ganz verstanden haben. Jedenfalls ging mir das früher so.

Mein Rat als Ärztin und Mutter: Bitte folgen Sie den Empfehlungen der ständigen Impfkommission und gehen Sie zum Impfen. Wenn Sie unsicher sind, ob Ihr Impfschutz vollständig ist, zeigen Sie die Impfpässe Ihrer Familie Ihrem Haus- oder Kinderarzt. Dort stellt man schnell fest, ob eine Lücke zu schließen ist, und sagt Ihnen auch, ob eventuell ein Hinderungsgrund für eine Impfung besteht. Zum Schluss möchte ich Ihnen ein Zitat von Beda Stadler ans Herz legen: *„Es gibt kein Menschenrecht auf Ansteckung von anderen Menschen"* (Stadler 2011). Impfen ist – verzeihen Sie das Wortspiel – alternativlos. Sie schützen damit nicht nur sich selbst, sondern uns alle.

Das Problem mit den Alternativen

Das Grundproblem ist: Alternativmethoden wollen als Medizin und als Wissenschaft anerkannt werden, halten sich aber nicht an die dort geltenden Grundsätze. Statt Nachweise und Belege zu liefern, nutzen sie „weiche" Faktoren wie Glaube und Erfahrung, manchmal auch Meinungsumfragen („Gefällt mir"). Nach dem Gelesenen werden Sie mir hoffentlich zustimmen, dass Alternativmethoden solchermaßen – oft mit großer Überzeugungskraft – mehr versprechen, als sie halten können. Schlicht gesagt: Sie stellen Behauptungen auf, die sie nicht belegen können.

Hier wird der grundlegende Unterschied zur evidenzbasierten Wissenschaftlichkeit deutlich. Mit deren Methoden können wir heute aufzeigen, dass meist gar keine „alternativmedizinische" Behandlung stattgefunden hat. Es ist einfach Zeit vergangen. Möglicherweise haben die warme Atmosphäre und die Mystik, die die Scheinmethoden umgibt, dazu beigetragen, dass es dem Patienten besser geht, oder auch die Möglichkeit, seine Erkrankung oder die der eigenen Kinder in gewisser Weise selbst zu beherrschen. Wir wissen genau, dass es nicht die kausale (ursächliche) Wirkung alternativmedizinischer Methoden war. Wir wissen aber auch, dass der Glaube daran, dass einem geholfen wird, einiges bewirkt. Das aber tritt bei jeder Art von therapeutischer Zuwendung auf, dazu brauchen wir keine „alternative Behandlung". Es handelt sich also um Placebo- und Kontexteffekte, die eine Wirksamkeit vorgaukeln. Kümmert das die Anbieter von Alternativmedizin, sehen sie ihre Fehler und methodischen Schwächen, die Unplausibilität ihrer Erklärungen und die fehlende Evidenz ein? Nein. Und das macht sie zu einem Problem innerhalb der Medizin.

Aus meiner persönlichen Vergangenheit kann ich sagen, dass *ich* nicht genug über Wissenschaft und Naturgesetze wusste. Was natürlich nicht gleichbedeutend damit ist, dass *niemand* es wüsste. Ich habe früher die Erfahrung gemacht, dass ich Wissen nur selektiv nutzte (nämlich nur jenes, das meine eigenen Überzeugungen stützte). Doch irgendwann habe ich mich einfach einmal getraut und mit Chemikern,

Physikern, Molekularbiologen, auch Quantenphysikern, Ingenieuren und einem Placebo-Forscher gesprochen. Ich war erstaunt, was alles gewusst wird. Und aus diesem positiven Wissen lässt sich sehr, sehr viel darüber ableiten, was eben nicht möglich ist und auch nie möglich sein wird. Das klingt häufig so, als ob Wissenschaftler es bloß nicht *zulassen* wollten, aber das ist mitnichten der Fall. Was den Naturgesetzen, die jede Sekunde viele Vorgänge um uns herum in bestimmter Weise ablaufen lassen, widerspricht, ist schlicht unmöglich. Da ist kein Platz für Sätze wie „Die Wissenschaft ist noch nicht so weit, um unsere Hypothesen zu verstehen". Denn es geht gar nicht darum, was wir noch nicht wissen und verstehen, sondern darum, dass wir mit dem heutigen Wissen sehr wohl und gut erklären können, beispielsweise warum es kein „Qi" gibt und warum eine Potenzierung nicht funktioniert. Nur scheinen Anhänger der Alternativmedizin gegen dieses Wissen immun zu sein.

Ähnliches gilt für viele Pseudoverfahren. Was das Problem ist, lässt sich gut an der Homöopathie erklären: Nach allem, was wir heute wissen, sind die seitens der Homöopathie dem Potenzieren homöopathischer Ursubstanzen zugeschriebenen Effekte, nämlich die Übertragung „geistiger Kräfte" auf die Trägersubstanz bei gleichzeitiger Zunahme ihrer Wirksamkeit, nicht erklärbar. Aber es geht noch weiter: Würden die Annahmen stimmen, dann folgte daraus, dass unser Wissen über die Vorgänge beim Verdünnen und Schütteln von Substanzen falsch oder grob unvollständig wäre. Oder wie Norbert Aust, der Blogautor von „Beweisaufnahme Homöopathie", es oft erklärt: Verdünnen und Schütteln beziehungsweise Rühren sind Prozesse, die im großen Maßstab in der Verfahrenstechnik oder im Kleinen in jedem Haushalt täglich viele tausend Mal ablaufen. Und die dabei genau die Ergebnisse zeigen, die wir aufgrund unseres physikalischen und chemischen Wissens erwarten und gut beschreiben können. Dabei ist schon lange nichts Überraschendes mehr herausgekommen. Die dort ablaufenden Vorgänge sind exakt beschreibbar und in Experiment und Alltag überprüfbar. Sie reinigen zu Hause Ihr Glas, in dem Sie Ihr Aspirin gegen Kopfschmerzen aufgelöst haben, ja auch und verlassen sich dabei darauf, dass alles, was Sie entfernt haben, nicht mehr wirkt. Sollten Sie entkoffeinierten Kaffee trinken, werden Sie sich darauf verlassen, dass das entfernte Koffein nicht mehr wirkt, egal wie oft oder wie heftig Sie Ihre Tasse auf den Tisch stellten. Und die Rinderbrühe schmeckt nicht umso salziger, je weniger Salz Sie hineingegeben haben.

Warum sollten sich die Pseudomethoden darauf zurückziehen können, über ein „internes Geheimwissen" (was übrigens die Definition von Esoterik ist) zu verfügen, das grundlos den Erkenntnissen der etablierten Wissenschaften widersprechen darf? Wir sehen hier die Macht der Behauptung am Werk. Die jeweiligen Vertreter der Methoden haben keine Grundlage für ihre Annahme, ihre Fantasiegebilde dürften den Naturgesetzen widersprechen und wir anderen wüssten nur nicht hinreichend Bescheid. Sie *glauben* nur (meist unreflektiert) daran, so wie auch ich lange Zeit. Ihre Haltung besteht darin, alles, was nicht ihrer Ansicht entspricht, als unzureichend beforscht und engstirnig abzulehnen. Nach dem Motto: Forscht gefälligst so lange, bis ich recht habe. Das ist auch eine Art, den Kopf in den Sand zu stecken und die Faktenlage nicht zur Kenntnis zu nehmen. Mit Wissenschaft jedoch hat es nichts zu tun. Man kann den Eindruck gewinnen, dass manche Vertreter von Pseudowissenschaft sich darüber durchaus im Klaren sind, wenn sie mehr oder weniger offen für sich und ihre Methode die Etablierung eines eigenen „passenden" Wissenschaftsbegriffs fordern, wie zum Beispiel die „Alternativforscher" Stephan Baumgartner (2011) und Harald Walach (2015).

Genau deshalb hat das *British Medical Journal* (BMJ), eines der weltweit renommierten Medizinjournale, schon vor Jahren untersagt, in vorgelegten Studien und Aufsätzen den lapidaren Ruf nach „mehr Forschung" zu erheben, weil dies „mit Sicherheit zu keinem Erkenntnisgewinn" führt. Wird dort mehr Forschung gefordert, so muss man konkret darlegen, was genau mit welchem Ziel und welchen Mitteln denn nun beforscht werden soll. Sonst übersteht ein Aufsatz für das BMJ nicht einmal die Eingangsredaktion (Goldacre 2010).

> Fakten sind keine Meinung. Und Naturgesetze sind nicht verhandel- oder dehnbar, bis sie der eigenen Meinung entsprechen.

Alternativverfahren haben es irgendwie geschafft, einen völlig falschen Eindruck zu erwecken: Sie sind die unterdrückten Guten. Zum einen ist es gelungen, vielen Alternativmethoden einen seriösen, medizinisch wirkenden Anstrich zu verleihen oder sogar den Eindruck zu erwecken, sie wären wissenschaftlich belegt. Zum anderen kommen die Alternativmethoden in der Regel so schön warm und weich und sanft und natürlich auch nebenwirkungsfrei daher. Blumenwiese auf den Werbeplakaten, vertrauliche Worte in der Apotheke („Da schwöre ich drauf, und es ist ganz natürlich!") oder Geheimtipps in Frauenmagazinen – Sie kennen das.

Weil das Missverhältnis zwischen Anpreisung und Einlösen des Heilsversprechens aber noch kaum bekannt und bewusst ist, vertrauen viele Patienten – und ja, auch ärztliche Therapeuten, weil sie es auch nicht besser wissen oder tolerant sein wollen – der „Alternativmedizin". Ich möchte deshalb mit dem krasseren Begriff *„Pseudomedizin"* deutlich machen, dass die meisten Verfahren keine „Alternative" sind. Sie halten sich für die bessere Alternative, sind aber noch nicht einmal eine schlechtere – nämlich gar keine. Sie umgeben sich mit der Aura von Ganzheitlichkeit und Natürlichkeit und mit riesigen Heilsversprechen. Wenn man genauer hinschaut, bleibt wenig bis gar nichts davon übrig.

Von Mitteln und Methoden, die heutigen wissenschaftlichen Kriterien nicht standhalten, allenfalls so tun oder dies ohne Belege behaupten, bekommen Sie nicht das, was sich für Sie erst einmal so wunderbar anfühlt und als das es meist gut vermarktet wird. Im schlimmsten Fall unterbleiben wirklich sinnvolle Therapien. Auch wenn diese manchmal vorerst nur aus Abwarten und Teetrinken bestehen. Manchmal kann ein Gespräch mit der besten Freundin sinnvoll sein oder eine professionelle Unterstützung durch eine Psychologin. Oder es ist vielleicht ein anderer Arzt, bei dem die Chemie besser stimmt – sprichwörtlich und medikamentös. Ein Arztwechsel ist immer möglich, wenngleich manchmal mit etwas Aufwand verbunden. Doch wenn Sie sich nicht gut behandelt fühlen, lohnt sich jeder Aufwand.

Vielleicht denken Sie an die vielen positiven Studien, die von Pseudomedizinern immer wieder zitiert werden. Stimmt das etwa alles nicht? Wir haben über den Unterschied von klinischen Studien zu Versorgungsforschung und zu bloßen Meinungsumfragen gesprochen. Viele Methoden der Pseudomedizin sind zwar beliebt, aber weder grundsätzlich (Widerspruch zu Naturgesetzen) noch nachweislich (Widerspruch zur Studienlage) wirksamer als Scheinmethoden. Sie kommen gut an und *gefallen* Patienten, meist aber vor allem deshalb, weil diese gar nicht so genau wissen, worum es sich handelt, oder einfach nur, weil das Setting irgendwie angenehmer ist. Glauben und gut finden kann gerne jeder, was er mag. Aber das ist nicht das, was Patienten als medizinische Intervention nachweislich hilft.

Es gibt und braucht keine Alternative zu wirksamer Medizin. Kann eine Methode ihre Wirksamkeit belegen, so wird sie in die Medizin aufgenommen und innerhalb derselben angewendet. Dann *ist* sie Medizin. Dafür gibt es viele Beispiele. Es ist ja nicht so, als würde sich die Wissenschaft nicht mit den Fragen befassen, die die Pseudomediziner aufwerfen. Die Homöopathie hat es in ca. 200 Jahren nicht geschafft, ihre Wirksamkeit zu belegen, die TCM in 2000 Jahren nur in wenigen Teilbereichen. Sie stützen sich stattdessen auf eine Suggestion von Wissenschaft: auf einen wissenschaftlichen Duktus, auf Darreichungsformen in netten kleinen braunen Arzneifläschchen, hier und da eine lateinische oder griechische Mittelbezeichnung – und eine „große Beliebtheit" in der Bevölkerung (s. Kasten „Zum Popularitätsfehlschluss").

Zum Popularitätsfehlschluss

Die Beliebtheit der Alternativverfahren resultiert nicht aus der tatsächlichen Wirksamkeit der Methoden, sondern aus den Verheißungen, denen man als verzweifelter, hilfesuchender oder auch einfach unzufriedener Patient so gerne Glauben schenken möchte. Doch daran ist ein gewaltiger Haken – die Heilung Suchenden erliegen dem *Popularitäts-Fehlschluss* (Mukerji 2016).

Die moderne soziologische Forschung bestätigt, dass die Glaubwürdigkeit auch völlig falscher Aussagen mit ihrer

Wiederholung steigt. Von einer gewissen Verbreitung solcher Behauptungen an wird eine „kritische Marke" überschritten, was eine Art Verankerung der Aussagen im „kollektiven Bewusstsein" herbeiführt (Schleichert 2005).
Dem entgegenzutreten, ist sehr schwer. Das wird nur durch Aufklärung und Information gelingen. Die Begriffe „Alternativmedizin", „Komplementärmedizin" oder „Integrativmedizin", die die Anbieter unwirksamer Mittel und Methoden ständig als Aushängeschild für sich in Anspruch nehmen, suggerieren, dass hier mehr Hilfe oder zumindest gleich viel zu „besseren Bedingungen" geboten wird als von der etablierten wissenschaftlichen Medizin. Wie aber sollte das möglich sein, wenn diese Methoden unwirksam sind?

Doch es muss an dieser Stelle auch erlaubt sein zu fragen: Was müsste die evidenzbasierte Medizin anbieten, um den Bedarf ihrer Patienten an Zuwendung und Verstandenwerden zu decken? Auch daran dürfte sich der Erfolg aufklärerischer Maßnahmen bemessen. Müsste sich womöglich auch das Selbstverständnis der Ärzte ändern? In welchen Bereichen könnten sich die „Normalmediziner" mit den suchenden Patienten verbünden, wo ziehen sie am selben Strang? Dies wird auch unter Ärzten als Wunsch nach einem neuen Gesundheitssystem diskutiert (Osterloh 2017). Im letzten Kapitel gehe ich darauf in einer Zusammenschau ein.

Dualismus in der Medizin ist überholt

Der ehemalige Ärztepräsident Jörg-Dietrich Hoppe war ein großer Verfechter des Dualismus oder sogar Pluralismus in der Medizin. Er sagte, wie viele andere auch in den 1990er

Jahren, es müsse das Beste aus „zwei Welten" kombiniert werden, und gerade zur Beurteilung von „Alternativverfahren" sei die Wissenschaft eben noch nicht weit genug. Bis das der Fall sei, müsse man Toleranz und Therapievielfalt walten lassen.

Vor diesem Hintergrund zu begreifen, dass die Frage „Wirkt Pseudomedizin oder wirkt sie nicht?" längst beantwortet ist und dass es heute nicht mehr um eine Kombination von Pseudoverfahren und Medizin gehen kann, ist nicht leicht. Alternativmediziner sind zwar oft hervorragend im Maximieren dessen, was als die Kunst in der Medizin bezeichnet wird. Das allein kann jedoch niemals eine optimale Behandlungsform sein, die doch stets aus Kunst und Wissenschaft bestehen muss. Um es krass auszudrücken und auf den Punkt zu bringen: Wer ausschließlich auf Kunst zurückgreift, bringt seine Patienten um einen wesentlichen Bestandteil des ihnen zustehenden therapeutischen Effekts. Letztlich verstößt ein solches Verhalten gegen die medizinische Ethik.

Medizin ist Wissenschaft. Sie richtet sich bei ihrem Erkenntnisgewinn also nach wissenschaftlichen Methoden. Das müssen nicht immer naturwissenschaftliche Methoden sein, auch sozialwissenschaftliche können zu wichtigen Ergebnissen führen. Für alles aber gilt: Es gibt klare Richtlinien, an denen sich die Medizin orientiert. Die grundlegende Richtlinie ist die Verpflichtung auf die gültigen Methoden der Wissenschaftlichkeit. Diese wie auch die spezifischen Richtlinien der Medizin befinden sich in einem stetigen Wandel; zum Beispiel ist die Evidenzbasierung der Medizin, die strikte Ausrichtung auf den Gesichtspunkt einer eindeutig nachgewiesenen Wirksamkeit und Nützlichkeit, noch gar nicht so alt.

Pseudowissenschaftliche Methoden – die den Dualismus ja ausmachen sollen, wie die Begriffe „alternativ", „komplementär", „integrativ" zeigen – haben eines gemein: Sie verweigern sich

- komplett einer strukturierten Weiterentwicklung, sind also nicht bereit und in der Lage, den Bestand ihres „Wissens" laufend zu überprüfen und anzupassen;
- einer wissenschaftlichen Prüfung auf Evidenz, häufig mit der Behauptung, wissenschaftliche Methoden seien ihren Lehren „nicht angemessen"; und
- dem Ziehen von Konsequenzen aus Ergebnissen wissenschaftlicher Untersuchungen.

Dass die Mehrzahl aller gut gemachten Studien für Pseudomethoden zu einem negativen Ergebnis gelangten, wird entweder bestritten oder verfälscht oder negiert. Wenn in der normalen Medizin Fehler passieren, falsche Entscheidungen oder fehlerhafte Studien auftauchen, reagiert die Öffentlichkeit mit empörtem Aufschrei. Bei der Pseudomedizin, gerade auch im Heilpraktikerbereich, sieht man geflissentlich darüber hinweg. Es gibt keine Verfahrensweise, die solche Dinge zwangsläufig öffentlich werden lässt.

Selbst wenn Medizin nicht reine Naturwissenschaft ist, kann sie doch gesicherten Naturgesetzen nicht zuwiderlaufen. Naturgesetze, das haben wir herausgearbeitet, sind keine Meinungssache, sie existieren sogar ohne uns Menschen. Wir Menschen können zwar versuchen, diese Gesetze zu ergründen und zu beschreiben, aber wir können uns nicht darüber hinwegsetzen. Im Widerspruch zu gesichertem Wissen steht beispielsweise, dass Stoffe in Abwesenheit noch eine Wirkung haben sollen.

Medizin arbeitet nicht mit Übersinnlichem, Übernatürlichem oder Esoterik. Dass der Mensch aus mehr besteht als seinem Körper, versteht sich von selbst, und auch, dass wir noch nicht alle Zusammenhänge und Mechanismen im Körper oder im Zusammenspiel von Körper und Geist erklären können. Nicht sinnvoll ist es jedoch, dass man Wissenslücken, die noch bestehen und möglicherweise in gewissem Maß immer bestehen bleiben werden, mit frei Erfundenem, mit Fantasien oder veralteten Vorstellungen aus einer vorwissenschaftlichen Zeit beliebig auffüllt. Wir wissen heute, dass der Körper keiner übernatürlichen „Lebenskraft" oder eines „Qi" bedarf, um seine Funktionen zu erfüllen. Wir können uns natürlich trotzdem vorstellen, dass es so etwas gibt. Aber davon wird es nicht wahr. Dass ich mir etwas vorstellen kann, ist kein Beleg dafür, dass es das Vorgestellte in der Realität gibt oder auch nur geben kann. Heerscharen von Schriftstellern und Filmemachern leben davon, dass sie sich Dinge vorstellen, die in der Realität keine Entsprechung finden und finden können.

Die Erstattung von Arzneimittelkosten erfolgt in der Medizin auf der Basis eines dokumentierten Wirknachweises. Nur Homöopathika und anthroposophische Heilmittel sind davon unverständlicherweise ausgenommen. Das Gleiche gilt für phytotherapeutische Mittel, also für die Pflanzenheilkunde, die eine Sonderstellung einnimmt – ihre Wirkung ist teilweise belegt (und immerhin physiologisch möglich). Homöopathie und Akupunktur werden von sehr vielen gesetzlichen und privaten Krankenkassen erstattet, obwohl sie nicht mehr als eine Scheinbehandlung darstellen. Durch den Verzicht auf einen Wirkungsnachweis werden die „besonderen Therapierichtungen" regelrecht privilegiert, was sich für die Hersteller natürlich auch ganz erheblich finanziell vorteilhaft auswirkt, da sie die sehr hohen Kosten für Studien zwecks Wirkungsnachweis sparen. Das kann man in Gegenüberstellung zu den normalen pharmazeutischen Mitteln wohl nur als höchst unfair bezeichnen.

Medizin ist in der Lage, falsche Strömungen oder falsche Annahmen im Laufe der Zeit zu korrigieren. Das ist ein Effekt ihrer Wissenschaftsorientierung, des Systems der ständigen Infragestellung. Lange Zeit galt zum Beispiel der Aderlass als die Therapie schlechthin. Heute wird er außer bei der seltenen Krankheit Hämochromatose nicht mehr eingesetzt. So weit braucht man aber gar nicht zurückzugehen. Auch längst etablierte Operationen (etwa die „Kniespülung") werden als unnötig erkannt, falsche oder gar schädliche Medikamente vom Markt genommen (Contergan). Nicht immer mag das sofort und ohne Widerstand geschehen, aber es *geschieht*. In der Pseudomedizin werden Sie das nicht erleben.

Medizin ist auch Erfahrungswissenschaft. Aber Erfahrung bedeutet hier nicht *Einzel*erfahrung. Auch in der empirischen Wissenschaft geht es um das methodische Sammeln und Bewerten von Daten, nicht um Einzelfallberichte. Pseudomediziner verwechseln das gerne. Sie behaupten, wenn es mir, meiner Tante oder kleinen Babys geholfen hat, dann wäre das der „Beweis", dass eine Wirkung vorläge – eine völlig unhaltbare Aussage. Erst wenn viele Erfahrungen ein einheitliches (oder zumindest tendenzielles) Bild ergeben, kann man davon ausgehen, dass ein Verfahren oder Medikament wirkt. Wir wissen heute auch, wie sehr man sich bei solchen Erhebungen täuschen kann, und versuchen, dem mit großem Aufwand zu begegnen.

Auch RCTs, Studien nach dem aktuellen Goldstandard, sind sicherlich nicht unfehlbar. Pure Glaubensinhalte und Methoden aber, die sich nicht belegen lassen und allem widersprechen, was wir heute über den Körper wissen, sind nicht als Teil der Medizin zu betrachten und zu behandeln.

Ich plädiere für eine klare Trennung statt für Dualismus, und zwar nach einem höchst simplen Maßstab: Was wirkt, ist Medizin, was nicht wirkt, gehört nicht in die Medizin des öffentlichen Gesundheitswesens.

Aber die Medizin macht doch auch Fehler!

Der Gesundheitsbereich ist ein menschliches Betätigungsfeld wie andere auch – mit allen potenziellen Möglichkeiten für Irrtum, fehlende Einsicht, schlechte Praxis, Unlauterkeit, finanziellen Begehrlichkeiten – und vereinzelt leider auch wirkliche Verbrechen. Fehler und Missstände in der normalen Medizin überwiegen zahlenmäßig die gemeldeten Fehler in der Pseudomedizin; das ist unstrittig und soll nicht bezweifelt werden. Aber was heißt das? Wohl nicht, dass man deshalb wirksame Methoden gegen unwirksame tauschen sollte, die gleichermaßen fehleranfällig sind – wie alles Menschenwerk. Alle Fehler der normalen Medizin machen unwirksame Verfahren nicht plötzlich wirksam.

Das aktuelle Gesundheitssystem folgt spätestens seit der Einführung der Fallpauschalen-Abrechnung (einer in erster Linie politischen Entscheidung) einer Maxime, die vor allem an Zeit und Zuwendung zum Patienten spart, eine Unmenge an Bürokratie mit sich bringt und mit teils blindem Fortschrittswahn verbunden ist. Krankenhäuser sind zu Betrieben geworden, in denen Marketing- und Verwaltungsabteilungen das Sagen haben, zumal die Tendenz ungebrochen ist, Kliniken in Trägerschaften zu übergeben, die rein ökonomisch ausgerichtet sind. Der ökonomische Druck ist auch in Praxen enorm. Neue Medikamente sind zwar teurer, aber nicht unbedingt besser („Nichtunterlegenheitsprinzip"), wir kämpfen mit der Krankenhaushygiene und antibiotikaresistenten Keimen (s. dazu auch das Kapitel „Der Patient als Kunde oder Wird mit Krankheit nur Geld verdient?").

Dennoch muss man drei Dinge feststellen:

1. Heftige Kritik („Bashing") an Ärzten, Medizin, Pharmaindustrie und Gesundheitswesen ist modern und gesellschaftlich offenbar akzeptiert. In so ziemlich jeder Zeitschrift vom Boulevardblatt bis zum seriösen Monatsmagazin steht darüber einiges zu lesen. Wer „denen" nicht vertraut, scheint gesunden Menschenverstand zu beweisen und kann sich breiter Zustimmung sicher sein. Medien treten negative Einzelfälle breit, sodass man manchmal meinen könnte, es laufe aber auch wirklich gar nichts ordentlich in der Medizin. Gehaltslisten von Ärzten werden veröffentlicht, und immer hört man den Verdacht unangemessener oder unlauterer Bereicherung. Man kann gelegentlich den Eindruck gewinnen, Ärzte und Pharmahersteller seien die einzigen Wirtschaftsteilnehmer, denen auch in finanzieller Hinsicht völliger Altruismus abverlangt wird.

   Weitaus seltener, als es die öffentliche Debatte glauben machen könnte, sind die Anschuldigungen berechtigt. Wenn ich an viele meiner Kollegen denke, die aufrichtig und um das Wohl ihrer Patienten bemüht ihre Praxen allen bürokratischen Barrieren zum Trotz führen, die Budgets überschreiten und Regressforderungen ernten, weil sie ihre Patienten richtig behandeln wollen (obwohl es sie dann das eigene Geld kostet), tut es mir leid um so viel negative Stimmung. Ich habe jedoch lange genug in Praxen und Kliniken gearbeitet, um zu wissen, dass nicht alle Vorwürfe unberechtigt sind und dass Fehler und schlechte Behandlungen vorkommen. Das Gesundheitssystem ist wie alles, wo Menschen tätig sind, eben Menschenwerk, keine vom Himmel gefallene Perfektion. Und wo an der Zeit (und damit an der Güte) gespart wird, passieren mehr Fehler, ganz klar.

2. Die Fehler der Medizin sind jedoch durchaus nicht so zahlreich, wie – gerade auch von pseudomedizinischer Seite – behauptet oder suggeriert wird. Im Vergleich zu der enormen Vielzahl der jährlichen Arzt-Patienten-Kontakte und Behandlungen weltweit ist die prozentuale Fehlerquote außergewöhnlich klein. Keine Frage: Jeder Fehler ist einer zu viel und zu bedauern! Hilfreich ist aber ein Blick auf die belegten Zahlen:

Die Gutachterkommissionen und Schlichtungsstellen der Ärztekammern bestätigten demnach 2.132 Behandlungsfehler fürs Jahr 2015. In 1.774 Fällen haben Patienten dadurch einen Gesundheitsschaden erlitten, der einen Anspruch auf Entschädigung begründet. 2014 waren rund 2.250 Behandlungsfehler registriert worden. Gemessen an der Gesamtzahl der Behandlungsfälle liege die Zahl der festgestellten Fehler im Promillebereich [...]. Insgesamt gingen bei den Ärztekammern im vergangenen Jahr mehr als 11.800 Patientenbeschwerden wegen vermuteter Behandlungsfehler ein – rund 230 Anträge weniger als im Jahr davor. Für Fehler und Komplikationen machen Ärztevertreter die steigende Arbeitsbelastung in Kliniken und Praxen mitverantwortlich. So habe sich die Zahl der ambulanten Behandlungsfälle zwischen 2004 und 2014 um 152 Millionen auf 688 Millionen Fälle erhöht. Im stationären Bereich seien 2014 mehr als 19 Millionen Patienten behandelt worden. (dpa 2015)

Bedenken Sie also: Die Zahl der jährlichen Arzt-Patienten-Kontakte in Deutschland geht jedes Jahr in die Milliarden, das Schadensrisiko ist jedoch gering und die Fehlerquote liegt im Promillebereich (Korzilius 2017)!

3. Die Fehler der Medizin sind Zufallsfehler. Menschliches Versagen, technisches Versagen oder die Verkettung einzelner, für sich allein unkritischer Umstände sind ihre wesentlichen Ursachen, nicht anders als beim Brückenbau, beim Betrieb von Kraftwerken oder bei der Raumfahrt. Menschliches Versagen ist dem Arzt anzulasten, aber nicht „der Medizin". Unsere Medizin ist es wiederum, die einen Fehler als Fehler erkennt, und sie ist durch ihre wissenschaftliche Ausrichtung die einzige Institution, die einen Fehler als Fehler überhaupt erkennen kann. Das macht einen erheblichen Teil ihrer Orientierung und Verpflichtung auf wissenschaftliche Grundsätze aus. Auf jeden Arzt, von dem ein Fehler bekannt wird, kommt ein medizinischer Gutachter, der diesen Fehler benennt (auch wenn es nicht immer zu wünschenswerten Konsequenzen kommt). Die Fehler der Pseudomedizin sind hingegen Systemfehler in dem Sinne, dass eigentlich jede Anwendung unwirksamer Mittel und Methoden ein Fehler ist. Bei Krankheiten, die von selbst abklingen („Bagatellerkrankungen"), ist das keine Katastrophe, wohl aber bei schwerwiegenden Erkrankungen. Es gibt das Bonmot, dass es ohne die Selbstheilungskräfte des Körpers pseudomedizinische Methoden gar nicht mehr geben würde: Die Patienten wären längst ausgestorben.

Fehler in der Medizin sollten zu Verbesserungen in der Medizin führen und nicht zum Einsatz von Pseudomedizin. Auch wenn die Medizin keinen hundertprozentigen Erfolg liefert (wo in aller Welt könnte es so etwas geben – niemand innerhalb der wissenschaftlichen Medizin behauptet dies), sind doch ihre Erfolgsquoten die höchsten, die wir Menschen derzeit erreichen können. Wir lernen hinzu. Und wollen wir, nachdem wir erfahren haben, worauf die Effekte der pseudomedizinischen Verfahren beruhen, bei ihnen wirklich von „Erfolgsquoten" sprechen?

Keine Frage – die wissenschaftliche Medizin hatte auch ihre unkritischen, zu euphorischen „Sturm-und-Drang-Zeiten". Heute hat sich zum Glück längst ein selbstkritischeres Problembewusstsein entwickelt. Dies mag nicht bei jedem einzelnen Arzt der Fall sein („schwarze Schafe"); Ausdruck des Bewusstseins, dass Missstände in der normalen Medizin systematisch angegangen und so weit wie möglich eliminiert werden müssen, sind aber

- die Idee und Umsetzung der EbM,
- die Einrichtung des IQWiG (Institut für Qualität und Wirtschaftlichkeit im Gesundheitswesen),
- die gesetzliche Bindung der Krankenkassenleistungen an den „Stand der wissenschaftlichen Erkenntnisse" (ausgenommen die „besonderen Therapierichtungen" wie die Homöopathie, wie man zähneknirschend immer wieder erwähnen muss) und
- selbstverpflichtende Initiativen wie MEZIS (Initiative unbestechlicher Ärztinnen und Ärzte (https://mezis.de) oder Choosing Wisely (http://www.choosingwisely.org).

Unser Gesundheitswesen verfügt über viele Institutionen und Instrumente, um Fehlern auf die Spur zu kommen oder sie besser gar nicht erst entstehen zu lassen. Vielleicht ist genau das der große Wandel in der Medizin der letzten 25 Jahre neben der Etablierung der EbM: der wirkungsvolle *Patientenschutz*.

- Es gibt bei der Ausbildung der Ärzte eine Approbationsordnung, die von einem entsprechend zusammengesetzten Ausschuss laufend auf ihre Eignung für die medizinische Praxis hin überprüft und gegebenenfalls angepasst wird.
- Es gibt die Ärztekammern, die einem ungeeigneten Arzt die Approbation entziehen können (und dies auch tun).
- Es gibt Schiedsstellen, an die man sich wenden kann, wenn etwas schiefgegangen ist.
- Es gibt ein recht umfassendes verpflichtendes Berichtswesen über Problemfälle, auch in den Medien.
- Es gibt Leitlinien für bestmögliche Behandlungsempfehlungen, die das jeweils aktuellste Wissen in der Medizin einbeziehen. Sie dienen dazu, die aktuellen Erkenntnisse der EbM jedem praktizierenden Arzt schnell und zuverlässig zugänglich zu machen. Und es gibt fachlich hochqualifizierte Kommissionen, die die Leitlinien erstellen und auf aktuellem Stand halten. Dies geschieht auch dadurch, dass sie aus negativen Erfahrungen Konsequenzen ziehen.
- Für Patienten und Laien werden parallel zu den ärztlichen Leitlinien immer mehr allgemeinverständliche Patienteninformationen herausgegeben, die auf der Webseite der Arbeitsgemeinschaft der Wissenschaftlichen Medizinischen Fachgesellschaften (AWMF) eingesehen und heruntergeladen werden können (AWMF o. J.).
- Pharmazeutika und auch andere Medizinprodukte durchlaufen nicht nur einen Zulassungsprozess, sondern müssen

auch nach ihrer Markteinführung weiterhin beobachtet werden. Zulassungen für Medikamente können bei Häufung von Schadensmeldungen entzogen werden.

Dass vor allem der letzte Punkt auch wirklich umgesetzt wird, das wird in jährlichen Audits von staatlich akkreditierten Agenturen überprüft. Wenn da etwas nicht stimmt, stehen Produktion und Vertrieb schnell still, Produkte werden vom Markt zurückgezogen, Warnmeldungen gehen an Kunden. Die Herstellerfirmen wissen das sehr genau und wären sehr schlecht beraten, gingen sie ein vermeidbares Risiko ein.

Klar ist aber auch, dass zum Beispiel das Medizinstudium seit Jahren einer Reform bedürfte, die aber bürokratisch stagniert. Mehr praktisches Lernen am Patienten (und in Ambulanzen), Ausbildung der empathischen Qualität in Rollenspielen, mehr psychosomatische Kenntnisse und Fähigkeiten sollten zum neuen Grundkonzept gehören. Auch ein grundlegendes Wissenschaftsverständnis wäre wünschenswert. Das mag Sie, liebe Leser, vielleicht erstaunen, aber mit der zunehmenden Ausrichtung auf die EbM ist deutlich geworden, dass wissenschaftstheoretische Grundlagen, wie wir sie auch hier im Buch in den Grundzügen angesprochen haben, unbedingt stärker in die Basics des Medizinstudiums integriert werden müssten. Das Projekt „Medizinstudium 2020" gibt es schon eine Weile, aber wie so etwas oft verläuft, ist inzwischen nur noch eine nur sehr abgespeckte Version der ursprünglichen guten Idee übrig geblieben, die schon vor dem Inkrafttreten reformiert gehört (Richter-Kuhlmann 2016).

Blicken wir hinüber zur „Alternativbranche": Allen angebotenen Therapieverfahren ist gemein, dass eine systematische Aufarbeitung aller auftretenden Probleme fehlt und dass es eigentlich auch keine Grundprinzipien gibt, an die man sich innerhalb eines Verfahrens halten sollte. Es gibt keinen Goldstandard, also keine Definition dessen, was die Grundlage für eine allgemeine Anerkennung einer Methode oder eines Mittels sein soll. Es gibt keine „Leitlinien", wie man richtig behandelt. Jeder Therapeut kann selbst entscheiden, welche Art der Therapie er wählt und wie er sie variiert. Das wird gemeinhin wahlweise als „Therapiefreiheit", „Ganzheitlichkeit" oder „individuelle Therapieentscheidung" betitelt – bedeutet aber andersherum auch, dass es kein Falsch und Richtig gibt, also – und das ist bemerkenswert – auch keine Konsequenzen, wenn etwas tatsächlich falsch läuft. Es fehlen Kontrollinstanzen, insbesondere beim Heilpraktiker. Zwar kann das Gesundheits- und Hygiene-Amt theoretisch Kontrollen durchführen. Diese werden aber nicht einmal bei begründetem Verdacht immer verordnet – es fehlt schlicht an Personal.

Haben Sie eigentlich je davon gehört, dass nach einer Prüfung homöopathischer Arzneimittel Arzneien zurückgerufen wurden? Je von einem Osteopathen, der nicht mehr therapeutisch tätig werden darf? Von einem Anthroposophen, der die Anthroposophie infrage stellt? Von einheitlichen Behandlungs- oder Diagnosekriterien in der TCM? Von Qualitätssicherung oder Beschwerdestellen, falls man sich als Heilpraktiker-Patient falsch behandelt fühlt oder gar Schaden durch eine solche Behandlung erlitten hat? Eher hört man womöglich von einem Heilpraktiker, der bislang unbehelligt blieb für Vorfälle, bei denen jeder Arzt sofort seine Approbation verlöre und vor Gericht stünde – weil die Staatsanwaltschaft nicht weiß, wogegen er denn nun eigentlich verstoßen haben soll (Feldwisch-Drentrup 2017).

Dennoch – mir geht es wirklich nicht darum, hier die harte Materialistin zu geben und um jeden Preis nur die Pseudomedizin niederzumachen, ohne die Frage zu stellen, welche Bedürfnisse sie eigentlich bedient! Die Tatsache, dass sich viele Menschen offenbar nach einer Alternative zur normalen Medizin und zum normalen medizinischen Alltag sehnen, sollte zu denken geben. Sie macht deutlich, wie groß der Unterschied zwischen einer *wissenschaftlich korrekten* und einer *guten* Behandlung ist. Dass etwas im wissenschaftlichen Sinne „statistisch signifikant" ist, heißt noch lange nicht, dass es für den Patienten tatsächlich eine Verbesserung bringt, zumal, wenn er über verschiedene Behandlungsoptionen nicht richtig aufgeklärt wird. Hier klaffen riesige Lücken in einem Bereich, den ich als den „menschenfreundlichen Teil" der Medizin bezeichnen möchte. Ich bin heute der Auffassung, dass wir die Medizin so verbessern müssen und mit ihr unser gesamtes Gesundheitssystem, dass Patienten gar nicht erst nach einer Alternative zu suchen brauchen.

Wanted: Das ärztliche Gespräch im Medizinalltag

52 Millionen Stunden ihrer Arbeitszeit verbringen niedergelassene Ärzte in Deutschland pro Jahr mit Bürokratie, Dokumentation und Qualitätssicherung. Das Ausstellen von Arbeitsunfähigkeitsscheinen und Überweisungen zählen dazu ebenso wie formale Aufklärung vor operativen Eingriffen. Die Kassenärztliche Bundesvereinigung stellt dazu fest:

Die Zeit der Niedergelassenen ist [...] in erster Linie für die Patienten da und nicht für den Papierkram, [...] deshalb fordern wir von den Krankenkassen die verbindliche Festlegung eines Abbauziels für Bürokratie, so dass den Patienten wieder mehr Zeit zur Verfügung steht. (KBV 2016)

Bislang – genauso wie die Wiedereinführung für Gesprächsziffern – ein frommer Wunsch! Und dennoch: Arzt sein ist in erster Linie ein „sprechender Beruf" – was früher auch in der Bezeichnung „Sprechzimmer" zum Ausdruck kam. Niedergelassene Ärzte verbringen 60 bis 80 Prozent, Klinikärzte immerhin 50 Prozent ihrer Arbeitszeit im Gespräch mit Patienten (Geisler 2003). Nur – ist das den Ärzten selbst so bewusst, wie es die Zahlen nahelegen? Kann es sein, dass das Patientengespräch im Empfinden der Ärzte gegenüber der Befassung mit den ungeheuren Möglichkeiten der heutigen Medizin, die sie ja nutzen und einsetzen wollen, als etwas eher Nachrangiges, Unvermeidbares erscheint? Dafür könnte sprechen, dass gerade Fortbildungsangebote über die Arzt-Patienten-Kommunikation, wie Ärztekammern immer wieder feststellen, zu den am wenigsten nachgefragten Seminaren gehören.

Ich möchte dies einmal als Indiz dafür werten, dass Body-Mind-Aspekte, also die von der modernen Psychosomatik gut erforschten Zusammenhänge zwischen mentalen und physiologischen Gegebenheiten beim Patienten, längst noch nicht „populär" genug sind (Rüegg 2014; Uexküll 1998). Das heißt, dass sie an der Basis unserer modernen Medizin, bei den praktizierenden Ärzten, aber auch in der Gesellschaft noch nicht angekommen sind – was sich darin zeigt, dass psychosomatische Diagnostik vielfach als „abwertend" empfunden und häufig entrüstet zurückgewiesen wird.

Eine kleine Zwischenüberlegung in diesem Zusammenhang: Wie ist das damit vereinbar, dass gerade die so beliebten Pseudomethoden ausschließlich auf der Basis von psychosomatischen Effekten wirken? Die Homöopathie beispielsweise hat eine (unspezifische) Wirkung durch ihr Setting, durch den Rahmen, durch die Gespräche, die sie anbietet. Mit einer ursächlichen Herangehensweise an eine Krankheit ist das nicht gleichzusetzen – aber dass gute Gespräche eine Wirkung bis hinunter auf die synaptische und molekulare Ebene unseres Gehirns haben, das wissen wir heute (Kandel 2008). Wie viel Bedeutung dem Arzt oder Therapeuten durch die Art seines Umgangs mit dem Patienten zukommt, das sehen wir nicht zuletzt an der Homöopathie und an dem Zulauf, den sie erfährt (vielleicht auch als eine niederschwellige Form der Gesprächstherapie). Erklärt sich dies möglicherweise daraus, dass in unserem normalen medizinischen Alltag die sprechende (oder vielmehr zuhörende!) Medizin wirklich großenteils fehlt? Liegt hier der Ansatz zu einer Lösung?

Der Psychoanalytiker Michael Balint ging so weit zu sagen, das wichtigste Heilmittel sei der Arzt selbst. Nicht das Arzneimittel sei ausschlaggebend, sondern die Art und Weise, wie der Arzt es verschreibe, die Atmosphäre, in der es gegeben werde, was er dem Patienten dabei vermittle.

In dieser verabsolutierenden Formulierung teile ich diese Ansicht nicht; es gibt mehr als genug Krankheiten, die ohne äußere Intervention nun einmal zwangsläufig einen negativen Verlauf nehmen. Bedenkt man aber, dass in der Allgemeinarztpraxis bis zu 80 Prozent somatoforme Beschwerdebilder vertreten sind (also solche, denen keine eindeutige körperliche Ursache zugrunde liegt), dann wird die Bedeutung eines guten Gesprächs noch einmal deutlich (Lahmann et al. 2010). Homöopathie und Co machen uns unter diesem Blickwinkel durchaus darauf aufmerksam, dass dieser Aspekt der „sprechenden Medizin" im normalen medizinischen Alltag zu kurz kommt (Wilm et al. 2004). Das ist aus meiner persönlichen Sicht der Hauptgrund, warum Patienten sich nach wie vor an die Homöopathie und andere vergleichbare Verfahren wenden.

Es gilt also, über die Alternativmedizin nicht nur herzuziehen und ihre unbestreitbaren Irrtümer und Nachteile anzuprangern, sondern es ist nötig, auch vor der eigenen Türe zu kehren. Wir können heute auch aus (psycho)neuroimmunologischer Sicht, also auf der von uns selbst eingeforderten wissenschaftlichen Basis, zeigen, dass diese Aspekte nicht nur nettes Beiwerk sind und auch nicht, leicht verächtlich, unter Well-Being verbucht werden sollten. Die Ärzteschaft sollte sich vielmehr bewusst sein, dass wir einen direkten Einfluss auf biologische und physiologische Vorgänge schon dadurch ausüben, wie wir uns unseren Patienten nähern (Dörner 2003; Emmerling 2014).

Und die Heilpraktiker?

Einige meiner Freunde und Bekannten sind Heilpraktiker. Auch bei den Fortbildungen in TCM und Homöopathie habe ich viele Heilpraktiker kennengelernt, denn die meisten Seminare waren für Ärzte und Heilpraktiker gleichermaßen offen (s. Kasten „Homöopathen – über den Unterschied zwischen Ärzten und Heilpraktikern"). Ich weiß also, dass viele Heilpraktiker mit ganzem Herzen bei ihrer Tätigkeit sind und sich wirklich aus den besten Motiven für ihre Arbeit und ihre Patienten einsetzen. Allein schon deshalb fällt mir die nun folgende Kritik am Berufsstand der Heilpraktiker schwer. Doch sie ist nötig, wenn man Patientenwohl und -schutz in den Vordergrund stellt.

Homöopathen – über den Unterschied zwischen Ärzten und Heilpraktikern

Ein Homöopath ist jemand, der Homöopathie praktiziert. Dorthin gibt es zwei komplett verschiedene Wege:

Als Arzt studiert man mindestens 6 Jahre lang Medizin, macht meist weitere 5 bis 6 Jahre eine Facharztausbildung (das heißt eine Spezialisierung auf ein medizinisches Fachgebiet), absolviert in dieser Zeit drei Staatsexamina und mindestens eine Facharztprüfung. Es folgen mindestens 100 weitere Stunden (vor 2004 sogar 300 Stunden) Homöopathie-Weiterbildung als Zusatzausbildung (DZVhÄ 2012). Nach einer weiteren Prüfung vor der Ärztekammer erhält man die geschützte Zusatzbezeichnung und darf sich fortan Homöopath nennen.

Als Heilpraktiker dagegen bereitet man sich in Eigenregie oder an speziellen privaten Schulen auf eine Prüfung durch einen Amtsarzt vor, in der der medizinisch sonst nicht ausgebildete Antragsteller zu beweisen hat, dass er zumindest über so viele medizinische Kenntnisse verfügt, dass er *„keine Gefahr für die Volksgesundheit darstellt"* (Paracelsus 2017). Therapeutisches Wissen wird dabei nicht geprüft. *„Zur Heilpraktikerausbildung selbst müssen keine weiteren Voraussetzungen erfüllt sein. Die Frage der Vorqualifikation muss jeder Schüler sich selbst beantworten. Der Zeitaufwand ist abhängig von der fachlichen Vorbildung. Schülerinnen und Schüler ohne medizinische Vorkenntnisse haben einen höheren Lernaufwand."* (DH o. J.) Die weitere Ausbildung zum Homöopathen ist frei bestimmbar. Es gibt zwar die Möglichkeit von Prüfungen durch Heilpraktikerschulen, sie ist jedoch kein Muss (BKHD o. J.). Die Heilpraktikerschulen ihrerseits sind völlig frei und unkontrolliert in der Auswahl ihrer Ausbildungsinhalte und -methoden (DH o. J.).

Größer könnte der Unterschied zwischen diesen beiden Berufsgruppen kaum sein. Trotzdem werden in der Gesellschaft akademisch grundlagenorientiert, pathophysiologisch, klinisch und in der Praxis ausgebildete Ärzte nahezu gleichgestellt mit „Erfahrungsheilern" ohne wissenschaftlich fundierte Ausbildung und mit einem Qualifikationsnachweis, der nur ihre Ungefährlichkeit für die Volksgesundheit bescheinigen soll. Bedenken Sie, dass ein Heilpraktiker keinen Patienten auch nur gesehen haben muss, wenn er seine Prüfung abschließt. Der Heilpraktiker genießt also eine Art von Therapiefreiheit, die alles in den Schatten stellt, woran ein fertig ausgebildeter Arzt gebunden ist. Man kann nahezu sagen: Was nicht verboten ist, das ist erlaubt. Verboten ist wenig, invasive Eingriffe zum Beispiel und die Behandlung von Infektionskrankheiten, auch kann der Heilpraktiker keine verschreibungspflichtigen Medikamente verordnen. Evidenz? Fordert niemand ein.

Natürlich kann ein Heilpraktiker im Bereich seiner alternativen Verfahren genauso gut ausgebildet sein und genauso viel Wissen, Erfahrung und auch Erfolg haben wie ein Arzt. Aber versuchen Sie einmal eine Homepage eines Heilpraktikers zu finden, die keine Pseudomethode anbietet – mir ist es nicht gelungen. Und da beginnt das Problem. Wer Heilpraktiker wird, lernt „Schulmedizin" (zumindest einen ganz kleinen Ausschnitt, grundlegende Pathologie und diagnostisches Grundwissen) gezielt nur, um seine Prüfung vor dem Amtsarzt zu bestehen; danach kann er machen, was er will. (MK 2017)

„Ja, aber Heilpraktiker sind doch Ausübende der Heilkunde im Sinne eines eigens dafür erlassenen Gesetzes!", werden Sie als Heilpraktiker oder Heilpraktiker-Patient vielleicht einwenden, „das ist doch alles völlig legitim."

Wagen wir einen Blick in die Geschichte: Es ist wenig bis gar nicht mehr bekannt, dass bis 1939 die sogenannte Laienheilung, also die Behandlung von Menschen durch beliebige Personen, sehr weit verbreitet und völlig gesetzeskonform war. Die „homöopathischen Laienvereine" beispielsweise waren ein wichtiger Teil dieser Szene. Ein Monopol akademisch ausgebildeter Ärzte auf die Behandlung kranker Patienten gab es nicht – eine Situation, die immer wieder auch das Reichsgericht beschäftigte, vor allem mit der Frage, ob sich ein Laienheiler ungestraft mehr Fehler erlauben könne, weil er ja nun mal nicht so ausgebildet sei wie ein akademischer Arzt. Was das Reichsgericht in der Regel bejahte. Dies war die Situation bei der Konzeption des Heilpraktikergesetzes. Warum hat man es eingeführt? Hierzu sagt die damalige Gesetzesbegründung:

> Es konnte dabei nicht ausbleiben [gemeint ist: bei der Heilkundeausübung durch Laien], dass sich auch fachlich unfähige und charakterlich minderwertige Personen auf diesem Gebiet betätigten und durch unzweckmäßige Behandlungsmethoden gesundheitliche Schäden anrichteten. Die hierzu berufenen Stellen haben daher [...] Mittel und Wege geprüft, um diese Missstände zu beseitigen und dem deutschen Volke eine einwandfreie gesundheitliche Betreuung sicherzustellen. (Heilpraktikergesetz 1939)

Vielleicht ist es noch wichtig zu wissen, dass diese Initiative in die Zeit nach den großangelegten Überprüfungen der Homöopathie durch das Reichsgesundheitsamt in den

Jahren 1936 bis 1939 fiel, die letztlich ein ziemliches Desaster für die Homöopathie waren und die Träume von einer „germanischen neuen Medizin" zerplatzen ließen. Das Gesetz beabsichtigte schlicht das Ende der „Laienheilung" und legte fest, dass es künftig nur Ärzten vorbehalten sein sollte, „richtige" Heilkunde (also Medizin) auszuüben. Die bisher schon tätigen Laienheiler sollten registriert werden, ihnen wurde eine Erlaubnis, also eine Besitzstandsgarantie, in Aussicht gestellt, die – der Zielsetzung entsprechend – nur bis zu einem bestimmten Stichtag beantragt werden konnte. Wer danach keine Erlaubnis nach dem Gesetz hatte, der musste seine Tätigkeit einstellen. Neue Erlaubnisse für „Nachwuchs" waren nicht vorgesehen. Auch wurde den Heilpraktikern untersagt, Ausbildungsstätten zu unterhalten. Die in den Durchführungsbestimmungen vorgeschriebene Prüfung wurde niemals inhaltlich ausgestaltet, aus einem einfachen Grunde: Das war gar nicht gewollt. Die Prüfungskommissionen sollten hierdurch nur die Möglichkeit bekommen, missliebige Kandidaten ohne Begründungszwang auszusortieren – was zeigt, dass auch andere Zwecke als die Volksgesundheit eine Rolle spielten.

Wieso aber stehen wir heute vor der Situation, dass die Heilpraktikerszene nicht nur existiert, sondern offenbar sogar wächst? Und das Heilpraktikergesetz überall als eine Art staatlicher Adelung ihres Standes anmutet, obwohl doch das glatte Gegenteil damit gemeint war – nämlich medizinische Laien aus der Medizin herauszuhalten?

Mit Inkrafttreten des neuen Grundgesetzes (speziell Artikel 12 GG) nach Kriegsende wurde aus dem „Verbots-" ein „Erlaubnisgesetz" und damit die ursprüngliche Absicht –

ohne feste Ausbildungsinhalte oder Professionalisierungs-
maßnahmen einzufügen – in ihr Gegenteil verkehrt. Die
Heilpraktiker erreichten das Zugeständnis, wieder ausbil-
den zu dürfen, und fanden in der Nachkriegszeit, in der zu
alledem auch noch ein drängender Ärztemangel herrschte,
nahezu ohne staatliche Eingriffe oder Aufsicht wieder ihr
Handlungsfeld – wie Phönix aus der Asche.

Dabei ist es bis heute geblieben. Staatlicherseits hat man
die Problematik nicht aufgearbeitet. Im Dezember 2016
hat der Gesetzgeber mit dem Dritten Pflegestärkungsge-
setz (PSG III) das Heilpraktikergesetz geändert. Nunmehr
sollen bis Ende 2017 unter Beteiligung der Länder einheitliche Leitlinien erarbeitet werden, auf deren Grundlage
zukünftig die Kenntnisprüfung von Heilpraktikeranwär-
tern durchgeführt werden soll. Diese begrenzte Novellie-
rung des Heilpraktikergesetzes ändert allerdings nichts
daran, dass sich angehende Heilpraktiker auf die verlangte
Prüfung auch autodidaktisch vorbereiten können – ohne
je einen Patienten zu sehen (MK 2017). Auch das Anwach-
sen der Heilpraktikerszene und die durchaus vorhandenen
kritischen Stimmen haben es bis heute nicht vermocht,
die Politik zu der Einsicht zu bringen, dass es vielleicht
aus historischen wie aus gesundheitspolitischen Gründen
doch einen Handlungsbedarf gibt. Man hat es schlicht ver-
schlafen, und heute heißt es, „Die Leute wollen es aber".
Und Woche für Woche werden in den Gesundheitsämtern
Prüfungen nach einer Vorschrift abgenommen, die ganz
bewusst nicht auf Wissen prüfen, sondern nur eine Hand-
habe für Willkür liefern sollte.

So können Sie also morgen beschließen, ein Heilpraktiker zu sein. Sie melden sich beim Gesundheitsamt für die Prüfung an, legen die Bescheinigungen vor, zahlen die Prüfungsgebühr, und wenn Sie bestehen, dürfen Sie noch am gleichen Tag eine Heilpraktiker-Praxis eröffnen. Sollten Sie nicht bestehen, ist das nicht so schlimm – Sie können die Prüfung beliebig oft wiederholen. Sie müssen keinen Patienten behandelt oder auch nur gesehen haben, und Sie müssen keine Ausbildung machen. Das können Sie zwar – dafür gibt es Heilpraktiker-Schulen –, aber Sie sind nicht dazu verpflichtet. Nach der Prüfung können Sie völlig unkontrolliert und unüberprüft jedes Verfahren anwenden, das nicht operativ ist und keine „normalen" Medikamente verwendet. Sie dürfen Auraheilungen anbieten, Therapeutic Touch, Fernheilung, Fußreflexzonenmassage, Substanzen spritzen, Kinesiologie anwenden, Homöopathie oder auch Akupunktur. Erlaubt ist, was nicht verboten ist. Sie haben zwar im Sinne des Patientenschutzes eine Aufklärungs- und Dokumentationspflicht, befinden sich also nicht völlig im rechtsfreien Raum, aber wie sollte man Ihnen einen Fehler in Ihrer Behandlung nachweisen, da es doch keinen Standard gibt, keinen Maßstab, an dem man das Falsche oder Richtige einer Behandlung messen könnte? Mit dem Hygieneamt und dem Finanzamt werden Sie sich möglicherweise herumschlagen müssen, fachlich-therapeutisch wird Ihnen aber niemand auf die Finger schauen.

Sicherlich machen viele Heilpraktiker eine Ausbildung in einem oder auch in mehreren Verfahren, bevor sie sich zur Prüfung anmelden oder eine Praxis eröffnen, manche sogar jahrelang. Und sie investieren Mühe, Geld und Zeit und sicherlich auch viel Herzblut. Doch auch dadurch wird ein unbelegtes Verfahren nicht plötzlich wirksam. Das ist ja das Tragische. Eigentlich ist alle Mühe der engagierten Anhänger umsonst. Denn sie lernen Humbug. Und viel

Ausbildung in Humbug macht aus dem Humbug keine wirksame Medizin und den Lernenden nicht zu einem guten Behandler. Das beschreibt die ehemalige Heilpraktikeranwärterin Anousch Müller in ihrem Buch *Unheilpraktiker* sehr gut (Müller 2016). Menschlich mag jeder Heilpraktiker viel Gutes mitbringen, aber nicht im Sinne einer guten, ethisch vertretbaren Behandlungspraxis. Patienten ein Verfahren anbieten, das nicht wirkt – wozu sollte das gut sein?

Was mich wirklich wundert, ist, dass wir hier in Deutschland für jede Kleinigkeit Vorschriften, Regelungen und Prüfungen haben – und in einem so sensiblen Bereich wie der Gesundheit schaut keiner so genau hin. Möchten Sie mit einem Piloten fliegen, der keine Ausbildung hat, der aber mindestens 25 Jahre alt ist, über den Hauptschulabschluss verfügt und keinen Eintrag bei der Polizei hat? Der einen Ankreuztest beim Flugamt bestanden hat, jedoch keine Flugstunden hinter sich, aber ganz viel Gefühl fürs Fliegen? Der vielleicht sogar auf alternative Gravitation schwört und angibt, er kenne jemanden, dem habe Teleportation echt gut getan. Warum sind wir in diesem Bereich, der ja letztlich irgendwie unser (Über-)Leben betrifft, so vermeintlich tolerant, in Wahrheit aber so fahrlässig?

Nochmals – führen Sie sich die gewaltige Diskrepanz zwischen einem akademisch ausgebildeten Mediziner vor Augen, der gut ein Jahrzehnt seines Lebens – wenn nicht mehr – in seine Qualifikation investiert und zu ständiger Fortbildung verpflichtet ist, und einem Heilpraktiker, für den es keine geregelte Ausbildung gibt, der keine fachlichen Zulassungsvoraussetzungen für eine Prüfung erfüllen muss, die lediglich seine Ungefährlichkeit feststellen soll, und der dann schalten und walten kann, wie er möchte, mit jeder Therapie, die ihm zusagt, und dabei in seiner therapeutischen Tätigkeit keinerlei Einschränkung oder Überwachung unterliegt.

Erneut möchte ich betonen, dass jeder Mensch, der anderen Menschen helfen möchte, sehr wertvoll ist. Und unter den Heilpraktikern, die ich kenne, finden sich viele sehr empathische, sozial engagierte Menschen. Aber Medizin besteht nicht aus Nettsein und Liebhaben, sie ist auch keine Wellness und kein Beichtstuhl. Medizin möchte kranke Menschen heilen, mit den besten und sichersten Mitteln und Methoden, die uns nach neuestem Stand zur Verfügung stehen. Und alles, was als Methode nicht spezifisch heilt, was sich nur der Effekte bedient, die bei jeder Art therapeutischer Zuwendung auftreten, ist eben keine Medizin.

Gute Medizin besteht aus aktuellem Wissen und menschlicher Zuwendung. Sie ist also immer eine Kombination aus Wissenschaft und Heilkunst. Nur auf Kunst und Gefühl setzen und das Wissen und die Wissenschaft zu unterschlagen, ist unlauter.

Um Sie nach so harten Worten (etwas) zu beruhigen – sollte sich die Politik je durchringen, hier für Reformen zu sorgen, wird es immer einen Bestandschutz für die Heilpraktiker geben, die jetzt unter dieser Berufsbezeichnung ihr täglich Brot verdienen. Mit Einschränkungen vielleicht, aber sie werden nicht alle vor dem Ruin stehen. Der Idealfall wäre womöglich eine Integration der heutigen Heilpraktiker als Gesundheitsfachberuf mit Ausbildung in das Gesundheitswesen, mit klar umrissenen Befugnissen und im Verbund mit der Ärzteschaft. Durchaus nicht undenkbar – aber das ist derzeit Zukunftsmusik. Mehr dazu unter www.muensteraner-kreis.de

Literatur

Amtsgericht Koblenz. (1986). Aktenzeichen 6B54/86 und 9 K/215/87.

Anthrowiki. (9. März 2017). Wesensglieder. https://anthrowiki. at/index.php?title=Wesensglieder&oldid=94874. Zugegriffen: 26. Apr. 2017.

Armstrong, N. C., & Ernst, E. (1999). A randomized controlled, double-blind, placebo-controlled trial of Bach Flower Remedy. *Perfusion, 11*, 440–446.

Arndt, U. (Oktober 1997). Das große Werk des spagyrischen Heilens. *Esotera*, 50–56. http://www.horusmedia.de/1997-spagyrisch/spagyrisch.php. Zugegriffen: 26. Apr. 2017.

Arzneimittelbrief. (1. Oktober 2003). Rationale Therapie mit Phytopharmaka: Anspruch oder Wirklichkeit?. Der Arzneimittelbrief. http://www.der-arzneimittelbrief.de/Jahrgang2000/Ausgabe06Seite41.htm. Zugegriffen: 26. Apr. 2017.

arznei-telegramm. (2009). Gemeinsamer Bundesausschuss fordert STIKOzurNeubewertungderHPV-Impfung(GARDASILu.a.) auf. arznei-telegramm online. http://www.arznei-telegramm. de/html/2009_01/0901015_01.html. Zugegriffen: 26. Apr. 2017.

Ärzteblatt (2009). Wissenschaftliche Bewertung osteopathischer Verfahren. *Deutsches Ärzteblatt, 106*(46), A–2325.

Aust, N. (20. Juni 2016). Kurz erklärt. Argument: Handys funktionieren doch auch immateriell bei der Datenübertragung. Informationsnetzwerk Homöopathie. http://www.netzwerk-homoeopathie.eu/kurz-erklaert/127-funktionieren-handys-nicht-auch-immateriell. Zugegriffen: 26. Apr. 2017.

AWMF. (31. Dezember 2013). HPV-assoziierter Neoplasien: Impfprävention. AWMF Leitlinien online. http://www.awmf.org/leitlinien/detail/ll/082-002.html. Zugegriffen: 26. Apr. 2017.

AWMF. (o. J.). Informationen für Patienten. AWMF – Leitlinien. http://www.awmf.org/leitlinien/patienteninformation.html. Zugegriffen: 26. Apr. 2017.

Bardens, D. (23. März 2015). Der Fall Bardens gegen Lanka: Ein Interview mit David Bardens. Positivists online. http://positivists.org/blog/archives/3631. Zugegriffen: 26. Apr. 2017.

Baumgartner, S. (1. Mai 2011). Interview mit Dr. Stephan Baumgartner zur homöopathischen Grundlagenforschung. Informationen zur Homöopathie. http://www.informationen-zur-homoeopathie.de/?p=417. Zugegriffen: 26. Apr. 2017.

BfArM. (2013). Besondere Therapierichtungen und traditionelle Arzneimittel. Bundesinstitut für Arzneimittel und Medizinprodukte. http://www.bfarm.de/DE/Arzneimittel/zul/zulassungsarten/besTherap/_node.html. Zugegriffen: 26. Apr. 2017.

BfArM. (März 2015). Bundesinstitut für Arzneimittel und Medizinprodukte stuft zwei „Miracle Mineral Supplement"-Produkte als zulassungspflichtig und bedenklich ein. Pressemitteilung. http://www.bfarm.de/SharedDocs/Pressemitteilungen/DE/mitteil2015/pm3-2015.html. Zugegriffen: 26. Apr. 2017.

Bjelakovic, G. (2. Oktober 2004). Antioxidant supplements for prevention of gastrointestinal cancers: a systematic review and meta-analysis. *Lancet, 364*(9441), 1219–1228.

BKHD. (o. J.). Qualitätskonferenz des BKHD. Bund Klassischer Homöopathen Deutschlands. http://www.bkhd-zweckbetrieb.de. Zugegriffen: 26. Apr. 2017.

Bonanni, P. (29. Oktober 1999). Demographic impact of vaccination: a review. *Vaccine, 17*(3), 120–125.

Brien, S. (2011). Homeopathy has clinical benefits in rheumatoid arthritis patients that are attributable to the consultation process but not the homeopathic remedy: a randomized controlled clinical trial. *Rheumatology, 50*(6), 1070–1082.

Buchmann, J. (24. Januar 2003). What is osteopathic medicine?. *Deutsche Medizinische Wochenschrift, 128*(4), 1569.

CDC. (o. J.). Saving Lives, Protecting People: Influenza. Centers for Disease Control and Prevention. https://www.cdc.gov/flu/index.htm. Zugegriffen: 26. Apr. 2017.

Chikramane, P. S. (Oktober 2010). Extreme homeopathic dilutions retain starting materials: a nanoparticulate perspective. *Homeopathy, 99*(4), 231–242.

Collins, C. (September/Oktober 1998). Yoga: intuition, preventive medicine and treatments. *Journal Obstetrics Gynecology Neonatal Nurse,* 563–568.

Colquhoun, D., & Novella, S. P. (Juni 2013). Acupuncture is theatrical placebo. *Anesthesia & Analgesia, 116*(6), 1360–1363.

Deer, B. (2011). Secrets of the MMR scare. How the vaccine crisis was meant to make money. *British Medical Journal, 342,* c5258.

Demicheli, V., Rivetti, A., Debalini, M., & Di Pietrantonj, C. (15. Februar 2012). Using the combined vaccine for protection of children against measles, mumps and rubella. Cochrane. http://www.cochrane.org/CD004407/ARI_using-combined-vaccine-protection-children-against-measles-mumps-and-rubella. Zugegriffen: 26. Apr. 2017.

DeStefano, F., & Chen, R. T. (1999). Negative association between MMR and autism. *Lancet, 353,* 1987–1988.

Deutsche Apotheker Zeitung (20. Apr. 2017). Kein neues Signal für Impfkomplikationen. Paul-Ehrlich-Institut hat die Meldungen von 2015 ausgewertet. https://www.deutsche-apotheker-zeitung.de/daz-az/2017/daz-16-2017/kein-neues-signal-fuer-impfkomplikationen. Zugegriffen: 9. Mai 2017.

DH. (o. J.). Fachverband Deutscher Heilpraktiker. Ausbildung. http://www.heilpraktiker.org/heilpraktiker-ausbildung. Zugegriffen: 26. Apr. 2017.

Dörner, K. (2003). *Der gute Arzt: Lehrbuch der ärztlichen Grundhaltung.* Stuttgart: Schattauer.

dpa. (20. Mai 2015). Ärztliche Behandlungsfehler Zahl der Verdachtsfälle steigt. Spiegel online/Deutsche Presse.Agentur.

http://www.spiegel.de/gesundheit/diagnose/aerztliche-behandlungsfehler-zahl-der-verdachtsfaelle-steigt-a-1034689.html. Zugegriffen: 26. Apr. 2017.

DZVhÄ. (2012). Homöopathie für Ärzte: Fortbildung. Deutscher Zentralverein homöopathischer Ärzte – Homöopathie online. https://www.dzvhae.de/homoeopathie-fuer-aerzte-und-fachpublikum/fortbildung/das-homoeopathie-diplom-des-dzvhae-1-796.html. Zugegriffen: 26. Apr. 2017.

Eggertson, L. (2010). Lancet retracts 12-year-old article linking autism to MMR vaccines. *Canadian Medical Association Journal, 182*, 199–200.

EMA. (März 2004). Association between thimerosal-containing vaccine and autism. European Medicines Agency. http://www.ema.europa.eu/docs/en_GB/document_library/Scientific_guideline/2009/09/WC500003904.pdf. Zugegriffen: 26. Apr. 2017.

EMA. (2016). Zusammenfassung des EPAR für die Öffentlichkeit: Gardasil 9: 9-valenter Impfstoff gegen Humane Papillomviren (rekombinant, adsorbiert). European Medicine Agency. http://www.ema.europa.eu/docs/de_DE/document_library/EPAR_-_Summary_for_the_public/human/003852/WC500189114.pdf. Zugegriffen: 26. Apr. 2017.

Emmerling, P. (2014). *Ärztliche Kommunikation*. Stuttgart: Schattauer.

Epoke, J. E., Eko, F., & Mboto, C. I. (1990). Vaccinated versus unvaccinated children: how they fare in first five years of life. *Tropical and Geographical Medicine, 42*(2), 182–184.

Ernst, E. (2001). *Praxis Naturheilverfahren*. Heidelberg: Springer Medizin.

Ernst, E. (2003). Mistletoe for cancer? A systematic review of randomised clinical trials. *International Journal of Cancer, 107*, 262–267.

Ernst, E. (8. Oktober 2010). Schüßler-Salze: Teuer aber wertlos?. Stern online. http://www.stern.de/gesundheit/

ratgeber-alternativmedizin-schuessler-salze---teuer--aber-wert-los--3885802.html. Zugegriffen: 26. Apr. 2017.

Ernst, E. (2016). Informationsnetzwerk Homöopathie. So schützen Sie sich vor falschen Heilsversprechen. https://www.netzwerk-homoeopathie.eu/kurz-erklaert/138-prof-ernst-informiert-so-schuetzen-sie-sich-vor-falschen-heilsversprechen-der-alternativmedizin

Ernst, E. (15. März 2016a). Aber es gibt doch Studien, die zeigen, dass Homöopathie wirkt!. Informationsnetzwerk Homöopathie. http://www.netzwerk-homoeopathie.eu/faq/49-aber-es-gibt-doch-studien-die-zeigen-dass-homoeopathie-wirkt-2. Zugegriffen: 26. Apr. 2017.

Ernst, E. (8. Juli 2016b). The tricks of the quackery trade (part 4). Blog Edzard Ernst. http://edzardernst.com/2016/07/the-tricks-of-the-quackery-trade-part-4/. Zugegriffen: 26. Apr. 2017.

Federspiel, K., & Herbst, V. (1996). *Die Andere Medizin: Nutzen und Risiken sanfter Heilmethoden*, 4., überarb. u. erw. Aufl. Berlin: Stiftung Warentest (Hrsg.).

Federspiel, K., & Herbst, V. (2005). *Die Andere Medizin. „Alternative" Heilmethoden für Sie bewertet*. Berlin: Stiftung Warentest.

Feichtinger, T., Mandl, E., & Niedan-Feichtinger, S. (2011). *Handbuch der Biochemie nach Dr. Schüßler: Grundlagen, Materia medica, Repertorium*, 5. Aufl. Stuttgart: Haug.

Feichtinger, T., & Niedan-Feichtinger, S. (2011). *Antlitzanalyse in der Biochemie nach Dr. Schüßler: Der Bildatlas*. Stuttgart: Haug.

Feldwisch-Drentrup, H. (20. Februar 2017). Behörden streiten um Ermittlungen gegen Heilpraktiker. Deutsche Apotheker Zeitung online. https://www.deutsche-apotheker-zeitung.de/news/artikel/2017/02/20/behoerden-streiten-um-ermittlungen-gegen-heilpraktiker. Zugegriffen: 26. Apr. 2017.

Forster, K. (29. März 2017). Measles outbreak spreads across Europe as parents shun vaccinations, World Health Organisation warns: Misinformation about vaccines continues to proliferate on the internet. Independant. http://www.independent.co.uk/news/world/europe/measles-outbreak-europe-spread-parents-vaccinations-anti-vaxxers-who-world-health-organisation-a7655591.html. Zugegriffen: 26. Apr. 2017.

FTC. (15. November 2016). FTC Issues Enforcement Policy Statement Regarding Marketing Claims for Over-the-Counter Homeopathic Drugs. Federal Trade Commission, USA. https://www.ftc.gov/news-events/press-releases/2016/11/ftc-issues-enforcement-policy-statement-regarding-marketing. Zugegriffen: 26. Apr. 2017.

Garfinkel, M. S., Schumacher, H., Husai, A., Levy, M., & Reshetar, R. (1994). Evaluation of yoga based regimen for treatment of osteoarthritis of the hands. *Journal of Rheumatology, 21,* 2341–2343.

G-BA. (18. Apr. 2006). Akupunktur zur Behandlung von Rücken- und Knieschmerzen wird Kassenleistung. Gemeinsamer Bundesausschuss. https://www.g-ba.de/institution/presse/pressemitteilungen/83/. Zugegriffen: 26. Apr. 2017.

G-BA. (19. April 2012). Tragende Gründe zum Beschluss des Gemeinsamen Bundesausschusses über die Änderung der Arzneimittel-Richtlinien (AM-RL): Verordnungsvoraussetzungen für Arzneimittel der besonderen Therapierichtungen. Gemeinsamer Bundesausschuss. https://www.g-ba.de/downloads/40-268-1952/2012-04-19_AM-RL-OTC_bes-Therapierichtung_Korr-2004_TrG.pdf. Zugegriffen: 26. April 2017.

Geisler, L. (16. März 2003). Das ärztliche Gespräch – eine vernachlässigte Aufgabe. http://www.linus-geisler.de/vortraege/dd/0306kommunikation.pdf. Zugegriffen: 26. Apr. 2017.

Godlee, F. (2011). The fraud behind the MMR scare. *British Medical Journal, 342,* d:22.

Goldacre, B. (8. August 2010). Homöopathie: Brauchen wir „mehr Forschung"?. BlogGWUP. http://blog.gwup.net/2010/08/08/homoopathie-brauchen-wir-mehr-forschung/. Zugegriffen: 26. Apr. 2017.

Goldner, C. (11. Mai 2010a). Schüßler Salze. Süddeutsche Zeitung online. http://www.sueddeutsche.de/wissen/teil-schuessler-sal-ze-die-heilsamen-zwoelf-1.854997. Zugegriffen: 26. Apr. 2017.

Goldner, C. (13. Mai 2010b). Die heilsamen Zwölf: Vergebliche Suche nach dem Universalmittel. Süddeutsche Zeitung online. http://www.sueddeutsche.de/wissen/teil-spagyrikclusterme-dizin-vergebliche-suche-nach-dem-universalmittel-1.923406. Zugegriffen: 26. Apr. 2017.

Goldner, C. (Mai 2010c). 38 Blüten gegen alle Leiden. Süddeutsche Zeitung online. http://www.sueddeutsche.de/wissen/teil-bach-bluetentherapie-blueten-gegen-alle-leiden-1.927071. Zugegriffen: 26. Apr. 2017.

Grant, S. (Juni 2016). Acupuncture for substance use disorders: a systematic review and meta-analysis. *Drug and Alcohol Dependance, 163*, 1–15.

Guardian, T. (20. März 2017). Watch how the measles outbreak spreads when kids get vaccinated – and when they don't. https://www.theguardian.com/society/ng-interactive/2015/feb/05/-sp-watch-how-measles-outbreak-spreads-when-kids-get-vaccinated. Zugegriffen: 26. Apr. 2017.

Gute Pillen – schlechte Pillen. (September/Oktober 2008). Aufgespießt – Miracle Mineral Supplement V. *Verbraucherzeit-schrift für Medikamente in Deutschland, arznei-telegramm*, Der Arzneimittelbrief, Pharma-Brief *und Arzneiverordnung in der Praxis (AVP)*. GPSP 5/2008 S. 14.

Gute Pillen – schlechte Pillen. (20. März 2017). Zugelassene Mittel nicht immer wirksam. arznei telegramm. http://gute-pillen-schlechtepillen.de/meldungen/zugelassene-mittel-nicht-immer-wirksam/. Zugegriffen: 26. Apr. 2017.

Haake, M., Müller, H., Schade-Brittinger, C., Basler, H., Schäfer, H., Maier, C., & Molsberger, A. (22. Oktober 2007). German Acupuncture Trials (GERAC) for chronic low back pain: randomized, multicenter, blinded, parallel-group trial with 3 groups. *Arch Internal Medicine, 167*(17), 1892–1898.

Hahmacher-Brady, A. (25. Februar 2011). Artesunate activates mitochondrial apoptosis in breast cancer cells via iron-catalyzed lysosomal reactive oxygen species production. *The Journal of Bilogical Chemistry, 286*(3), 6587–6601.

Han, J., & Terenius, L. (1982). Neurochemical basis of acupuncture analgesia. *Annual Review Pharmacology Toxicology, 22,* 193–220.

Hass-Degg, K., Schwerla, B. S., & Schwerla, F. (o. J.). Evaluierung und kritische Bewertung von Studien der Osteopathie im klinischen Bereich und im Bereich der Grundlagenforschung in der europäischen und internationalen Literatur. Osteopathie Akademie.   http://www.osteopathie-akademie.de/abstracts/nr4. html. Zugegriffen: 26. Apr. 2017.

Haustein, K. O., Höffler, D., Lasek, R., & Müller-Oerlinghausen, B. (1998). Außerhalb der wissenschaftlichen Medizin stehende Methoden der Arzneitherapie. *Deutsches Ärzteblatt, 95,* 800–805.

Heilpraktikergesetz. (1939). Erlassen am 17. Februar1939. Gesetze im   Internet.   https://www.gesetze-im-internet.de/heilprg/ BJNR002510939.html. Zugegriffen: 26. Apr. 2017.

Helmstädter, A. (2007). Ein Therapeut als Kind seiner Zeit. Pharmazeutische Zeitung online. http://www.pharmazeutische-zeitung. de/index.php?id=4367&type=0. Zugegriffen: 26. Apr. 2017.

Hempen, C. H. (2000). *Akupunktur-Atlas*, 4. Aufl. München: Deutscher Taschenbuch Verlag.

HHS. (18. Januar 2017). Community Immunity ("Herd Immunity"). U. S. Department of Health & Human Services. https:// www.vaccines.gov/basics/protection/. Zugegriffen: 26. Apr. 2017.

Hinneburg, I. (März 2017). Impfschäden: Zwischen Dichtung und Wahrheit. Medizin transparent. http://www.medizin-transparent.at/impfschaeden. Zugegriffen: 26. Apr. 2017.

Hirschhausen, E. V. (2016). *Wunder wirken Wunder: Wie Medizin und Magie uns heilen*. Vorwort, Seite 11f. Berlin: Rowohlt.

Hoge, E. A., Bui, E., Palitz, S., Schwarz, N., Owens, M., Johnston, J., & Simon, N. (25. Januar 2017). The effect of mindfulness meditation training on biological acute stress responses in generalized anxiety disorder. *Psychiatry Research, 16*, S0165–1781.

Homöopedia. (2016). Wassergedächtnis. http://www.homöopedia.eu/index.php/Artikel:Wassergedächtnis. Zugegriffen: 26. Apr. 2017.

Homöopedia. (Februar 2017). Avogadrogrenze. http://www.homöopedia.eu/index.php/Artikel:Avogadrogrenze. Zugegriffen: 26. Apr. 2017.

Horton, R. (2004). A statement by the editors of the lancet. *Lancet, 363*, 820–821.

Humanistische Aktion. (8. Mai 2009). Rassismus bei Rudolf Steiner. Humanistische Aktion – online. http://www.humanistische-aktion.homepage.t-online.de/steiner.htm. Zugegriffen: 26. Apr. 2017.

Hümmler, H. G. (2017). *Relativer Quantenquark: Kann die moderne Physik die Esoterik belegen?*. Heidelberg: Springer Spektrum.

Hviid, A., Stellfeld, M., Wohlfahrt, J., & Melbye, M. (2003). Association between thimerosal-containing vaccine and autism. *Journal of the American Medical Association, 290*(13), 1763–1766.

Impfbulletin. (20. März 2017). Robert Koch Institut. http://www.rki.de/DE/Content/Infekt/EpidBull/epid_bull_node.html. Zugegriffen: 26. Apr. 2017.

Impfen-info. (15. März 2016). Warum ist Impfen wichtig? Impfen-info online. http://www.impfen-info.de/wissenswertes/20-fragen-und-antworten-zum-impfen/. Zugegriffen: 26. Apr. 2017.

Impf-info. (24. Juni 2016). Transparenz bei der STIKO – die Hintergründe. Impf-info online. https://www.impf-info.de/12-allgemeines/200-transparenz-bei-der-stiko-die-hintergründe.html. Zugegriffen: 26. Apr. 2017.

Institute of Medicine. (2004). Immunization Safety Review: Vaccines and Autism. https://www.ncbi.nlm.nih.gov/books/NBK25344/. Zugegriffen: 26. Apr. 2017.

IQWiG-Berichte. (2014). Nutzenbewertung eines HPV-Tests im Primärscreening des Zervixkarzinoms – Aktualisierung: Rapid Report; Auftrag S13-03. 14.05. 2014.Institut für Qualität und Wirtschaftlichkeit im Gesundheitswesen (IQWiG). *IQWiG, Bericht Nr. 222.*

Jong, M. D.. 2017. A randomized controlled pilot study on mindfulness-based cognitive therapy for unipolar depression in patients with chronic pain. *Journal of Clinical Psychiatry*, 28. Februar   https://www.ncbi.nlm.nih.gov/pubmed/28252881. Zugegriffen: 09. Mai 2017.

Kandel, E. R. (2008). *Psychoanalyse und die Biologie des Geistes.* Berlin: Suhrkamp.

Kaptchuk, T. J. (2001). *Das große Buch der chinesischen Medizin: Die Medizin von Yin und Yang in Theorie und Praxis.* Dresden: Heyne.

Kay Garcia, M. et al. (15. November 2015). Systematic review of acupuncture to control hot flashes in cancer patients. *Cancer*, *121*(22), 3948–3958.

KBV. (15. November 2016). Bürokratieindex (BIX). Kassenärztliche Bundesvereinigung. http://www.kbv.de/html/bix.php. Zugegriffen: 26. Apr. 2017.

Knilli, J. (2016). Wirksamkeit von Yoga bei älteren Menschen mit chronischen Schmerzen der Lendenwirbelsäule. http://www.diss.fu-berlin.de/diss/servlets/MCRFileNodeServlet/FUDISS_derivate_000000018836/diss_j.knilli.pdf. Zugegriffen: 09. Mai 2017.

Korzilius, H. (Mai 2017). Behandlungsfehler, Das Schadensrisiko ist gering. *Deutsches Ärzteblatt*, 114(16), 302f.

Krebsforum. (23. Juni 2007). Kommentar Thema: HPV-Impfung, Internationale Berichte. Österreichisches Krebsforum.   http://www.krebsforum.at/index.php?PHPSESSID

=81t148lh6384npfl0m7peqh2d87bkq3ss12lb1ggmcl8pe-
rolnj0&topic=661.msg1494#msg1494. Zugegriffen: 26.
Apr. 2017.

Krebsinformationsdienst. (29. August 2016a). HPV-Impfung.
https://www.krebsinformationsdienst.de/vorbeugung/risiken/
hpv-impfung.php. Zugegriffen: 26. Apr. 2017.

Krebsinformationsdienst. (15. Dezember 2016b). Krebsstatisti-
ken: Wie häufig ist Krebs in Deutschland?. https://www.krebs-
informationsdienst.de/grundlagen/krebsstatistiken.php. Zugegriffen: 26. Apr. 2017.

Krebsinformationsdienst. (27. Januar 2017). Psychische Einflüsse
auf die Krebsentstehung. https://www.krebsinformations-
dienst.de/leben/krankheitsverarbeitung/psyche-und-krebsri-
siko.php. Zugegriffen: 26. Apr. 2017.

Kugelstadt, A. (27. Februar 2017). Mythos Psychosomatik. Blog:
Die Erde ist keine Scheibe. http://die-erde-ist-keine-scheibe.
de/2017/02/27/emotionale-schmerzen-ganz-easy-peasy-ent-
schluesselt/. Zugegriffen: 26. Apr. 2017.

Laccourreye, O., Werner, A., Laccourreye, L., & Bonfils, P. (30.
November 2016). Benefits, pitfalls and risks of phytotherapy
in clinical practice in otorhinolaryngology. *European Annuals
Otorhinolaryngology Head Neck Dissection, 16*, 1879 f.

Lahmann, C., Henningsen, P., Noll-Hussong, M., & Dinkel, A.
(2010). Somatoforme Störungen. *Psychotherapy Psychosomatic
Medicine Psychology, 60*, 227–236.

Laneri, D., Schuster, V., Dietsche, B., Jansen, A., Ott, U., & Sommer,
J. (14. Januar 2016). Effects of long-term mindfulness medita-
tion on brain's white matter microstructure and its aging. *Front
Aging Neuroscience, 7*, 254.

Lehn, B. (14. Februar 2008). Impfanweisungen aus der Pharmaindustrie? *Die Welt.*

Leick, P. (2006). Die „schwache Quantentheorie" und die Homöopathie. *Skeptiker, 03.*

Linde, K., et al. (1. Januar 2012). Naturheilverfahren, komplementäre und alternative Therapien. Gesundheitsmonitor, Bertelsmannstiftung. http://gesundheitsmonitor.de/studien/detail/?tx_itaoarticles_pi1%5Barticle%5D=35&tx_itaoarticles_pi1%5Baction%5D=show&tx_itaoarticles_pi1%5Bcontroller%5D=Article&cHash=879772105550f1d5c4f0c91aea8a6a2c. Zugegriffen: 26. Apr. 2017.

Lindemann, G. (1992). *Dr. med. Wilhelm Heinrich Schüßler: Sein Leben und Werk*. Oldenburg: Isensee-Verlag.

Maier, J. (18. August 2016). Osteopathie: In guten Händen?. Zeit online. http://www.zeit.de/2016/33/osteopathie-babies-orthopaedie-gesundheit-medizin-saeuglinge. Zugegriffen: 26. Apr. 2017.

Mandić, M. L. (29. September 1995). Aluminium levels in human milk. *Science of The Total Environment*, *170*(3), 165–170. Online: http://www.sciencedirect.com/science/article/pii/0048969795047024?via=ihub. Zugegriffen: 26. Apr. 2017.

Mentzer, D., Meyer, H., & Keller-Stanislawski, B. (2013). Sicherheit und Verträglichkeit von monovalenten Masern- und kombinierten Masern-, Mumps-, Röteln- und Varizellenimpfstoffen. *Bundesgesundheitsblatt, 56*, 1253–1259.

Münsteraner Kreis (MK). (2017). *Münsteraner Memorandum Heilpraktiker*. https://www.aerzteblatt.de/down.asp?id=19264. Zugegriffen: 21. Aug. 2017.

Monteiro-Ferreira, J., Rößel-Bretschneider, A., & Thuillier, L. (o. J.). Untersuchung der Reproduzierbarkeit osteopathischer Tests am Beispiel des Beckens. Osteopathie Akademie. http://www.osteopathie-akademie.de/abstracts/nr30.html. Zugegriffen: 26. Apr. 2017.

Mukerji, N. (2016). *Die 10 Gebote des gesunden Menschenverstands*. Heidelberg: Springer Spektrum.

Müller, A. (2016). *Wie Heilpraktiker mit unserer Gesundheit spielen*. München: Riemann.

Müller-Nordhorn, J. (28. Januar 2015). Association between sudden infant death syndrome and diphtheria-tetanus-pertussis immunisation: an ecological study. *BMC Pediatrics, 15*(1), 1.

NCI. (11. Dezember 2015). Questions and answers about high-dose vitamin C. national cancer institute. https://www.cancer.gov/about-cancer/treatment/cam/patient/vitamin-c-pdq#link/_5. Zugegriffen: 26. Apr. 2017.

NHMRC. (März 2015). NHMRC statement on homeopathy. National health and medical research council, Australia. https://www.nhmrc.gov.au/_files_nhmrc/publications/attachments/cam02_nhmrc_statement_homeopathy.pdf. Zugegriffen: 26. Apr. 2017.

NHS. (23. Februar 2010). Science and Technology Committee – Fourth Report Evidence Check 2: Homeopathy. UK National Health Society. https://www.publications.parliament.uk/pa/cm200910/cmselect/cmsctech/45/4502.htm. Zugegriffen: 26. Apr. 2017.

NHS. (7. Apr. 2016). Benefits and risks of vaccination. National Health Society. http://www.nhs.uk/conditions/vaccinations/pages/benefits-and-risks.aspx. Zugegriffen: 26. Apr. 2017.

Nyhan, B., Reifler, J., Richey, S., & Freed, G. (2014). Effective messages in vaccine promotion: a randomized trial. *Pediatrics, 133*, e835–e842.

.Offit, P. A., & Jew, R. K. (Dezember 2003). Addressing parents' concerns: do vaccines contain harmful preservatives, adjuvants, additives, or residuals?. *Pediatrics, 112*(6). Online: http://pediatrics.aappublications.org/content/112/6/1394.full. Zugegriffen: 26. Apr. 2017.

Offit, P. A., & Moser, C. A. (Januar 2009). The problem with Dr Bob's alternative vaccine schedule. *Pediatrics, 123*(1). Online: http://pediatrics.aappublications.org/content/123/1/e164.full. Zugegriffen: 26. Apr. 2017.

Opel, D. J., Diekema, D. S., & Marcuse, E. K. (2011). Assuring research integrity in the wake of wakefield. *British Medical Journal, 342*, d2.

Ospina, M. B. et al. (Juni 2007). Meditation practices for health: state of the research. *Evidence Report/Technology Assessment, 155*, 1–263.

Osterloh, F. (Mai 2017). Wunsch nach neuem Gesundheitssystem. *Deutsches Ärzteblatt, 114*(16), 310f.

Paracelsus. (22. März 2017). Heilpraktikerschule. Ausbildung. http://www.paracelsus.de/ausbildung/hp/heilpraktiker-pruefung.asp. Zugegriffen: 26. Apr. 2017.

Patel, C. (1975). Twelve month follow up of yoga and bio-feedback in the management of hypertension. *Lancet, 1*, 62–64.

Paul-Ehrlich-Institut. (22. Januar 2016). Meldeformular Nebenwirkungen. http://www.pei.de/DE/infos/meldepflichtige/meldepflichten-anzeigepflichten-node.html. Zugegriffen: 26. Apr. 2017.

Philipp, M., Kohnen, R., & Hiller, K. O. (November 1999). Hypericum extract versus imipramine or placebo in patients with moderate depression: randomised multicentre study of treatment for eight weeks. *British Medical Journal, 319*(7224), 1534–1538.

Physio meets Science. (3. März 2017). Körperliche Aktivität und Rückenschmerz: Warum wir häufig scheitern. http://physiomeetsscience.com/korperliche-aktivitat-und-ruckenschmerz-warum-wir-haufig-scheitern/. Zugegriffen: 26. Apr. 2017.

Pilhar, H. (15. Februar 2017). Offener Brief an den Bundespräsidenten – Wiedergutmachung. Germanische Heilkunde. https://www.germanische-heilkunde.at/index.php/dokumentation-beitrag-anzeigen/items/vater-von-olivia-an-bp-van-der-bellen-wiedergutmachung.html. Zugegriffen: 26. Apr. 2017.

Poethko-Müller, C., Atzpodien, K., Schmitz, R., & Schlaud, M. (25. Februar 2011). Impfnebenwirkungen bei Kindern und

Jugendlichen. Ergebnisse des Kinder- und Jugendgesundheits-surveys. *Bundesgesundheitsblatt, 54*, 357–364.

Posadzki, P., & Ernst, E. (30. Oktober 2010). Osteopathy for musculoskeletal pain patients: a systematic review of randomized controlled trials. *Clinical Rheumatology*.

Positivists. (15. Apr. 2016). The Bardens vs Lanka Case – Chronolgy and documentation. http://positivists.org/blog/archives/3881. Zugegriffen: 26. Apr. 2017.

Psiram. (22. August 2016). Osteopathie. https://www.psiram.com/ge/index.php/Osteopathie. Zugegriffen: 26. Apr. 2017.

Psiram. (7. März 2017a). Ryke Geerd Hamer. https://www.psiram.com/ge/index.php/Ryke_Geerd_Hamer#Tod_des_Sohnes_Dirk_1978. Zugegriffen: 26. Apr. 2017.

Psiram. (21. März 2017b). Spagyrik. https://www.psiram.com/ge/index.php?title=Spagyrik&oldid=118030. Zugegriffen: 26. Apr. 2017.

PZ. (1. Januar 2017). Weißdorn nicht mehr empfohlen. Pharmazeutische Zeitung online. http://www.pharmazeutische-zeitung.de/index.php?id=66952. Zugegriffen: 26. Apr. 2017.

Rambout, L., Hopkins, L., Hutton, B., & Fergusson, D. (2007). Prophylactic vaccination against human papillomavirus infection and disease in women: a systematic review of randomized controlled trials. *Canadian Medical Association Journal, 177*(5), 469–479.

Rao, T. S. S., & Andrade, C. (2011). The MMR vaccine and autism: sensation, refutation, retraction, and fraud. *Indian Journal of Psychiatry, 53*(2), 95–96.

Reiser, M. (22. Januar 2007). Stellungnahme des Präsidenten der deutschen Röntgengesellschaft. https://www.sapereaudepls.de/2016/03/01/gnm-hamerscherherd/. Zugegriffen: 26. Apr. 2017.

Reiss, M., & Reiss, G. (November 2012). Pharmacotherapy of acute and chronic tinnitus. *Medizinische Monatsschrift Pharmakologie, 35*(11), 396–406.

Richter-Kuhlmann, E. (2016). Masterplan Medizinstudium 2020: Blick auf den „großen Wurf". *Deutsches Ärzteblatt, 113*(27–28), A–1294.

RKI. (2008). KIGGS. Robert Koch Institut. http://www.rki.de/DE/Content/Gesundheitsmonitoring/Studien/Kiggs/Basiserhebung/GPA_Daten/Impfungen.pdf?__blob=publicationFile. Zugegriffen: 26. Apr. 2017.

RKI. (5. August 2013). Impfschäden Liste /Meldung. Robert Koch Institut. http://www.rki.de/DE/Content/Kommissionen/STIKO/Impfsicherheit/sicherheit_impfungen_node.html. Zugegriffen: 26. Apr. 2017.

RKI. (5. Januar 2017). Impfbulletin Januar. Robert Koch Institut. http://www.rki.de/DE/Content/Infekt/EpidBull/Archiv/2017/Ausgaben/01_17.pdf?__blob=publicationFile. Zugegriffen: 26. Apr. 2017.

Rosenbaum, M. (1. März 2017). Resisting the suppression of science. *New England Journal of Medicine.*

Roth, M., & Tornow, P. (1999). *Aufsätze zur Medizingeschichte der Stadt Oldenburg.* Oldenburg: Isensee-Verlag.

Rüegg, J. C. (2014). *Mind & Body: Wie das Gehirn unsere Gesundheit beeinflusst.* Stuttgart: Schattauer.

Rupprecht, M. (2005). Die Spagyrik des Alexander von Bernus in der Tradition der paracelsischen Alchemie. *Erfahrungsheilkunde, 176*–185. Stuttgart: Thieme. https://www.thieme.de/viamedici/klinik-faecher-sonstige-faecher-1548/a/alexandervonbernus-3935.htm. Zugegriffen: 30. Apr. 2017.

Schleichert, H. (2005). *Wie man mit Fundamentalisten diskutiert, ohne den Verstand zu verlieren, oder Anleitung zum subversiven Denken.* München: Beck. (Beck´sche Reihe.).

Schmitz, R., Poethko-Müller, C., Reiter, S., & Schlaud, M. (2011). Impfstatus und Gesundheit von Kindern und Jugendlichen: Ergebnisse des Kinder- und Jugendgesundheitssurveys (KiGGS). *Deutsches Ärzteblatt, 108*(7), 99–104.

Schönberger, K., Ludwig, M., Wildner, M., & Weissbrich, B. (16. Juli 2013). Epidemiology of Subacute Sclerosing Panencephalitis (SSPE) in Germany from 2003 to 2009: A Risk Estimation. PLOS one. https://www.aerzteblatt.de/nachrichten/55190. Zugegriffen: 30. Apr. 2017.

Schüßler (1874). *Eine abgekürzte Therapie, gegründet auf Histologi und Cellular-Pathologie.* Oldenburg: Schulze.

Serve, H. (1. Februar 2014). Zum Weltkrebstag. Rhein-Main-Extratipp-Interview. https://www.extratipp.com/rhein-main/onkologe-hubert-serve-uniklinik-frankfurt-spricht-interview-ueber-tueckische-krankheit-krebs-3342463.html. Zugegriffen: 26. Apr. 2017.

Shang, A. (2005). Are the clinical effects of homoeopathy placebo effects? Comparative study of placebo-controlled trials of homoeopathy and allopathy. *Lancet, 366,* 726–732.

Siegmund-Schultze, N. (Mai 2017). Unter Verdacht: Wie sich neue Tumorviren identifizieren lassen. *Deutsches Ärzteblatt, 114*(16), 324f.

Singh, S., & Ernst, E. (2009). *Gesund ohne Pillen: Was kann die Alternativmedizin?.* München: Hanser.

Sorbero, M. E., Reynolds, K., Colaiaco, B. et al. (2016). Acupuncture for major depressive disorder: a systematic review. *Rand Health Quarterly, 5*(4), 7.

Spektrum (04. Mai 2017). Impfskepsis. Was steckt hinter der Impfangst?. Spektrum der Wissenschaft online. http://www.spektrum.de/magazin/impfskepsis-was-steckt-hinter-impf-angst/1440300. Zugegriffen am 10. Mai 2017.

SPSP. (21. Januar 2017). Facts, beliefs, and identity: The seeds of science skepticism. Society for Personality and Social Psychology via Sciencedaily. https://www.sciencedaily.com/releases/2017/01/170121183252.htm. Zugegriffen: 26. Apr. 2017.

Stadler, B. (29. November 2011). Es gibt kein Menschenrecht auf Ansteckung von anderen Menschen. Video Denkfest:

Gesundheitliche Auswirkungen der Impfverschwörungen. https://www.youtube.com/watch?v=fGA5_-b40BE. Zugegriffen: 26. Apr. 2017.

Stiftung Warentest. (Hrsg.) (2005). *Die andere Medizin: „Alternative" Heilmethoden für Sie bewertet*. Berlin: Stiftung Warentest.

Stiftung Warentest. (Januar 2006). Spagyrik-Therapie. Testberichte.de. http://www.testberichte.de/test/produkt_tests_heilpraktiker_spagyrik__therapie_p84930.html. Zugegriffen: 26. Apr. 2017.

StIKo. (15. März 2017). Ständige Impfkommission Mitglieder. https://www.rki.de/DE/Content/Kommissionen/STIKO/Mitgliedschaft/Mitglieder/mitglieder_node.html. Zugegriffen: 26. Apr. 2017.

Stratton, K., et al. (25. August 2011). Adverse effects of vaccines. Institute of medicine. https://www.ncbi.nlm.nih.gov/books/NBK190024/. Zugegriffen: 26. Apr. 2017.

The Russian Academy of Science. (7. Februar 2017). Statement on homeopathy: Homeopathy is pseudoscience. http://klnran.ru/en/2017/02/memorandum02-homeopathy/. Zugegriffen: 26. Apr. 2017.

Traitteur, H. (2013). Wirksamkeit einer Iyengar Yogaintervention bei Patienten mit chronischen Nackenschmerzen. http://www.diss.fu-berlin.de/diss/receive/FUDISS_thesis_000000093784. Zugegriffen: 09. Mai 2017.

Uexküll, T. V. (1998). *Psychosomatische Medizin*, 5. Aufl. München: Urban & Schwarzenberg.

Vaccines. (27. Januar 2016). Vaccine development, testing, and regulation. The history of vaccines. https://www.historyofvaccines.org/content/articles/vaccine-development-testing-and-regulation. Zugegriffen: 26. Apr. 2017.

Vedanthan, P. K. et al. (1998). Clinical study of yoga techniques in university students with asthma: a controlled study. *Allergy Asthma Proceedings, 19*, 3–9.

Verbraucherzentrale. (3. Januar 2017a). Meldung zu Miracle Mineral Supplement (MMS): Erhebliche Gesundheitsgefahr. https://www.verbraucherzentrale.de/miracle-mineral-supplement. Zugegriffen: 26. Apr. 2017.

Verbraucherzentrale. (5. Januar 2017b). Wann zahlt die Kasse Akupunktur?. https://www.verbraucherzentrale.de/akupunktur-wann-zahlt-die-krankenkasse. Zugegriffen: 26. Apr. 2017.

Verwaltungsgericht Frankfurt am Main. (2017). Urteil – 4 K 3468/16.F.

Wakefield, A. J., Murch, S., Anthony, A., Linnell, J., Casson, D., Malik, M. et al. (1998). Ileal-lymphoid-nodular hyperplasia, non-specific colitis, and pervasive developmental disorder in children. *Lancet, 351,* 637–641.

Walach, H., Rilling, C., & Engelke, U. (2000). Bach flower remedies are ineffective for test anxiety: results of a binded, placebo-controlled, randomized trial. *Forschung Komplementärmedizin, 7,* 55.

Walach, H. (20. Januar 2015). Warum wir ein Modell für nicht-lokale Effekte benötigen und wofür. Homepage Harald Walach. http://harald-walach.de/2015/01/20/warum-wir-ein-modell-fuer-nicht-lokale-effekte-benoetigen-und-wofuer/. Zugegriffen: 26. Apr. 2017.

Walach, H. (o. J.). Generalisierte Quantentheorie (Weak Quantum Theory): Eine theoretische Basis zum Verständnis transpersonaler Phänomene. Anomalistik. https://www.anomalistik.de/images/pdf/sdm/sdm-2004-10-walach.pdf. Zugegriffen: 26. Apr. 2017.

Weißer, K., Bauer, K., Volkers, P., & Keller-Stanislawski, B. (2004). Thiomersal und Impfungen. *Gesundheitsblatt, 47,* 1165–1174.

Weißer, K., Barth, I., & Keller-Stanislawski, B. (2009). Sicherheit von Impfstoffen. *Bundesgesundheitsblatt.* https://www.pei.de/SharedDocs/Downloads/bundesgesundheitsblatt/2009/2009-sicherheit-impfstoffe.pdf?__blob=publicationFile&v=1. Zugegriffen: 09. Mai 2017.

WHO. (2003). Statement on thiomersal. World Health Organization. http://www.who.int/vaccine_safety/committee/topics/thiomersal/statement_jul2006/en/. Zugegriffen: 09. Mai 2017.

WHO. (24. Januar 2004). MMR and autism. World Health Organization: Weekly epidemiological report. http://www.who.int/vaccine_safety/committee/reports/wer7804.pdf?ua=1. Zugegriffen: 26. Apr. 2017.

WHO. (1. Januar 2017a). Top 10 causes of death worldwide. Word Health Organization. http://www.who.int/mediacentre/factsheets/fs310/en/. Zugegriffen: 26. Apr. 2017.

WHO. (1. März 2017b). Thiomersal. World Health Organization. http://www.who.int/biologicals/areas/vaccines/thiomersal/en/. Zugegriffen: 26. Apr. 2017.

WHO. (März 2017c). Measles Fact sheet Reviewed March 2017. World Health Organization. http://www.who.int/mediacentre/factsheets/fs286/en/. Zugegriffen: 26. Apr. 2017.

Wijhe, M. V. et al. (Mai 2016). Effect of vaccination programmes on mortality burden among children and young adults in the Netherlands during the 20th century: a historical analysis. *The Lancet Infectious Diseases, 16*(5), 592–598.

Wikipedia. (25. Februar 2016a). Edward Bach. Wikipedia: Die freie Enzyklopädie. https://de.wikipedia.org/w/index.php?title=Edward_Bach&oldid=151898721. Zugegriffen: 26. Apr. 2017.

Wikipedia. (26. November 2016b). Spagyrik. Wikipedia: Die freie Enzyklopädie. https://de.wikipedia.org/w/index.php?title=Spagyrik&oldid=160077836. Zugegriffen: 26. Apr. 2017.

Wikipedia. (6. Januar 2017a). Wilhelm Heinrich Schüßler. Wikipedia: Die freie Enzyklopädie. https://de.wikipedia.org/w/index.php?title=Wilhelm_Heinrich_Sch%C3%BC%C3%9Fler&oldid=161340375. Zugegriffen: 26. Apr. 2017.

Wikipedia. (Februar 2017b). Anthroposophische Medizin. Wikipedia: Die freie Enzyklopädie. https://de.wikipedia.org/w/index.php?title=Anthroposophische_Medizin&oldid=162849658. Zugegriffen: 26. Apr. 2017.

Wikipedia. (5. Februar 2017c). Bach-Blütentherapie. Wikipedia: Die freie Enzyklopädie. https://de.wikipedia.org/w/index. php?title=Bach-Bl%C3%BCtentherapie&oldid=162331078. Zugegriffen: 26. Apr. 2017.

Wikipedia. (7. März 2017d). Anthroposophie. Wikipedia: Die freie Enzyklopädie. https://de.wikipedia.org/w/index.php?title=Anthroposophie&oldid=163360379. Zugegriffen: 26. Apr. 2017.

Wilm, S., Knauf, A., Peters, T., Bahrs, O. (2004) Wann unterbricht der Hausarzt seine Patienten zu Beginn der Konsultation? Zeitschrift für Allgemein Medizin 80: 53-57, https://www.online-zfa.de/media/archive/2004/02/10.1055-s-2004-44933.pdf, Zugegriffen am 24. April 2017

Zeldin, T. (29. Apr. 2017) Interview von Bettina Figl. Achtsamkeit ist ein Tranquilizer. http://www.wienerzeitung.at/themen_channel/bildung/heranwachsen/885371_Achtsamkeit-ist-ein-Tranquilizer.html. Zugegriffen: 09. Mai 2017.

5

Der Patient als Kunde oder wird mit Krankheit nur Geld verdient?

Ja, mit Krankheit wird Geld verdient. Und das nicht zu knapp. 328 Milliarden Euro wurden laut Statistischem Bundesamt in Deutschland allein im Jahr 2014 ausgegeben (Destatis 2016). Darunter fallen Ausgaben für Arzneimittel, Medizinprodukte, Arztbesuche, Operationen, Klinikaufenthalte und Investitionen im Gesundheitswesen, ferner auch Forschungs- und Entwicklungskosten, die nicht von den Arzneimittelherstellern getragen werden. Dazu gehören auch Pflegeleistungen, betriebliche Gesundheitsvorsorge und Maßnahmen zur Wiedereingliederung in den Beruf nach einer Krankheitszeit. Nicht dazu zählt zum Beispiel das Wohnen in einem Pflege- oder Seniorenwohnheim oder Kosten für Fitness und Wellness. (Destatis 2016.)

Die Frage ist nun, wer damit das Geld verdient. Die Hersteller von Medikamenten, oft auch als „Pharmaindustrie"

© Springer-Verlag GmbH Deutschland 2018
N. Grams, *Gesundheit!*,
https://doi.org/10.1007/978-3-662-54799-1_5

bezeichnet, spielen – neben den Krankenkassen – die wohl größte Rolle. Die Pharmaindustrie gehört zu den profitabelsten Wirtschaftsbranchen des Landes. Zahlen müssen wir alle – über unsere Krankenkassenbeiträge.

Doch wo ist das Problem? Schließlich wird in einer Marktwirtschaft mit allen Waren, Gütern und Dienstleistungen letztlich Geld verdient. Im sensiblen Bereich Gesundheit jedoch setzen wir eine Art Altruismus voraus und erwarten, dass sich alle zum Gesundheitswesen Zählenden mit Vorbedacht redlich und nächstenliebend verhalten. Warum aber sollte ein ganzer Industriezweig das tun? Pharmaangestellte arbeiten, wie in jeder anderen Firma auch, nach dem Konkurrenz- und Erfolgsprinzip. Es gibt keine Moralprüfung beim Einstellungsgespräch. Eine Heiligsprechung strebt die Pharmaindustrie zweifellos genauso wenig an wie der Versandgroßhandel, und das sollte man eben auch nicht erwarten.

Ein Kind von Traurigkeit ist die Pharmaindustrie sicherlich nicht, wenn es darum geht, den eigenen Profit noch weiter zu steigern. Manche halten sie sogar für schlimmer als die Mafia (Schulte von Drach 2015). Der Investigativjournalist Markus Grill schildert in seinem Buch *Kranke Geschäfte: Wie die Pharmaindustrie uns manipuliert* gut dokumentierte Beispiele der Methoden, mit denen die Lobby der Pharmaindustrie Politiker, Ärzte und Wissenschaftler unter Druck setzt (Grill 2007). Dass hier viel im Argen liegt, steht außer Frage. Auch Pharmafirmen müssen sich hier in Deutschland jedoch an Gesetze und Vorschriften halten. Was nicht heißt, dass es keine Probleme mehr gäbe!

Ein weiterer engagierter und furchtloser Kritiker, der vieles anspricht, was mehr als falsch läuft, ist Ben Goldacre (2013). Er tut dies aber nicht als „Pharma-Basher", sondern als konstruktiver, wenngleich harter Kritiker um einer besseren, tatsächlich evidenzbasierten Medizin willen. Im Vorwort zu seinem Buch *Bad Pharma* heißt es:

> [Pharmafirmen] müssen [...] durchaus geltende Gesetze beachten. Die vorhandenen Gesetze belohnen aber solche Firmen nicht, die versuchen, sich einer verantwortungsbewussten Ethik im Sinne der Patienten und der Beitragszahler zu verpflichten – im Gegenteil: Die „Guten" stehen häufig wirtschaftlich im Abseits, sind benachteiligt und werden von den reicheren „Schlechten" übernommen – und alle guten Vorsätze verpuffen. „Good Pharma" werden zu wollen, bietet auf dem Arzneimittelmarkt keinerlei Vorteile. Hier müsste der Gesetzgeber zumindest für Chancengleichheit im Wettbewerb zwischen „good" und „bad" Pharma sorgen. (Sawicki 2013)

Zu ähnlichen Schlussfolgerungen gelangt Peter Gøtzsche (2014) in seinem Buch.

Die Zeiten, in denen die Pharmaindustrie Ärzte mit Luxusreisen und schönen Geschenken „geschmiert" hat, sind zum Glück weitestgehend vorbei. Aber auch heute sind Pharmahersteller die Hauptsponsoren von ärztlichen Kongressen und Fortbildungsveranstaltungen (und die können auch auf Mallorca stattfinden). Natürlich beeinflussen sie so die teilnehmenden Ärzte und wollen ihre Produkte stärker durch- und absetzen (Gute Pillen 2017; Boytchev 2016). Pharmareferenten besuchen Praxen und Kliniken mit neuen Produkten im Gepäck. Ich erinnere mich, dass ich in meiner Klinik-Zeit das solchermaßen empfohlene neue Medikament dann manchmal eingesetzt habe; allerdings war das eine Auswahl unter den zugelassenen und ähnlich wirksamen Medikamenten und nicht etwa völlig aus der Luft gegriffen.

Man sollte nicht vorschnell vermuten, dass Ärzte ihr Ethos einfach so abgeben und zu Handlangern der Pharmaindustrie mutieren, selbst wenn sie manchmal einer Anpreisung erliegen. Einflussnahme geschieht mitunter durchaus, meist aber keine Gehirnwäsche. Auf großen Mediziner-Kongressen habe ich viele kritische Kollegen kennengelernt, die sich mit Firmenvertretern regelrecht angelegt und hart über unsichere Datenlagen oder Grenzwerte diskutiert haben. Es gibt jedoch Daten, die zeigen, dass Ärzte *sich selbst* für grundsätzlich nicht beeinflussbar halten, ihre Kollegen dagegen umso mehr (Steinmann et al. 2001). Und es gibt Daten, die zeigen, dass Ärzte neuere, teurere und mehr Medikamente verschreiben, wenn sie unter solch einem Einfluss stehen, selbst wenn es „nur" eine Einladung zu einem Essen oder ein Kugelschreiber war (Ornstein et al. 2016; DeJong et al. 2016).

Welche Ärzte und Institutionen Geld von der Pharmaindustrie bekommen haben und zu welchen Einflüssen das führt, hat im Jahr 2016 das investigative Recherchezentrum Correctiv mitgeholfen aufzudecken. Bis zu einer wirklichen Transparenz ist es aber noch ein weiter Weg (Grill et al. 2016).

Neuerdings tritt zu den Marketingmethoden das sogenannte *Disease-Mongering* hinzu, das – vor allem in der Kombination von Gesundheitswesen und Wellnessindustrie – ein schwerwiegendes und umso ärgerlicheres Problem darstellt: Unpässlichkeiten, noch normale Grenzwerte oder auch ganz banale, wenn auch bedauerliche Alterserscheinungen wie der Verlust von Haupthaar werden zu Krankheiten umdefiniert (Moynihan 2002). In manchen Fällen mag das eine berechtigte Vorsichtsmaßnahme sein (Stichwort Prä-Diabetes), in anderen dient es einzig und allein dazu, Produkte, Laboranalysen und fragwürde Therapien zu verkaufen. Hierzu ist

auch das „Sissi-Syndrom" zu zählen, eine stark umstrittene
„Sonderform" der Depression (Blech 2004). Es ist anzunehmen, dass durch „Disease-Mongering" mehr Menschen direkt
zu Schaden kommen als durch Homöopathie (und sei es nur
finanziell). Ob das auch für Heilpraktiker so gilt, kann wegen
fehlender Kontrollen und Daten nicht beurteilt werden; sie
fliegen mit ihren Fantasie-Diagnosen unter dem Radar (Doc-
Check 2017).

Selbstredend hat die Pharmaindustrie ein finanzielles
Interesse daran, dass Grenzwerte, zum Beispiel für Bluthochdruck, Cholesterin oder Diabetes, möglichst niedrig sind,
sodass möglichst früh (und damit lange) ihre Präparate eingesetzt werden. Deswegen ist es so wichtig, dass Leitlinien,
Therapie-Empfehlungen und Zulassungen von Medikamenten von unabhängigen Stellen vorgenommen oder zumindest evidenzbasiert gegengeprüft werden (BfArM, IQWiG,
G-BA, Cochrane). Ein viel größeres Problem entsteht jedoch
da, wo „Disease-Mongering" außerhalb solcher Kontrollen
stattfindet: wenn Heilpraktiker und Alternativheiler Krankheiten erfinden und nicht geprüft wird, ob ihre Diagnosen
und Behandlungen stimmen (Stichwörter: „Weizenallergie",
„Amalgamausleitung", „Darmsanierung", „Wirbelblockaden",
„Übersäuerung" und Schlimmeres). In Bezug auf „die Pharma"
müssen wir unbedingt sehr genau hinschauen, doch bei der
Alternativbranche ist es nicht einmal möglich zu kontrollieren. Die schlimmsten Sorgen der Pharmaindustriekritiker sind
dort schon Realität geworden – unter staatlichem Segen.

Was viele nicht wissen: Homöopathika, Bach-Blüten
und andere Medikamente der Alternativmedizin werden
von der Pharmaindustrie hergestellt und verkauft (Payer
2017). Die Dr. Willmar Schwabe GmbH & Co. KG ist das

Mutterunternehmen des Schwabe-Konzerns, der im Jahr 2015 3.500 Mitarbeiter und einen Umsatz von 860 Millionen EUR verzeichnete (Wikipedia 2017b). Zum Schwabe-Konzern gehört unter anderem die Deutsche Homöopathie-Union (DHU). Die Biologische Heilmittel Heel GmbH gehört zur Delton AG. Allein im Jahr 2015 erwirtschaftete Heel einen Umsatz von 202 Millionen Euro (Heel o. J.). Alleiniger Aktionär der Delton AG ist Stefan Quandt (Wikipedia 2016), der zu den reichsten Deutschen zählt (Managermagazin 2016). Die Hersteller von Homöopathika und anderen Alternativmitteln haben es aber geschafft, als *Pharma*industrie unsichtbar zu sein – genau wie ihre Lobby.

Die Pharmaindustrie und das AMNOG

Deutschland belegt im Vergleich der EU-Länder den Spitzenplatz bei den Medikamentenpreisen (BW 2016). Forschung und Entwicklung eines neuen Wirkstoffs verschlingen Milliarden – aber für den Verkaufserfolg eines Medikaments können Werbung und Marketing diese Kosten sogar noch übersteigen. Und auch dafür müssen wir alle aufkommen. Die Bedingungen für die Pharmaindustrie waren in Deutschland immer günstig, denn dank ihrer wirtschaftlichen Bedeutung brauchte sie sehr lange Zeit keine gesetzlichen Regulierungen zu fürchten. Erst durch den schrecklichen Contergan-Skandal im Jahr 1961 wurden einige Missstände dramatisch sichtbar – und das veranlasste die Regierung (quälend langsam und teils sehr ineffizient) zum Handeln. Auch nach der Marktrücknahme von Contergan war der Staat offenbar überfordert. Es bereitete den Behörden massive Schwierigkeiten, gegen die

Herstellerfirma vorzugehen, die Zahl der Betroffenen festzu-
stellen und die Rücknahme zu überwachen. Die Bevölkerung
wurde nicht wirklich aufgeklärt, staatliche Hilfsmaßnahmen
erwiesen sich vielfach als unzureichend – eine Tragödie für
die Betroffenen und damals zweifellos eine peinliche Nieder-
lage des Staates gegen „Big Pharma".

Der Contergan-Skandal war aber letztlich ein Wendepunkt
und führte zu der Einsicht, dass der Staat selbst eine weitaus
größere Verantwortung für die Patientensicherheit übernehmen muss, als er das vorher tat. Seither sind viele Maßnahmen
ergriffen worden. Ein staatliches Zulassungsverfahren hat sich
etabliert (s. das Unterkapitel „Studien über Arzneimittel").
Die Unbedenklichkeit von Medikamenten wird nicht mehr,
wie früher üblich, nur durch die Herstellerfirmen in eigener
Verantwortung geprüft. Viele Maßnahmen der Medikamen-
tenzulassung und -sicherheit sind international koordiniert.
Doch nicht zuletzt diese Verschärfung der Zulassungsbedingungen führte dazu, dass die Arzneimittelpreise kontinuier-
lich anstiegen. So gut wie jede Bundesregierung hat sich an
Reformen versucht wie zum Beispiel dem Arzneimittelmarkt-
Neuordnungsgesetz, kurz AMNOG (BMG 2010). Das
eigentlich sinnvolle Gesetz sollte die Arzneimittelpreise der
Hersteller kontrollieren, Kosten eindämmen und die Sicherheit für Patienten erhöhen. Der G-BA legt seither anhand
einer Nutzenbewertung des IQWiGs den Zusatznutzen von
neu in den Markt eingeführten Arzneimitteln fest (bereits
zugelassene Medikamente sind davon nicht betroffen).

Pharmafirmen durften bisher den Preis von neu entwickel-
ten Medikamenten selbst bestimmen. Durch einen 20-jähri-
gen Patentschutz bleibt der Preis so lange bestehen, bis das
Patent abgelaufen ist. Die Patentschutzfrist läuft jedoch von

Anfang an, und einen Großteil der Zeit verwenden Hersteller auf die Entwicklung und spätere Überprüfung ihres neuen Wirkstoffs mittels Studien. Nicht alle patentierten Wirkstoffe werden zugelassen; Firmen investieren hierin teilweise Milliarden – und müssen doch aufgeben, wenn klar wird, dass das neue Medikament nicht „funktioniert". Erst nach Ablauf des Patentschutzes dürfen andere Hersteller den Wirkstoff „kopieren". Das sind die sogenannten Generika, die oftmals sehr viel günstiger angeboten werden.

Der Preis neuer Medikamente soll sich nun vorrangig an dem *Zusatznutzen* orientieren, den sie im Vergleich zu bereits auf dem Markt befindlichen Therapien aufweisen. Bevor der G-BA einen Beschluss fasst (der dann in die Arzneimittel-Richtlinie einfließt und auf dessen Grundlage die Preisverhandlungen zwischen Hersteller und Krankenkassen beginnen), wird in einem geordneten Verfahren konkret festgestellt, ob das neue Medikament einen „Mehrnutzen" gegenüber bereits etablierten Therapien für die gleiche Indikation tatsächlich belegen kann und welcher Preis dafür gerechtfertigt ist. Das soll vor allem dazu dienen, sogenannte Pseudoinnovationen auszubremsen, also Mittel, die mehr oder weniger nur umetikettiert wurden, die unwesentlich verändert und aus rein preispolitischen Gründen – oft wegen auslaufenden Patentschutzes für das alte Mittel – neu auf den Markt geworfen werden sollen. Das AMNOG wurde 2011 unter dem damaligen Bundesgesundheitsminister Philipp Rösler eingeführt und scheiterte zunächst etwas kläglich in der Praxis – dank erfolgreicher Lobbyarbeit seitens der Pharmabranche (Oelsner 2017).

Ein Beispiel mag dies verdeutlichen: Gliptine (Dipeptidyl-Peptidase-4-Inhibitoren) regen bei Diabetes mellitus Typ 2 die Insulinproduktion an und gehören zu den neueren

Antidiabetika. Zu den Gliptinen gehören zum Beispiel Saxagliptin, Sitagliptin, Linagliptin und Vildagliptin. Sie alle sind chemisch eng miteinander verwandt und wirken nach dem gleichen Mechanismus, aber gegenüber dem Vorgängermolekül haben sie (angeblich) irgendwelche Vorteile – etwa hinsichtlich Effektivität, Nebenwirkungen, Wirkdauer oder Verträglichkeit. Nun will der Gesetzgeber mit dem AMNOG verhindern, dass immer weiter chemisch nur minimal veränderte patentgeschützte und damit teure Gliptine auf den Markt gebracht werden, die keinen wirklichen Vorteil gegenüber den alten, patentfreien und damit günstigen Präparaten erbringen. Deshalb muss für neue Therapien laut AMNOG ein Zusatznutzen gegenüber etablierten Substanzen belegt werden. Ist dieser gegeben, gibt es einen Premiumpreis, ansonsten bekommt man den gleichen Preis zugestanden wie für die alten Vergleichsprodukte (was manche Anbieter dazu veranlasst, ihre Produkte nicht in Deutschland zu vermarkten). Über Saxagliptin und Sitagliptin zum Beispiel urteilte der G-BA negativ: Es konnte kein Zusatznutzen festgestellt werden (G-BA 2016). Für diese Mittel musste man sich also mit dem normalen Preis begnügen.

Klar ist, dass Pharmafirmen nach den immensen Entwicklungskosten so viel Verkaufserlös hereinbekommen wollen, wie sie nur kriegen können. Marketingtricks zu Lasten der Gesundheitskassen sollten jedoch keinesfalls hingenommen werden. Das ist allerdings ein mühsames Geschäft: Der für 2011 durch die Einführung des AMNOG erwartete Einspareffekt von 2 Milliarden Euro wurde zwar nicht realisiert, aber 800 Millionen sind immerhin auch kein Pappenstiel (GKV-Spitzenverband o. J.).

Leider hat ein neuer Gesetzentwurf vom Juni 2016 es nicht geschafft, für weitere Verbesserungen zu sorgen. Er sollte die Preisfreiheit von Pharmafirmen im ersten Jahr nach der Markteinführung eines neuen Medikaments reglementieren. Im März 2017 wurde klar, dass die geplante „Umsatzschwelle von 250 Millionen Euro" gescheitert war: Wenn ein Unternehmen mit einem neuen Medikament innerhalb des ersten Jahres mehr als 250 Millionen Euro einnimmt, sollte das Mittel von nun an nur noch den mit den Krankenkassen ausgehandelten günstigeren Preis kosten. Ein eher symbolisch gemeinter Akt, der sicherlich an einer gut aufgestellten Pharmalobby scheiterte – und an der ewigen Kompromisssuche der großen Koalition (Berres 2017).

Wir sehen, dass man sich zunehmend bemüht, der Pharmaindustrie nicht ganz freie Hand zu lassen. So fordert Gerd Antes, der deutsche Pionier der EbM:

> Wir können es uns nicht leisten, eine Medizin zu betreiben, von der Patienten keine Vorteile haben. Leider werden gründliche Wirksamkeitsnachweise immer wieder bewusst ausgelassen oder unterlaufen, um Eigeninteressen zu schützen, die durch objektive Studienergebnisse bedroht wären. (Antes 2011)

Und er sprach hier nicht über die Alternativmedizin! (Mehr zu diesen Themen finden Sie auch in dem kritischen Buch von Werner Bartens 2012.)

Das Solidarprinzip der Krankenkassen – GKV und PKV

Der Paragraph 12 des Sozialgesetzbuchs V sagt in seinem ersten Abschnitt über die Leistungen der Krankenkassen Folgendes:

Die Leistungen müssen ausreichend, zweckmäßig und wirtschaftlich sein; sie dürfen das Maß des Notwendigen nicht überschreiten. Leistungen, die nicht notwendig oder unwirtschaftlich sind, können Versicherte nicht beanspruchen, dürfen die Leistungserbringer nicht bewirken und die Krankenkassen nicht bewilligen. (Juris 1998)

Das erlegt den Selbstverwaltungsorganen der Krankenkassen und den staatlichen Regulierungsbehörden eine große Verantwortung auf. Den Einnahmen der gesetzlichen Krankenkassen in Höhe von rund 212,42 Milliarden Euro im Jahr 2015 standen nach den vorläufigen Finanzergebnissen des Bundesgesundheitsministeriums Ausgaben von rund 213,56 Milliarden Euro gegenüber (BMG 2016). Das ist ein enormes Budget, aber es dient ja auch einem ebenso wichtigen wie sinnvollen Zweck: Operationen, Medikamente und Therapien werden davon bezahlt. Auch solche, die teuer sind. Eine Hepatitis C zu heilen, war früher unmöglich; heute kostet es zwischen 45.000 und 68.000 Euro für *einen* Patienten (Kurth 2015) – und ist im Budget enthalten. (Manche Krankenkassen weigern sich allerdings, den hohen Preis für das patentgeschützte Medikament zu bezahlen; vgl. Simmank 2017.) Im Gegensatz zu anderen Ländern (z. B. den USA vor der Einführung von Obama-Care) kann eine solche Behandlung in Deutschland jeder bekommen, nicht nur Reiche oder irgendwie Privilegierte; die Gemeinschaft zahlt solidarisch alle Ausgaben für jeden. In der gesetzlichen Krankenversicherung (GKV) hat jeder den gleichen – vom eigenen gesundheitlichen Bedarf abhängigen – Zugang zur medizinischen Versorgung. Das ist eine gewaltige Errungenschaft, die es verdient, bewahrt zu werden.

Die hauptsächliche Gegenleistung – nämlich die zu entrichtenden Krankenkassenbeiträge – richtet sich nach der

Höhe des Einkommens und nicht nach den erhaltenen Leistungen. Manche brauchen nicht viel und finanzieren damit nötige und auch teure Behandlungen der anderen: Das ist das *Solidarprinzip*. Da es jeden einmal treffen kann, ist das ein faires Prinzip. Die Solidarität geht so weit, dass im Rahmen der Familienversicherung Kinder und nicht erwerbstätige Ehepartner automatisch mitversichert sind, ohne dass sich deswegen die Beitragshöhe, die nur an das Einkommen gekoppelt ist, ändert. Das bedeutet aber auch, dass Alleinstehende und/oder Kinderlose durch ihre Beiträge die Versorgung der Familien mitfinanzieren.

Ebenso ist es übrigens auch, wenn Versicherte Scheintherapien wie die Homöopathie erstattet bekommen – dafür bezahlen auch diejenigen, die wissen, dass es sich um keine wirkungsvolle Therapie handelt. Genauso ist es mit den Ausgaben für Mitgliederwerbung, Wellnessboni und andere Vergünstigungen außerhalb der eigentlichen Versorgung bei Krankheitsfällen, bis hin zu Beitragsrückerstattungen.

In der privaten Krankenversicherung (PKV) dagegen richtet sich die Beitragshöhe nach dem Versicherungsrisiko. Die sogenannte Prämie beruht auf einer Risikokalkulation für den jeweils Versicherten. Patienten ähnlichen Risikos werden in Gruppen zusammengefasst, für die ein risikogerechter Tarif berechnet wird. Die Tarife sind dem Geschäftsrisiko des Versicherers äquivalent, weswegen in Abgrenzung vom Solidarprinzip auch vom *Äquivalenzprinzip* gesprochen wird. Bei der privaten Krankenversicherung erhalten Versicherte die Leistungen, die sie vorher vertraglich vereinbart haben. Es gibt also keine Regelversorgung wie bei den gesetzlichen Krankenkassen. Deshalb muss man mit einer privaten Versicherung immer einen eigenen Vertrag aushandeln;

auch das schlägt sich in einer Vielzahl verschiedener Optionen und Tarife nieder. Die privaten Versicherer können sich grundsätzlich aussuchen, ob sie ein Mitglied aufnehmen, und dies unter anderem auch von einer Gesundheitsprüfung oder einem Ausschluss von Vorerkrankungen abhängig machen. Vor dem Hintergrund der Gewinnerzielung ist verständlich, dass nur Mitglieder interessant sind, die möglichst gesund (und jung) sind und somit wenig Kosten verursachen. (Das ist sicherlich einer der Gründe, warum viele Privatversicherungen mit Naturheilkunde und Co werben – sie wirken dadurch vor allem für junge, gesunde Familien attraktiv.)

Prominente Kritiker wie Karl Lauterbach (2007) halten das PKV-System in Deutschland für unsolidarisch. Er spricht von einer Zwei-Klassen-Medizin, die nur in Teilen das Solidarprinzip hochhalte. Zu den kritikwürdigen Sachverhalten gehört auch, dass in der GKV die Leistungen der Ärzte vom Gesetzgeber budgetiert (begrenzt) sind. Ist das Budget am Quartalsende erschöpft, müssen Ärzte zwar weiterarbeiten und Patienten versorgen, erhalten dafür aber kein Geld mehr. Das zwingt oft dazu, dass Leistungen aus Kostengründen ins Folgequartal verschoben und bestimmte Medikamente eher nicht verschrieben werden. In der PKV dagegen gibt es keine Budgetierung. Im Rahmen des jeweiligen Tarifs existiert eine Leistungsgarantie, das heißt, es besteht vom Grundsatz her keine Gefahr, dass Behandlungen und Medikamente verweigert oder auf einen späteren Termin verschoben werden. (Andererseits birgt dies das Risiko, dass PKV-Versicherten unnötige und kostspielige Untersuchungen und Medikamente angeraten werden, von Ärzten, die sich unethisch verhalten.) Viele Ärzte räumen denn auch unumwunden ein, dass gerade die Privatpatienten, die systemisch eine „sichere

Einnahmequelle" entsprechend der erbrachten Leistung darstellen, Defizite aus der Reglementierung und Budgetierung bei den GKV-Patienten wirtschaftlich auffangen und somit zum „Reichtum", Wettbewerb und Fortschritt im gesamten Gesundheitswesen beitragen.

Nun darf man sich das aber nicht so vorstellen, als wäre die PKV das Paradies für Versicherte. Ich kenne etliche PKV-Versicherte, die – hätten sie die Möglichkeit dazu – sofort in die GKV wechseln würden, vielleicht mit einer privaten Zusatzversicherung, und wohl auch die Abschaffung der PKV zugunsten einer Bürgerversicherung für alle befürworten würden. Die meisten PKV-Versicherten – Selbständige, Beamte und Verdiener oberhalb der sogenannten Beitragsbemessungsgrenze – haben sich diesen Status durchaus nicht ausgesucht, sondern sie haben keine Möglichkeit zum Eintritt in die GKV.

Ein gewaltiger Nachteil der PKV besteht darin, dass es keine Familienversicherung gibt. Für jedes einzelne Familienmitglied ist der vertragliche Beitrag zu entrichten, was den Vorwurf des Unsolidarischen wieder relativiert. Für junge Familien kann sich das zu einer schweren Belastung auswachsen. Unter entsprechenden Bedingungen können sich erhebliche Beitragshöhungen ergeben, die viele Versicherte aus wirtschaftlichen Gründen nicht tragen können und deshalb oft Leistungsbeschränkungen (Ausschlüsse) in Kauf nehmen.

Und nicht zuletzt: Die Versicherten der PKV sind immer direkte Schuldner der Ärzte, unabhängig von der Versicherung. Medikamente müssen sie in der Apotheke an Ort und Stelle bezahlen. Zudem – wer kennt nicht Versicherungen? Die PKV-Gesellschaften neigen wie jede andere Versicherung dazu, Ansprüche abzuwehren. Viele PKV-Versicherte können von Streitigkeiten mit ihren Versicherern berichten. Das kann schon mal zum Verzicht auf Behandlungen oder Medikationen führen, weil der Patient letztlich selbst dem wirtschaftlichen Risiko ausgesetzt ist, zum Beispiel, wenn sehr teure Krebstherapien zunächst selbst vorfinanziert werden müssen. Von Rabatt-, Selektiv-, Arzt- und Facharztverträgen sind sie, quasi zum Ausgleich, nicht abhängig; die GKV-Patienten werden von solchen Verträgen teilweise zunehmend verwirrt („Darf ich meinen Arzt noch einfach so wechseln?").

Rabattverträge sind ein Beispiel für die Komplexität des Gesundheitswesens, das ich Ihnen vorstellen möchte. Durch Rabattverträge gibt es seit 2006 eine spezielle Möglichkeit, Kosten zu senken (Wikipedia 2017a). Rabattverträge sind vertragliche Vereinbarungen zwischen einzelnen Arzneimittelherstellern und einzelnen GKVen über die exklusive Belieferung der Krankenversicherten mit einzelnen Arzneimitteln des Herstellers; dafür gibt es diese dann günstiger. Problematisch ist hier, dass es immer wieder zu Lieferengpässen bei diesen rabattierten Medikamenten kommt. Patienten reagieren verunsichert darauf, wenn sie ihre bisherige Medikation umstellen müssen, und auch die rechtliche Situation ist nicht zweifelsfrei geklärt. Ganz zu schweigen von dem enormen logistischen Aufwand, den die Apotheken treiben müssen und dafür auch die Kosten tragen. Im Fall der Impfstoffe zum Beispiel hat das im Sinne der Patientenversorgung alles nicht besonders gut funktioniert, und im März 2017 wurde angekündigt, dass Rabattierungen für Impfstoffe nicht mehr gelten sollen. So können Ärzte endlich wieder frei den aktuell besten Impfstoff wählen, es kommt nicht mehr zu Lieferengpässen wie vor allem im Jahr 2013 beim Grippeimpfstoff, und zumindest in diesem Teilbereich ist ein langjähriges Problem behoben (AMVSG 2017).

So weit ganz kurz zum Prinzip der Krankenkassen. Alle Kassen müssen daran interessiert sein, ihre Ausgaben niedrig zu halten. Dabei sind die Regeln des AMNOG nur ein – wenn auch wesentlicher – Baustein. Zweifellos ist dies ein Feld, in dem die Gesundheitspolitik so manches noch zu bearbeiten hat. Denn die Kostensenkung geht leider oft zu Lasten einer guten Patientenversorgung. Auch deshalb fühlen sich viele Menschen von ihren Krankenkassen nicht optimal versorgt und gelegentlich regelrecht „abgezockt".

Fallpauschalenabrechnung und das DRG-System

Das große Ziel nachhaltiger Kosteneinsparungen stand auch über der Einführung des Fallpauschalen-Abrechnungssystems für Krankenhäuser (sog. DRG-System – *diagnosis related groups*). Wurden die Krankenhausentgelte früher auf Grundlage der jeweiligen krankenhausspezifischen Selbstkosten kalkuliert („Tagessätze"), so gelten nun für sogenannte Fallgruppen landesweit einheitliche Preise („Fallpauschalen"). Was bedeutet das genau?

Der Patient mit seinem speziellen Anliegen wird in eine Fallgruppe eingeordnet. Das Krankenhaus kann durch diese Fallgruppenzuordnung schon nach der ersten Diagnostik nachschauen, was die Krankenkasse für diesen Fall erstatten wird, bis auf den Cent genau. Und zwar unabhängig von der Komplexität des Einzelfalles – damit auch unabhängig von der Zahl der ärztlichen Konsultationen, von Art und Umfang der Medikation und auch von der Aufenthaltsdauer im Krankenhaus.

Man kann sich vorstellen, dass sich durch diese Reform in vielen Krankenhäusern zum Teil dramatische Veränderungen ergeben haben. Die Verwaltungsabteilungen bekamen damit ein Instrument in die Hand, großen betriebswirtschaftlichen Druck auf die medizinischen Abteilungen der Kliniken auszuüben. Hauptleidtragende sind Patienten und Beschäftigte. Da nun Vorauskalkulationen des zu erwartenden Jahresergebnisses möglich wurden, fielen viele Stellen in den Krankenhäusern der Vermeidung voraussehbarer – und natürlich auch tatsächlich entstehender – Defizite zum Opfer. Viele öffentliche Krankenhausträger, vor allem Kommunen, die selbst nicht mehr leistungsfähig waren, verkauften deshalb ihre Kliniken an private Trägergesellschaften, die – da ausschließlich gewinnorientiert – noch deutlich stärker die betriebswirtschaftliche Ausrichtung in den Fokus rückten. Vielfach protestierten Ärzte und Pflegepersonal, suchten die Öffentlichkeit und stellten klar, dass die Patientenversorgung erheblich litt. Andere Häuser bieten womöglich unnötige Untersuchungen und Behandlungen an, um ihre Kosten zu decken. Geschäftsführer (und nicht etwa Chefärzte) erwarten das, teilweise direkt, teilweise sehr deutlich unausgesprochen. Ich erinnere mich an meine Klinikzeit in der Geriatrie, an alte, schwerkranke, multimorbide Patienten, die wir nicht in die Universitätsklinik verlegen wollten, weil dort eventuell als Erstes ein unnötiger Herzkatheter gemacht worden wäre.

Ärzte sehen die DRG-Einführung oft nach wie vor sehr kritisch, zumal der Rat der Ärzte bei den damaligen Verhandlungen erstaunlicherweise unerwünscht war. Hat man den zu erwartenden Gegenwind von vornherein fernhalten wollen? So trägt aus meiner Sicht die Politik die Verantwortung für die Folgen des DRG-Systems; sie fallen leider auf die Ärzte und die Medizin zurück. Patienten fühlen sich abgefertigt, durch-geschleust und als wissenschaftlich benutzte Fälle, denen keine Zeit und Menschlichkeit zuteil wird. Auch deshalb sind wohl viele Menschen auf Ärzte und Krankenhäuser ebenso schlecht zu sprechen wie auf „die Pharmaindustrie".

Individuelle Gesundheitsleistungen – IGeL

Auch Ärzte wollen gerne etwas an Patienten verdienen. Das ist über die Krankenkassen und durch das DRG-System, wie wir gesehen haben, nicht ganz so leicht. Nicht zuletzt deshalb gibt es kaum einen Bereich der Medizin, in dem nicht kräftig „geigelt" wird. Man bietet die sogenannten individuellen Gesundheitsleistungen (IGeL) an, die „Selbstzahlerleistungen", ob sie nun sinnvoll sind oder nicht. Viele Ärzte bieten sie mit dem Argument an, dass sie damit gute Erfahrungen gemacht hätten – wir wissen aus dem bereits Erarbeiteten, wie wenig sinnvoll und belastbar diese Aussage ist.

Die Bundesärztekammer definiert vier Kategorien der IGeL (BÄK 2014). Hiernach handelt es sich um

- Leistungen, deren Nutzen bisher nach Meinung des Gemeinsamen Bundesausschusses, der den Leistungs-katalog der gesetzlichen Krankenversicherung festlegt, noch nicht ausreichend belegt ist;
- Leistungen, die nicht zur gemeinschaftlichen Krankenver-sorgung gehören, zum Beispiel die Reiseberatung;
- Leistungen ohne medizinische Zielsetzung wie Schön-heitsoperationen oder die Entfernung von Tattoos;

- Leistungen, für die kein Nutzenbeleg vorliegt, die aber auch keine bedeutsamen Schäden erwarten lassen, sodass das Verhältnis von Nutzen und Schaden mindestens ausgeglichen ist.

IGeL gibt es überall. Das beginnt bei Akupunkturbehandlungen (die nicht bei den genannten Schmerzdiagnosen im Rahmen der gesetzlichen Erstattung angeboten werden), setzt sich fort über diverse Ultraschallbehandlungen und endet noch lange nicht bei Sport-Checks oder der reisemedizinischen Vorsorge. Besonders im Bereich von zusätzlichen Früherkennungsuntersuchungen und Laborwertbestimmungen gibt es zahlreiche Maßnahmen, deren tatsächlicher Nutzen noch nicht ausreichend belegt ist und deren Kosten deshalb nicht von den Kassen übernommen werden. Zu nennen ist hier beispielsweise die vaginale Ultraschalluntersuchung zur Früherkennung von Gebärmutterhals- oder Eierstockkrebs oder die Augeninnendruckmessung zur Früherkennung eines Glaukoms. Auch zahlreiche Behandlungen aus dem „alternativmedizinischen" Spektrum haben sich bei den „Selbstzahlerleistungen" versammelt, so beispielsweise die Behandlung mit Bach-Blüten, Blutegeln oder Eigenblut-Therapie.

Derartige Leistungen nennt man im Fachjargon eine „Übermaßbehandlung". Natürlich können Patienten derartige Leistungen in Anspruch nehmen. Sie müssen diese dann allerdings nach der „Gebührenordnung für Ärzte (GOÄ)" selbst bezahlen. Hierzu gehören auch Atteste und Gutachten, so sie nicht vom Arbeitgeber oder der Krankenkasse angefordert werden.

Für die individuellen Gesundheitsleistungen gilt wie für jede andere medizinische Behandlung auch, dass eine umfassende Beratung vorausgehen soll. Doch nicht immer erfolgt diese, oder sie erfolgt nicht objektiv, wenn auch nach einer neuen Erhebung zunehmend besser (Ärzteblatt 2017). Die Bundesärztekammer hat eine Checkliste zusammengestellt, anhand derer man die Notwendigkeit, eine IGeL in Anspruch zu nehmen, selbst einschätzen kann (BÄK 2014). Bei den IGeL ist ein großer und heterogener Markt entstanden. Eine Analyse kommt zu dem Ergebnis, dass bei vielen dieser Leistungen der Schaden überwiegt (MDS 2017). Eine kritische Bewertung von IGeL finden Sie auch im Internet (www.igel-monitor.de).

Mit IGeL wird also ebenfalls Geld verdient. Sie haben hier aber selbst in der Hand, ob oder wie viel Sie dafür ausgeben möchten.

Kranker Patient – Krankes System?

Kranker Patient – krankes System: eine beliebte und oft gehörte Metapher. Mehr als eine Metapher? Nein, nach meiner Ansicht kann davon nicht die Rede sein, auch wenn man manchmal verzweifeln möchte. Natürlich, es liegt viel im Argen in der Medizin. Wir müssen alle dafür kämpfen, dass es besser wird, dass es weniger Profitmacherei und bessere Versorgung gibt. Die Lösung ist aber nicht das magische Denken der „Alternativmedizin", sondern eine evidenzbasierte, auf den Patienten ausgerichtete Medizin.

Und: Das System des öffentlichen Gesundheitswesens in Deutschland gehört zu den effizientesten und leistungsfähigsten der Welt. Die Versorgung, die der GKV-Patient genießt, wird oft als unzureichend empfunden oder eher diffus als die untere Hälfte einer angeblichen Zwei-Klassen-Medizin betrachtet. Dem ist im internationalen Vergleich nicht so. Versorgungsdichte und –umfang liegen auf einem sehr hohen Niveau. Umso mehr sind die Gesundheitspolitik ebenso wie die Selbstverwaltungsorgane des Gesundheitswesens gefordert, dieses Niveau zu erhalten. Dass es dazu ständiger Anpassungen bedarf, steht wohl außer Frage. Die ständigen Gesundheitsreformen der letzten Jahrzehnte sprechen darüber Bände.

Alle Seiten werden auch in Zukunft ihren Beitrag leisten müssen. Der Gesundheitspolitik kommt die Rolle des „strengen Moderators" zu, der sowohl die Interessenlagen der einzelnen Akteure als auch das Ziel der effektiven Gesundheitsversorgung der Bevölkerung im Auge behalten muss. Mit kleinen Anreizen zum „Wohlverhalten" ist es auf Dauer nicht getan, zumal solche Anreize häufig falsch gesetzt sind und höchst unerwünschte Effekte hervorrufen können. Allen GKV-Patienten ist sicher noch die vierteljährliche Pflichtzuzahlung in der Hausarztpraxis in Erinnerung, die dazu führte, dass häufig wichtige ärztliche Versorgung unterblieb und die Zahl der Praxisbesuche deutlich zu- statt abnahm – nach dem Motto: Wofür habe ich denn bezahlt? Einer kleinen Erhöhung der Krankenkasseneinnahmen stand zudem ein hoher Aufwand in den Arztpraxen gegenüber – wofür die Ärzte keinerlei Ausgleich erhielten (ZI 2016).

Unser Thema ist Gesundheit. In diesem Zusammenhang fand ich es wichtig, Sie, liebe Leserinnen und Leser, auch über einige grundlegende Dinge unseres Gesundheitssystems zu informieren und ein wenig Problembewusstsein über den reinen Patientenblick hinaus zu schaffen. Es ist kompliziert, vieles hängt mit vielem zusammen, und nicht jede sinnvolle

Veränderung ist „mal eben" machbar. Doch schauen Sie nach Großbritannien, wo soeben das National Health System zu kollabieren droht, schauen Sie in die USA, wo die „Selbstverständlichkeit" einer flächendeckenden Gesundheitsversorgung der Bevölkerung, gerade eingeführt, schon wieder vor dem ideologisch bedingten Aus zu stehen droht. Schauen Sie in Dritte-Welt-Länder, die von einer High-End-Versorgung, wie wir sie hier genießen, nur träumen können.

Solche Verhältnisse wünscht sich keiner von uns. Hierzulande ist in der Gesundheitspolitik seit Jahren bekannt: Nach der Reform ist vor der Reform. Es ist nicht so, dass hier gar nichts passiert. Die Dinge bleiben in Bewegung.

Literatur

AMVSG. (17. März 2017). Arzneimittelversorgungsstärkungsgesetz: Impfstoff-Rabattverträge verlieren ihre Exklusivität. Deutsche Apotheker Zeitung online. https://www.deutsche-apotheker-zeitung.de/news/artikel/2017/03/17/impfstoff-rabattvertraege-verlieren-ihre-exklusivitaet. Zugegriffen: 26. Apr. 2017.

Antes, G. (28. Dezember 2011). Wir müssen bessere Untersuchungen einfordern. Süddeutsche Zeitung online. http://www.sueddeutsche.de/gesundheit/fragwuerdige-behandlung-wahnsinn-mit-methode-1.1241627-2. Zugegriffen: 26. Apr. 2017.

Ärzteblatt. (März 2017). Individuelle Gesundheitsleistungen: Ärzte informieren ihre Patienten besser. *Deutsches Ärzteblatt, 114*, 150.

BÄK. (1. Januar 2014). Selbst zahlen? Ein Ratgeber zu Individuellen Gesundheitsleistungen (IGeL) für Patientinnen und Patienten sowie Ärztinnen und Ärzte. Bundesärztekammer. http://

www.bundesaerztekammer.de/fileadmin/user_upload/down-loads/Igelcheck2Aufl201401.pdf. Zugegriffen: 26. Apr. 2017.

Bartens, W. (2012). *Heillose Zustände: Warum die Medizin die Menschen krank und das Land arm macht.* München: Droemer.

Berres, I. (9. März 2017). Pharma-Erfolg: Wie die Preisbremse aus dem Arzneigesetz verschwand. Spiegel online. http://www.spiegel.de/gesundheit/diagnose/arzneimittel-gesetz-ploetzlich-war-die-preisbremse-weg-a-1137812.html. Zugegriffen: 26. Apr. 2017.

Blech, J. (2004). *Die Krankheitserfinder: Wie wir zu Patienten gemacht werden.* Frankfurt am Main: Fischer.

BMG. (30. Juli 2010). Arzneimittelmarktneuordnungsgesetz (AMNOG). Bundesgesundheitsministerium. https://www.bundesgesundheitsministerium.de/service/begriffe-von-a-z/a/arzneimittelmarktneuordnungsgesetz-amnog.html. Zugegriffen: 26. Apr. 2017.

BMG. (7. März 2016). Vorläufige Finanzergebnisse der GKV 2015: Gesamt-Reserve der Gesetzlichen Krankenversicherung bei 24,5 Milliarden Euro. Bundesgesundheitsministerium. https://www.bundesgesundheitsministerium.de/ministerium/meldungen/2016/gkv-finanzergebnisse-2015.html. Zugegriffen: 26. Apr. 2017.

Boytchev, H. (16. Juli 2016). Manipuliertes Wissen: Warum es Patienten nicht egal sein kann, ob ihr Arzt Geld von der Pharmaindustrie erhält. Correctiv. https://correctiv.org/recherchen/euros-fuer-aerzte/artikel/2016/07/26/keiner-ist-so-nett-wie-der-pharmareferent/. Zugegriffen: 26. Apr. 2017.

BW Statistik. (16. Dezember 2016). Statistik Baden-Württemberg. Innovationsindex 2016: Länder und Regionen im europäischen Vergleich. http://www.statistik.baden-wuerttemberg.de/Presse/Pressemitteilungen/2016358. Zugegriffen: 26. Apr. 2017.

DeJong, C., Aguilar, T., & Tseng, C. (August 2016). Pharmaceutical Industry-Sponsored Meals and Physician Prescribing

Patterns for Medicare Beneficiaries. The JAMA Network. http://jamanetwork.com/journals/jamainternalmedicine/article-abstract/2528290. Zugegriffen: 26. Apr. 2017.

Destatis. (8. März 2016). Gesundheitsausgaben im Jahr 2014 bei 328 Milliarden Euro. Pressemitteilung Nr. 80. https://www.destatis.de/DE/PresseService/Presse/Pressemitteilungen/2016/03/PD16_080_23611.html;jsessionid=0332E364DA984AB-DED1AA58A755C4F48.cae2. Zugegriffen: 26. Apr. 2017.

DocCheck. (14. Februar 2017). Psycho-Handwerker Kryptopyr-rolurie: Wer hat hier den Schaden?. *DocCheck online*. http://news.doccheck.com/de/blog/post/5896-kryptopyrrolu-rie-wer-hat-hier-den-schaden/?utm_source=DC-Newslet-ter&utm_medium=E-Mail&utm_campaign=Newsletter-DE-DocCheckNews17.12%28Freitag%29-2017-03-24&user=333 04f61c2edd105f80d4e4e83417cf4&n=3935&d=28&chk=67a 7bc2cc3363d700b721093e71057db&nl=3935&block=25122. Zugegriffen: 26. Apr. 2017.

G-BA. (15. Dezember 2016). Erneute Nutzenbewertung von Saxagliptin und Sitagliptin: Erwartungen an Studienergebnisse konnten nicht erfüllt werden. Gemeinsamer Bundesausschuss. https://www.g-ba.de/institution/presse/pressemitteilun-gen/655/. Zugegriffen: 26. Apr. 2017.

GKV-Spitzenverband. (o. J.). Fokus: AMNOG-Verhandlungen. https://www.gkv-spitzenverband.de/presse/themen/amnog_verhandlungen/s_thema_amnog_verhandlungen.jsp. Zugegriffen: 26. Apr. 2017.

Goldacre, B. (2013). *Die Pharma-Lüge: Wie Arzneimittelkonzerne Ärzte irreführen und Patienten schädigen*. Köln: Kiepenheuer & Witsch.

Gøtzsche, P. (2014). *Tödliche Medizin und organisierte Kriminali-tät: Wie die Pharmaindustrie unser Gesundheitswesen korrum-piert*. München: Riva.

Grill, M. (2007). *Kranke Geschäfte: Wie die Pharmaindustrie uns manipuliert*. Berlin: Rowohlt.

Grill, M., Wehrmeyer, S., & Elmer, C. (14. Juli 2016). Seid umschlungen, Millionen! 71.000 Ärzte erhalten Geld von der Pharmaindustrie: Erstmals werden diese Interessenkonflikte nun öffentlich. Correctiv. https://correctiv.org/recherchen/euros-fuer-aerzte/artikel/2016/07/14/seid-umschlungen-millionen/?edit. Zugegriffen: 26. Apr. 2017.

Gute Pillen – schlechte Pillen (27. März 2017). Mehr unverzerrtes Wissen: Fortbildung für Ärzte in der Hand von Pharmafirmen. http://gutepillen-schlechtepillen.de/meldungen/mehr-unverzerrtes-wissen/. Zugegriffen: 26. Apr. 2017.

Heel. (o. J.). Zahlen und Fakten. Firma Heel Homepage. http://www.heel.de/de/facts-and-figures.html. Zugegriffen: 26. Apr. 2017.

Juris. (1998). Bundesministerium der Justiz und für Verbraucherschutz. Sozialgesetzbuch (SGB) Fünftes Buch (V) – Gesetzliche Krankenversicherung – (Artikel 1 des Gesetzes v. 20. Dezember 1988, BGBl. I S. 2477) § 12 Wirtschaftlichkeitsgebot: http://www.gesetze-im-internet.de/sgb_5/__12.html. Zugegriffen: 26. Apr. 2017.

Kurth, N. (9. Januar 2015). Streit um teure Hepatitis-C-Pille: Der Preis fürs Überleben. Spiegel online. http://www.spiegel.de/wissenschaft/medizin/hepatitis-c-debatte-um-hohe-kosten-schadet-patienten-a-1013125.html. Zugegriffen: 26. Apr. 2017.

Lauterbach, K. (2007). *Der Zweiklassenstaat. Wie die Privilegierten Deutschland ruinieren*. Berlin: Rowohlt.

Managermagazin. (4. Oktober 2016). Das sind die reichsten Deutschen. Managermagazin – online. http://www.managermagazin.de/unternehmen/artikel/ranking-die-reichsten-deutschen-a-1115039-10.html. Zugegriffen: 26. Apr. 2017.

MDS. (16. Februar 2017). Bilanz nach fünf Jahren IGeL-Monitor: Bei den meisten IGeL mehr Schaden als Nutzen. Medizinischer Dienst des Spitzenverbandes Bund der Krankenkassen. Pressemitteilung des MDS Berlin/Essen. https://www.igel-monitor.de/presse/pressemitteilungen/bilanz-nach-fuenf-jahren-igel-monitor.html. Zugegriffen: 26. Apr. 2017.

Moynihan, R. (2002). Selling sickness: the pharmaceutical industry and disease mongering. *British Medical Journal, 324,* 881-891.

Oelsner, W. (17. Februar 2017). Video: Die Macht der Pharmaindustrie. Phoenix/ARD. http://programm.ard.de/TV/Programm/Alle-Sender/?sendung=2872576467865. Zugegriffen: 26. Apr. 2017.

Ornstein, C., Grochowski Jones, R., & Tigas, M. (17. März 2016). Now There's Proof: Docs Who Get Company Cash Tend to Prescribe More Brand-Name Meds. Propublica. https://www.propublica.org/article/doctors-who-take-company-cash-tend-to-prescribe-more-brand-name-drugs. Zugegriffen: 26. Apr. 2017.

Payer, K. (19. Januar 2017). Kurz erklärt. Argument: Die mächtige Pharmaindustrie unterdrückt die Homöopathie. Informationsnetzwerk Homöopathie. http://www.netzwerk-homoeopathie.eu/kurz-erklaert/187-argument-die-maechtige-pharmaindustrie-unterdrueckt-die-homoeopathie. Zugegriffen: 26. Apr. 2017.

Sawicki, P. (15. August 2013). Leseprobe Vorwort zu Ben Goldacres Buch „Bad Pharma". Der Freitag. https://www.freitag.de/buch-der-woche/die-pharma-luege/pharma_leseprobe. Zugegriffen: 26. Apr. 2017.

Schulte von Drach, M. (6. Februar 2015). Die Pharmaindustrie ist schlimmer als die Mafia. Süddeutsche Zeitung online. http://www.sueddeutsche.de/gesundheit/kritik-an-arzneimittelherstellern-die-pharmaindustrie-ist-schlimmer-als-die-mafia-1.2267631. Zugegriffen: 10. Mai 2017.

Simmank, J. (30. März 2017). Hepatitis C: Fällt die 1.000-Dollar-Pille? Zeit online. http://www.zeit.de/wissen/gesundheit/2017-03/hepatitis-c-medikament-patent-aerzte-vorgehen. Zugegriffen: 26. Apr. 2017.

Steinmann, M., Shlipak, M., & McPhee, S.. (2001). Of principles and pens: attitudes and practices of medicine housestaff toward pharmaceutical industry promotions. *American Journal of Medicine, 110*(7), 551–557.

Wikipedia. (28. April 2016). Delton. Wikipedia: Die freie Enzyklopädie. https://de.wikipedia.org/wiki/Delton. Zugegriffen: 26. Apr. 2017.

Wikipedia. (5. Jan 2017a). Arzneimittel-Rabattvertrag. Wikipedia: Die freie Enzyklopädie. https://de.wikipedia.org/wiki/Arzneimittel-Rabattvertrag. Zugegriffen: 26. Apr. 2017.

Wikipedia. (19. März 2017b). Dr. Willmar Schwabe. Wikipedia, Die freie Enzyklopädie. https://de.wikipedia.org/wiki/Dr._Willmar_Schwabe. Zugegriffen: 26. Apr. 2017.

ZI. (Juni 2016). Wie die Praxisgebühr Patientenverhalten und Versorgungsmuster veränderte. Zentralinstitut der kassenärztlichen Versorgung. www.zi.de. Zugegriffen: 26. Apr. 2017.

6

Medikamente und ihre Nebenwirkungen

Nach diesen Ausflügen in die Probleme des öffentlichen Gesundheitswesens möchte ich auf einige Themen zu sprechen kommen, die für Sie als Patienten ganz unmittelbar von Bedeutung sind. Als ersten Aspekt nehmen wir uns die Nebenwirkungen von Medikamenten vor, die so viele Menschen nach wie vor verunsichern.

Wir werden nun einmal gelegentlich krank, und wir brauchen dann manchmal Medikamente – auch wenn jemand an ihnen verdient. Im besten Fall solche, die wirken. Doch viele Menschen beurteilen Medikamente nicht nach ihrer Wirksamkeit, sondern fürchten sich vor ihren möglichen Nebenwirkungen. Manche gehen mittlerweile sogar so weit, dass sie alle Medikamente als „pure Chemie" verdammen, die nur dazu da ist, uns noch kränker zu machen. Was ist an diesen Befürchtungen dran?

© Springer-Verlag GmbH Deutschland 2018
N. Grams, *Gesundheit!*,
https://doi.org/10.1007/978-3-662-54799-1_6

Warum haben Medikamente Nebenwirkungen?

Nebenwirkungen sind leider nicht zu vermeiden. Im Gegenteil – ein Medikament, das keine Nebenwirkungen hat, steht in dem schweren Verdacht, auch keine Hauptwirkung zu haben.

> Einen Stoff zu finden, der bei allen Menschen genau und nur dazu führt, dass ein ganz bestimmtes Krankheitssymptom bekämpft wird, ohne dass dadurch im Körper auch andere Funktionen und Prozesse beeinträchtigt werden, ist unmöglich (Drugwatch 2017).

Ein medizinischer Wirkstoff „weiß" nicht, dass wir ihn zu einem bestimmten Zweck einsetzen. Auf chemische oder physikalische Weise hat er die Fähigkeit, das Potenzial, eine Wirkung auf unseren Körper oder direkt auf Krankheitserreger zu entfalten, die in unseren Körper eingedrungen sind. Und diese Effekte halten sich leider nicht an unsere menschlichen Kategorien wie „gut" und „schlecht" oder „erwünscht" und „unerwünscht". Natürlich versucht man Stoffe als Medikamente zu wählen und zu erforschen, die möglichst genau in die Prozesse eingreifen, die für die jeweilige Krankheit oder deren Symptome verantwortlich sind. Das ist ein großer Forschungsbereich der Pharmazeutik. Doch selten gelingt dies vollständig (im Grunde nur bei Mitteln, die dem Körper Substanzen zuführen, die er normalerweise selbst herstellt, wenn genau diese Funktion gestört ist). Selbst dann können dosisabhängig Nebenwirkungen auftreten. Es gibt kein Mittel „gegen Kopfschmerzen". Es gibt nur Substanzen, die hauptsächlich oder teilweise bewirken können, dass Kopfschmerzen gelindert werden. Einige blockieren dafür Rezeptoren, andere sorgen für die Produktion oder Hemmung von Botenstoffen. Es gibt aber kein „Kopfweh-Teilchen", das gezielt beeinflusst werden könnte. Wirkungs- und damit Heilungsprozesse, die funktionieren, müssen in irgendeiner Form auch andere Auswirkungen haben; wir sprechen von Nebenwirkungen. Niemand baut absichtlich solche Nebenwirkungen in Medikamente ein!

Die Forschungen über Nebenwirkungen der Acetylsalicylsäure (Aspirin, ASS) beispielsweise füllen inzwischen reihenweise Bücher – obwohl es zweifelsfrei eines der zuverlässigsten und meistgenutzten Medikamente weltweit ist und im Alltag für seine eher unproblematische Handhabung gelobt wird. ASS ist ein Wirkstoff mit schmerzlindernden, fiebersenkenden und entzündungshemmenden Eigenschaften. Außerdem hat ASS einen gerinnungshemmenden Effekt und kann deshalb zur prophylaktischen Behandlung von erneuten Herzinfarkten und Schlaganfällen eingesetzt werden. Doch genau diese Hauptwirkung führt dazu, dass sie das Blutungsrisiko insgesamt erhöht, was wiederum dazu führen kann, dass außergewöhnliche Blutungen auftreten, zum Beispiel eine schlimme und absolut unerwünschte Magenblutung.

Die Geschichte dieses bekannten Präparates zeigt gut auf, wie ein Medikament überhaupt entsteht: Schon die alten Kelten kochten Weidenrinde aus, denn sie hatten die schmerzstillende Wirkung des Suds erkannt. Doch erst um 1850 gelang die Isolierung der dafür verantwortlichen Salicylsäure. Deren Säurewirkung war jedoch hoch: Sie verätzte bei der Einnahme die Mundschleimhaut. Erst die Weiterentwicklung zu Aspirin im Jahr 1897 brachte den Durchbruch – für

Bayer finanziell und für Patienten therapeutisch. ASS ist heute eines der am häufigsten eingesetzten Schmerzmedikamente. In der richtigen Dosierung treten Nebenwirkungen selten auf. Doch nebenwirkungsfrei ist ASS nicht und kann es aufgrund der beschriebenen Zusammenhänge auch nicht sein.

Wie ASS werden viele Medikamente durch Zufall entdeckt (was brachte einen Kelten dazu, Rinde zu kochen? Wie wurde die Wirkung überliefert?), dann nach dem „Trial-and-Error-Prinzip" weiterentwickelt und immer weiter verbessert, sodass die Wirkung gezielter wird und die Nebenwirkungen abnehmen. In klinischen Studien (s. das Unterkapitel „Studien über Arzneimittel") werden Medikamente auf ihre tatsächliche Wirkung und Verträglichkeit hin untersucht. Bei der synthetischen Herstellung prüft man dann auch, ob es möglich ist, durch chemische Modifikationen die Nebenwirkungen herunterzuschrauben, ohne die Hauptwirkungen zu beeinträchtigen.

Nehmen wir als nächstes Beispiel Chemotherapie gegen Krebs, die für ihre aggressiven Nebenwirkungen bekannt ist. Immer wieder habe ich Beiträge von Patienten gelesen, die das kritisieren. „Warum tut man Menschen so etwas an?", fragen sie. Oder sie sagen: „Chemotherapie hat mehr Menschen auf dem Gewissen, als sie gesund gemacht hat!"

Man gibt Chemotherapeutika („Zytostatika"), um schnellwachsende Krebszellen aufzuhalten. In der Tat, Zytostatika sind Zellgifte, die ihre Giftigkeit gegen den Tumor richten sollen. Wenn man die Tumorzellen am Wachstum hindert, kann das Krebsgeschwür nicht weiterwachsen oder wird sogar zerstört – das leuchtet ein. Doch leider ist es bislang nur in Ansätzen gelungen, die zellzerstörende Wirkung auf die Krebszellen zu beschränken: Sie trifft grundsätzlich *alle* sich schnell teilenden und wachsenden Körpergewebe. Diese finden sich zum Beispiel auch in den Schleimhäuten des Mundes und des Verdauungstraktes, in Haaren, Nägeln und in Wundregenerationsbereichen. So besiegt man durch die Chemotherapie also auf der einen Seite im besten Fall den Krebs, auf der anderen Seite aber bezahlt man diese Wirkung mit den Nebenwirkungen: Haarausfall, Wundheilungsstörungen, Magen-Darm-Beschwerden oder Übelkeit. Das eine ist nicht ohne das andere zu bekommen, obgleich man unablässig daran forscht, die Wirkung zu maximieren und die unerwünschten Begleiterscheinungen zu minimieren. Unleugbar hat man in den letzten 20 Jahren auf diesem Gebiet schon erhebliche Fortschritte erzielt. Gerade bei Krebs, der ja oft einer lebensbedrohlichen Diagnose gleichkommt, nimmt man also quasi in Kauf, dass es den Patienten vorübergehend schlecht geht, um auf lange Sicht das Leben zu erhalten.

Es gibt inzwischen neue „Targeted"-Chemotherapeutika, die gezielt nur Krebszellenstrukturen angreifen. Sie wirken gegen Merkmale, die es so nur in Tumorzellen gibt oder die beim Wachstum von Krebsgewebe zumindest eine wichtigere Rolle spielen als in gesundem Gewebe. Sie werden derzeit intensiv beforscht. So etwas ist einzig und allein der wissenschaftlichen Methode zu verdanken, die durch laufende Verbesserungen im Detail, im Erkennen bislang unbekannter physiologischer und biomechanischer Zusammenhänge und durch das Offenlegen immer feinerer Strukturen des Organismus Fortschritt erzeugt. Wie sollten dagegen Spekulationen, magisches Denken und der Glaube an schlichte Behauptungen derartiges hervorbringen können? Natürlich sind solche Krebstherapien kein kritikfreier Raum; gerade in Bezug auf

Nichtunterlegenheitsstudien wird hier viel Wirtschaft und nicht etwa Wissenschaft betrieben (Goldacre 2013).

Doch zurück zu unserem Thema: Bei Antibiotika nimmt man in Kauf, dass sie nicht nur die Bakterien abtöten, die uns krank machen, sondern mit ihnen oft auch die Bakterien, die unseren Darm „im Guten" besiedeln und bei der Verdauung mithelfen. Nebenwirkungen sind deshalb häufig Durchfälle oder andere Magen-Darm-Beschwerden. Auch ein Pilzbefall des Darms ist möglich, weil die natürliche Darmflora vorübergehend angegriffen ist. Auch hier versucht man, die gute Wirkung des Antibiotikums gegen die negativen Nebenwirkungen abzuwägen. Der Darm erholt sich meist schnell wieder – eine bakterielle Lungenentzündung dagegen kann lebensbedrohlich sein. Die Gefährlichkeit von Infektionen durch Bakterien wird heute dank Antibiotika recht gering geschätzt; früher führten diese Infektionen sehr häufig zum Tode. Neben den Impfungen dürften Antibiotika diejenige Errungenschaft der wissenschaftlichen Medizin sein, die die meisten Leben gerettet hat – trotz Nebenwirkungen.

Wenn also Therapien damit werben, dass sie nebenwirkungsfrei sind, sollte Sie das mehr als stutzig machen. Denn etwas, das wirkungsvoll in unseren Körper eingreift, tut das nie so spezifisch, dass nicht auch Nebenwirkungen damit verbunden wären. Was Haupt- und was Nebenwirkungen sein sollen, ist eine Definition von uns Menschen, für die sich das Therapeutikum nicht im Mindesten interessiert. Etwas anderes ist kaum zu erwarten; den Glauben an die auf den Menschen hin ziel- und zweckgerichtete Natur haben wir ja schon früher in diesem Buch als „naturalistischen Fehlschluss" entlarvt. Zwar treten Nebenwirkungen nicht bei jedem und überall gleich heftig oder häufig auf, aber sie gehören zu einer wirkungsvollen

Therapie nun einmal dazu. Alle bekannten Nebenwirkungen eines Medikaments werden von „sehr selten" bis „häufig" in den Beipackzetteln aufgeführt. Dort finden Sie immer auch eine Kontaktadresse, an die Sie Nebenwirkungen (oder auch nur einen Verdacht darauf) melden können.

Dies führt uns zu einem weiteren Punkt unserer Überlegungen: der Natürlichkeit einer Therapie, der Distanz zu allem, was als „Chemie" wahrgenommen wird.

Natürliche und künstliche Medikamente – Gibt es einen Unterschied?

„Ich nehme keine Chemie-Medikamente zu mir" oder „Ich pumpe meine Kinder nicht mit unnatürlichen Antibiotika voll" – so habe ich viele Patienten sprechen hören. Solche Aussagen sind zwar in ihrer Grundsorge, etwas Gefährliches oder Unnatürliches zu sich zu nehmen, prinzipiell verständlich – wer möchte das schon? Doch auch dies fußt auf dem Missverstehen der „Natur" als etwas Gutem, Schönem, Reinem und dem völligen Missverstehen von Chemie. In einem Internetkommentar habe ich einmal einen netten Spruch gelesen: „Das Wort Chemie weint sich bestimmt jeden Abend in den Schlaf – es ist das am häufigsten falsch benutzte Wort überhaupt."

Erneut begegnet uns der „naturalistische Fehlschluss" wieder, die fehlgehende Gleichsetzung von „Natur" und „gut". Ein weiteres Missverständnis gesellt sich hinzu: die Verwechslung von Industrie und Chemie. Wir sind alle pure Chemie. Leben ist Chemie. Auch unbelebte Gegenstände können aus den gleichen chemischen Stoffen bestehen, die unseren lebendigen Körper ausmachen; der lebendige Körper enthält jedoch quasi mehr Chemie, nämlich die chemischen Prozesse, die zur Aufrechterhaltung der Lebensfunktionen ablaufen ("organische Chemie"). Die Kohlenstoff-, Wasserstoff- oder Sauerstoffatome in uns unterscheiden sich in keiner Weise von denen, die außerhalb von uns existieren. Es ist sicherlich ein Unterschied, ob diese Atome zu Plastik oder zu einer Zellwand zusammengebaut werden, doch die Grundsubstanzen sind alle gleich. So gleich, dass Physiker, die sich mit den kleinsten Teilchen der Materie befassen, uns versichern: Auf der Mikroebene gibt es keine Merkmale mehr, mit denen man einzelne Teilchen der gleichen Gruppe überhaupt unterscheiden könnte – sie haben keinerlei Individualität.

Wer sich Sorgen macht, dass ein Gemisch aus Histamin, Acetylcholin, Serotonin, β-Sitosterin und verschiedenen Flavonoiden ihm schaden könnte, dessen Ängste betreffen nicht etwa ein modernes chemisches Kombipräparat zur Krebsbehandlung, sondern die Brennnessel.

Eine Pflanze mag uns natürlicher erscheinen als ein Auto. Auf gewisse Weise ist sie das auch. Sie entstammt einem biologischen Prozess, auf den der Mensch keinen Einfluss genommen hat – im Unterschied zum Auto, das menschengemacht ist, ein "Artefakt", wie der Wissenschaftler sagt. Er betrachtet dabei einfach nur die Tatsache, dass es sich um ein menschengemachtes Teil handelt. Er weiß, dass die Rückführung auf die Grundlagen der Materie die Unterscheidung von "Artefakt" einerseits und "natürlich" andererseits verschwinden lässt. Wenn wir den Begriff des Menschengemachten im Fokus behalten, wäre Naturheilkunde insofern „natürlicher" als ein synthetisches Medikament. Aber eine grundsätzliche Unterscheidung ist damit keineswegs getroffen. Selbst unsere Gedanken sind Chemie: Die Mixtur der chemischen Botenstoffe im Gehirn ist dafür verantwortlich, was wir denken und fühlen. Dieser „Chemie-Cocktail" wirkt sich auf unsere Gedanken ebenso aus wie auf unsere gemütsmäßige Verfassung – und damit auf unser psychisches und körperliches Wohlbefinden. Unsere Gehirn-Chemie erzeugt gefühlsmäßige Zustände wie Glück oder Unglück, Zufriedenheit oder Unzufriedenheit und macht Gefühle überhaupt erst erlebbar. Solche Prozesse lassen sich wiederum durch Medikamente beeinflussen.

Im Alltag profitieren viele Menschen Tag für Tag von den Vorteilen der Chemie, ohne es zu registrieren: Von der Tasse Kaffee am Morgen bis zum Glas Wein am Abend – ohne Chemie wäre unser Alltag undenkbar. Das Backen von Brot, das Braten eines Steaks, das Garen von Gemüse, das Rösten von Kaffee, das Keltern von Wein – all das sind chemische Prozesse.

Eine Zeitlang kursierte eine Warnung im Internet: Man möge kein Dihydrogenmonoxid (DHMO) zu sich nehmen. Es sei bekannt geworden, dass dieser chemische Stoff extrem häufig in Nahrungsmitteln zu finden sei. Lesen Sie hier, was es auslösen kann:

- Exzessive Einnahme führt zu einer Reihe von unangenehmen, teilweise sogar lebensbedrohlichen Nebenwirkungen, von häufiger Miktion über Polyurie bis hin zur tödlich verlaufenden Hyperhydration, deren erste Symptome Schwindel, Übelkeit und Erbrechen sind.

- DHMO ist eine Hauptkomponente des „Sauren Regens".
- Gasförmiges DHMO kann schwerste Verbrennungen hervorrufen.
- DHMO trägt zur Bodenerosion bei.
- DHMO verursacht bei vielen Metallen Oxidation und Korrosion.
- Eindringen von ungereinigtem DHMO in elektrische Systeme führt sehr oft zu Kurzschlüssen.
- Kann die Effektivität von Fahrzeugbremsen wesentlich beeinträchtigen.
- Findet sich in Biopsien von Tumoren und Geschwüren.
- Wird oft mit Zyklonen und anderen verheerenden Wetterphänomenen in Verbindung gebracht. (DHMO 2001)

Doch dahinter steckt ein recht böser Scherz. Ein Chemiker hatte diese Warnung in die Welt gesetzt, um zu zeigen, wie empfindlich wir auf das Wort „Chemie" reagieren. Das komplizierte Wort Dihydrogenmonoxid bedeutet nämlich nichts anderes als: Wasser. Andere übel klingende chemische Bezeichnungen für Wasser könnten sein: Diwasserstoffoxid, Monooxan, Hydritsäure oder Brønsted-Säure. Und, Sie werden lachen, auch heute findet man in unregelmäßigen Abständen diese Scherz-Warnmeldung auf Social-Media-Plattformen: „Gefährlicher Stoff! Aufpassen! Böse Chemie."

Dies zeigt, dass nicht alles, was wir mit Chemie assoziieren, böse, schlecht oder ungeeignet zur Therapie ist. Und es zeigt auch, wie hartnäckig sich Falschmeldungen im Internet halten können. Googeln Sie einmal nach DHMO – Sie werden überrascht sein und ernsthaft anzweifeln, dass es sich wirklich nur um Wasser und tatsächlich um einen Scherz handelt.

Auch naturheilkundliche („pflanzliche") Präparate wirken chemisch – das sollte nach dem Vorhergehenden für Sie jetzt selbstverständlich sein. Der Körper kann nicht unterscheiden, ob ein Stoff, der ihm zugeführt wird, natürlich oder synthetisch ist. Der Stoff wirkt auf Prozesse ein – oder nicht. Der Stoff hat eine Wirkung – oder nicht. Gerne wird behauptet, Naturheilkunde wäre – im Gegensatz zur Chemie – ungiftig. Wer dies behauptet, sollte einmal etwas Fingerhut, ein bisschen Mutterkorn-Getreide oder einen Knollenblätterpilz zu sich nehmen – oder lieber nicht! Von Letzterem reicht schon ein einziger, um einen Menschen zu töten. Selbst die Sonne, in der Naturheilkunde gern eingesetzt und in der Tat Anreger wichtiger chemischer Prozesse im Körper (Stichwort Vitamin D), kann, wie jeder weiß, schädlich bis tödlich sein; es kommt auf die Dosis und die Umstände an.

Über Nebenwirkungen, die mit pflanzlichen Heilmitteln verbunden sind, wird weitaus weniger berichtet als über die von Arzneimitteln. In Großbritannien gab es in den Jahren 2006 und 2008 nur 284 Meldungen über pflanzliche Arzneimittel (UK 2009) im Vergleich zu 26.129 Meldungen über Arzneimittel (McLernon et al. 2010) in einem ähnlichen Zeitraum von zwei Jahren. Die Gründe für diesen großen Unterschied liegen zum einen darin, dass unerwünschte Ereignisse durch pflanzliche Arzneimittel oft nicht erkannt werden, zum anderen aber auch darin, dass der normale Medikamentenverbrauch ungleich höher ist. Nebenwirkungsfrei sind auch Naturstoffe nicht (Booker 2017).

Andererseits sind viele gut wirksame Medikamente aus der Natur entnommen. Pharmazeutische Chemiker gehen davon aus, dass über die Hälfte der pharmazeutischen Arzneimittel auf Naturstoffen beruhen. Die Weidenrinde enthält, wie oben beschrieben, die Acetylsalicylsäure, die der Wirkstoff in Aspirin ist. Wir kennen und verwenden noch viele andere Naturprodukte, zum Beispiel Digitalis, Colchizin oder das Schimmelpilzgift Penicillin. Oftmals werden die Naturstoffe jedoch verändert und „enthüllt", um eine möglichst gezielte Wirkung zu ermöglichen und Nebenwirkungen (oder Toxizität) zu verringern. Man versucht zu erforschen, welcher der vielen Inhaltsstoffe für die tatsächliche Wirkung verantwortlich ist, und extrahiert ihn. Man säubert ihn sozusagen von anderen Stoffen, die auch wirken können, aber nicht in die gewünschte Richtung. So ist eben aus der Weidenrinde Aspirin entstanden oder aus der Eibe Taxol, ein Krebsmedikament. Der Wirkstoff aus der Eibe trägt übrigens den schönen Namen 10-Deacetylbaccatin III. Klingt das nicht fürchterlich „chemisch"?

Und noch eines zum Stichwort „synthetisch": Der Bedarf an solchen Medikamenten könnte längst nicht mehr aus natürlichen Vorkommen gedeckt werden. Weiden und Eiben wären vermutlich schon aus der Natur verschwunden, wenn man darauf angewiesen wäre. Deshalb entwickelt die wissenschaftliche Chemie Verfahren, mit denen sie den Wirkstoff aus einfacheren, gut verfügbaren Grundstoffen „zusammensetzt" – sozusagen naturgetreu. Chemie? Ja!

Es zeugt ein bisschen von menschlicher Arroganz zu denken, die Natur müsse uns dienlich sein, indem sie sich voll darauf ausrichtet, uns nur zu nützen. Wir wissen inzwischen: Eine Zweckausrichtung der umgebenden Natur auf den Menschen gibt es nicht. Dass man eine solche Zweckgerichtetheit auf menschliche Belange fälschlich annahm, war die tiefere Grundlage des früheren „magischen Denkens" in Ähnlichkeiten. Auch der Erwartung, mit homöopathischen

Arzneimittelprüfungen eine „Antwort des Körpers auf eine ihm gestellte Frage" zu bekommen, liegt die illusorische Annahme eines auf den Menschen gerichteten Zweckes der Natur zugrunde.

Dass es Mittel und Methoden naturkundlicher Art gibt, die nachweislich wirken, steht außer Frage. Darum ging es mir nicht. Mir war es vielmehr wichtig, von der anderen Seite her ein wenig zum Abbau von Vorurteilen gegen „böse Chemie", gegen „schädliche chemische Mittel" beizutragen.

Stoffe sind nicht von sich aus gut, wirksam und nebenwirkungsfrei, nur weil sie „natürlich" sind, also nicht vom Menschen hergestellt. Und die Bezeichnung „Chemie" oder „synthetisch" bzw. „künstlich" bedeutet nicht, dass wir unserem Körper damit Böses antun. Ein differenzierter Blick darauf, wann ein Medikament nützt, ist angebracht. Eine im Grunde höchst willkürliche Unterscheidung zwischen „Natur" und „Chemie" hilft uns dabei nicht im Mindesten.

Literatur

Booker, A. (16. März 2017). Which is deadlier – herbal remedies or conventional medicines? The Conversation online. https://theconversation.com/which-is-deadlier-herbal-remedies-or-conventional-medicines-74498. Zugegriffen: 26. Apr. 2017.

DHMO. (2001). Deutsche Version 2001. DHMO – Fakten. http://www.dhmo.de/fakten.html. Zugegriffen: 26. Apr. 2017.

Drugwatch. (18. März 2017). Prescription drug side effects. https://www.drugwatch.com/side-effects/. Zugegriffen: 26. Apr. 2017.

Goldacre, B. (2013). *Die Pharma-Lüge: Wie Arzneimittelkonzerne Ärzte irreführen und Patienten schädigen.* Köln: Kiepenheuer & Witsch.

McLernon, D. J., Bond, C., Hannaford, P., Watson, M., Lee, A., Hazell, L., & Avery, A. (September2010). Adverse drug reaction reporting in the UK: a retrospective observational comparison of yellow card reports submitted by patients and healthcare professionals. *Drug Safety*, *33*(9), 775–788.

UK, GOV. (1. Aug. 2009). Herbal products: safety update. Government UK. https://www.gov.uk/drug-safety-update/herbal-products-safety-update. Zugegriffen: 26. Apr. 2017.

7

Selbstheilungskräfte und der Placebo-Effekt

Von Natur aus und von unserer Entwicklungsgeschichte her kennen wir keine moderne Medizin, sondern haben nur unsere Selbstheilungsfähigkeit. Bedenkt man, wie lange unsere Spezies „einfach so" überlebt hat, dann müssen sie beachtlich sein. Selbstheilungsmechanismen sind evolutionär erworbene Fähigkeiten unseres Körpers, durch körpereigene Prozesse (ja, auch chemischer Art) bis zu einem bestimmten Grad mit Krankheiten und Angriffen von Mikroorganismen fertigzuwerden. Alle Arten von Lebewesen verfügen über recht unterschiedliche Instrumentarien an Selbstheilungskräften. Der Mensch unterscheidet sich darin zum Beispiel sehr vom Pferd, dieses wiederum von einer Ameise. Dieses Artenspezifische ist ein Beleg dafür, dass Selbstheilungskräfte evolutionär entstandene Fähigkeiten des Organismus sind.

© Springer-Verlag GmbH Deutschland 2018
N. Grams, *Gesundheit!*,
https://doi.org/10.1007/978-3-662-54799-1_7

Was schafft der Körper selbst?

Noch vor wenigen Generationen sind Menschen in einem Durchschnittsalter von ungefähr 30 Jahren verstorben. Unsere Lebenserwartung hat sich in den letzten beiden Jahrhunderten nahezu verdoppelt. Ein heute in New Delhi geborenes Kind hat eine höhere Lebenserwartung als Anfang des 19. Jahrhunderts die reichste Frau, der reichste Mann. Das verdanken wir nicht zuletzt einer Medizin, die Mittel und Behandlungen gefunden hat, unserem Körper dann wertvolle und verlässliche Hilfe zu leisten, wenn die Selbstheilungsmöglichkeiten nicht ausreichen oder nicht funktionieren.

Tatsächlich repariert sich das „System Mensch" permanent selbst. Täglich beseitigen Enzyme Defekte und kleine Spontanmutationen in der Erbsubstanz (DNA). Immer wieder werden Zellen erneuert, allein in der Haut etwa eine Milliarde pro Tag. Die innere Schleimhautschicht des Dünndarms erneuert sich alle drei Tage vollständig (Schadwinkel 2012). Das Entgiftungssystem von Leber und Nieren befreit uns ständig von nicht verwertbaren Stoffen (was ein „Detoxing" oder „Entschlacken" völlig überflüssig macht). Nicht zuletzt deshalb haben wir, als wir Assistenzärzte in der Inneren Medizin waren, uns manchmal damit begnügt, die Therapie des „aggressiven Zuwartens" zu wählen.

Nicht immer ist Abwarten die richtige Taktik. Manchmal muss es sogar ganz schnell gehen mit der ärztlichen Hilfe. Denn es gibt Krankheiten, die ohne die moderne Medizin einen fatalen Verlauf nehmen würden. Was der Körper sich selbst vom Halse schafft, sind in aller Regel Bagatellerkrankungen: virale Schnupfen-Halsweh-Infekte, Magenverstimmungen, kleinere Verletzungen, Hämatome und dergleichen.

Natürlich überlebt man auch viele weitere akute Erkrankungen wie einen Herzinfarkt oder Schlaganfall ohne medizinischen Eingriff; es fragt sich nur, wie gut und wie lange und mit wie vielen Begleiterscheinungen man überlebt. Auch chronische Erkrankungen wie Typ-II-Diabetes oder Bluthochdruck kann der Körper recht lange tolerieren; er kann sie aber nicht „wegmachen". Im Verlauf solcher chronischen Krankheiten handelt man sich zudem viele Folgeprobleme ein, die zu noch schwerwiegenderen Erkrankungen führen (Gefäß- und Organveränderungen).

Der Nachteil unseres körpereigenen Reparatur- und Abwehrsystems besteht darin, dass es manchmal zu viel tut oder das Falsche. Leicht erscheinende Aufgaben (wie das Wiedereröffnen einer Gehirnschlagader nach einem Schlaganfall) kann es nicht lösen, während es auf harmlose Eindringlinge (z. B. Pollen bei einer Allergie) und normale Lebensmittel (Nahrungsmittelallergien) manchmal völlig überreagiert. In seltenen Fällen geht unser Körper sogar dazu über, sich an bestimmten Stellen selbst anzugreifen (Rheuma, Autoimmunerkrankungen).

Generell gilt, dass die Regenerationsfähigkeit des Körpers bei einem jüngeren Organismus stärker aktiv ist als bei einem älteren. Das enorme Selbstheilungspotenzial des jüngeren Organismus lässt sich bei (immunsystemgesunden) Kindern jeden Tag beobachten: Wunden verheilen rasch, Hämatome verschwinden über Nacht (deswegen „wirkt" Arnica C30 so gut), Fieber kann innerhalb von Stunden sinken, und aus einem schwerkranken Kind wird im Handumdrehen ein putzmunter-überdrehtes. Allerdings muss das Immunsystem von Babys und Kindern gegen Infektionen erst noch trainiert werden, was alle Eltern (spätestens ab dem Kita-Alter) leidvoll erfahren. Infektkompetenz muss aufgebaut werden (s. auch das Unterkapitel „Spezialthema Impfungen"). Neugeborene tragen zwar noch Antikörper der Mutter in sich, den sogenannten Nestschutz, der sie vor einigen (nicht allen) Infektionen schützen kann. Das kindliche Immunsystem muss dann aber lernen, sich allein mit der Umwelt und ihren Keimen auseinanderzusetzen und eigene Immunzellen und Antikörper zu bilden. Im Durchschnitt haben Kleinkinder deswegen 6 bis 8 Erkältungsinfekte im Jahr. So wird das Immunsystem trainiert. Ein zusätzliches Training erfolgt durch die Impfungen, bis das Immunsystem im jugendlichen Erwachsenenalter seine Höchstleistungsfähigkeit erreicht. Danach nimmt es aufgrund von Alterungsprozessen in seiner Leistung zunehmend ab. Wir fangen an zu bemerken, dass es nicht nur akute Bagatellerkrankungen gibt. In wachsendem Ausmaß stößt man an Grenzen der eigenen Selbstheilungskräfte. Krankheiten machen sich bemerkbar, die nun mehr Hilfe von außen brauchen. Die meisten chronischen Krankheiten sind eine Domäne des nicht mehr so jungen Menschen.

Befragt man Google zum Begriff „Selbstheilung", findet man ein nahezu unüberschaubares Sammelsurium von Ratschlägen, Newsletter-Angeboten, Büchern und Videos von „Die Geheimnisse der Selbstheilungskraft" über „Stärken Sie Ihre Selbstheilungskräfte – wissenschaftlich geprüft!" bis „Selbstheilung kann jeder!" – und das bei allen erdenklichen Diagnosen und Krankheitszuständen. Ein natürlicher Prozess des Körpers wurde geschickt von der Alternativbranche gekapert und kommerzialisiert.

Man setzt genau auf die Bedrängnis, in die wir geraten, wenn wir älter werden. Wir brauchen nur dieses Lifestyle-Programm zu kaufen, diese Algenprodukte einzunehmen, jene Vitaminbooster zu spritzen – und schon heilt sich der Körper weiter kraftvoll selbst. Die ultimative Methode – entgeht man auf diese Weise ja auch völlig den „Zumutungen und Gefahren" der „Schulmedizin"! Man fühlt sich schon beinahe schuldig, wenn man diese Segnungen nicht in Anspruch nimmt.

Was von der „Stimulierung des Immunsystems" zu halten ist, darüber haben wir gesprochen. Sofern keine krankhafte Einschränkung vorliegt, besteht bei Stimulation sogar die Gefahr, dass sich das Abwehrsystem gegen den Körper selbst wendet. Bewegung, frische Luft und eine ausgewogene Ernährung eignen sich zur Stärkung der Abwehrkräfte viel eher, als sich durch die Einnahme irgendwelcher Präparate „stimulieren" zu lassen (s. auch das Unterkapitel „Prävention").

Doch warum geschehen auch im Erwachsenenalter noch „Wunder"? Warum geht es uns oft besser, wenn wir eine Therapie auf uns genommen haben – selbst wenn sie gar nicht physiologisch wirksam gewesen sein kann?

Wie hilft uns der Placebo-Effekt?

„Selbstheilungskräfte" versteht man am besten als eine Art Oberbegriff. Sie sind die Summe aller dem Körper zur Verfügung stehenden physischen und psychischen Regenerationsmechanismen. Längst noch nicht alle funktionalen Zusammenhänge kennen wir und benutzen deshalb einen Oberbegriff. Einzelne Aspekte der Selbstheilungskräfte aber können wir durchaus identifizieren und benennen. Einer davon ist das Immunsystem, das vorrangig die Aufgabe hat, von außen kommende Bedrohungen für den Organismus einzudämmen. Als einen weiteren Aspekt können wir die immer wieder angeführten Placebo-Effekte ansehen. Was bedeutet eigentlich „Placebo"?

Wörtlich bedeutet es 'Ich werde gefallen'. Definitonsgemäß bedeutet es:

> Placeboeffekte sind positive Veränderungen des subjektiven Befindens und von objektiv messbaren körperlichen Funktionen, die der symbolischen Bedeutung einer Behandlung zugeschrieben werden. Sie können bei jeder Art von Behandlung auftreten, also nicht nur bei Scheinbehandlungen. (Uexküll und Langewitz 2008)

Beim Placebo-Effekt gilt es also begrifflich zwei Teilbereiche zu unterscheiden:

1. die *Gabe* eines Scheinmedikaments (*des Placebos* im engeren Sinne). Dieses Präparat enthält zwar keine pharmakologisch wirksamen Bestandteile, kann aber eine physiologische (körperliche) Wirkung auslösen. Eine solche Wirkung tritt bei jeder Form der Medikamentengabe auf, lässt sich jedoch nicht richten bzw. gezielt einsetzen;
2. die Wirkung, die die *Art der Verordnung* eines Medikaments hat, im Sinne von: Wie sehr gefällt es mir, *wie* ich das (Schein-)Medikament bekomme (*der Placebo-Effekt*)? Dazu zählen die Art und Weise, wie der Therapeut mir das Medikament anpreist, welche Erwartungen ich selbst damit verbinde, welche Erfahrungen ich im Guten wie im Schlechten schon damit gemacht habe, in welcher Atmosphäre und mit welcher Sicherheit und Überzeugung ich es verschrieben bekomme, in welcher Weise ich mich

vorher über meine Beschwerden äußern konnte, wie gut verstanden ich mich dabei vom Therapeuten gefühlt habe, wie tröstend ich aufgefangen werde und viele weitere Aspekte. Intuitiv erfassen wir solche Beigaben völlig unbewusst in Bruchteilen von Sekunden (Kong et al. 2013).

Schauen wir uns zum Beispiel die Homöopathie an: In den homöopathischen Medikamenten ist nichts drin, kein physiologisch wirksamer Stoff und schon gar keine „Energie". Dennoch lassen sich nach ihrer Einnahme durchaus Veränderungen feststellen – subjektive und objektive. Sie sind also per definitionem Placebos. Das „Setting der Homöopathie" bietet genau in diesem Bereich ein enormes Angebot: empathische, verständnisvolle, lange Gespräche mit einem von seiner Methode überzeugten Homöopathen, dies in einer längst als bedrängend empfundenen Lage, zusätzlich gespeist von der wärmsten Empfehlung einer guten Bekannten. So „wirkt" die Homöopathie bestens – als Placebo. Der tröstende Aspekt der Placebo-Behandlung appelliert an die Selbstheilungskräfte und führt zu ihrer Aktivierung.

Vermeintlich gute Erfahrungen konditionieren uns auf einen guten Glauben an die Homöopathie. Schlechte Erfahrungen und ausbleibende Erfolge werden als „Erstverschlechterung" rückwirkend erst recht bestätigend abgespeichert, oder wir vergessen die Misserfolge schnell und merken uns nur den nächsten „Erfolg". So „füttern" wir unbewusst den Placebo-Effekt immer weiter. Bis wir – niemand will es hoffen – an seine Grenzen stoßen, dort, wo ein Placebo nun einmal nicht entscheidend weiterhilft.

Placebo = Einbildung?

„So ein Quatsch", werden Sie nun vielleicht denken, „ich bilde mir das doch nicht ein. Hunderttausende Ärzte und Heilpraktiker setzen Homöopathie und vergleichbare Verfahren weltweit zum Nutzen ihrer Patienten ein. Sollten etwa all ihre Patienten auf den Placebo-Effekt hereinfallen? Das kann ich mir wirklich nicht vorstellen."

Patienten mit koronarer Herzkrankheit kann es nach einer Operation zwecks Erweiterung der verengten Herzkranzgefäße besser gehen, obwohl der Eingriff gar nicht erfolgreich war und die Engpässe in den Herzkranzgefäßen weiterbestehen. Bei anderen Operationen treten ähnliche Phänomene auf. Chronische Knieschmerzen bessern sich zum Beispiel oft nach einer Scheinoperation. Und ständig wiederkehrende Bauchbeschwerden aufgrund von Verwachsungen können sich zurückbilden, wenn der Chirurg die Bauchdecke nur kurz öffnet, ohne die Verwachsungen zu lösen (Bundesministerium für Bildung und Forschung 2017). Je deutlicher der Arzt dem Patienten gegenüber formuliert, was er an Verbesserung erwartet, und je größer die Sicherheit ist, mit der er das vermittelt, umso größer der Placebo-Effekt (Sauer 2007). Dabei bilden wir uns eine Verbesserung nicht etwa nur ein. Es laufen in der Tat neurobiologische Prozesse ab, etwa eine veränderte Schmerzwahrnehmung (Benedetti et al. 2003). Es passiert also etwas, obwohl kein Wirkstoff gegeben wurde, und zwar umso mehr, je öfter wir vorher positive Erfahrungen mit diesem Medikament oder dieser Methode gemacht haben (Reicherts et al. 2016). Wir werden durch uns selbst in eine bestimmte Richtung beeinflusst; man nennt das Konditionierung (Bartels et al. 2014).

„Ich lasse mich nicht so dämlich beeinflussen!", schrieb mir einmal ein überzeugter Homöopathie-Patient. „Placebo", so meinte er, „das tritt doch nur bei anderen auf." Die Gesundheitsforschung zeigt jedoch, dass 20 bis 90 Prozent aller Patienten auf ein wirkstofffreies Medikament ansprechen (Bundesministerium für Bildung und Forschung 2017). Im klinischen Alltag helfen sie demnach schätzungsweise jedem Zweiten. Wir alle lassen uns also dann und wann durch Scheinmedikamente oder Scheinmethoden beeinflussen – allerdings meist ohne es zu merken. Placebos können bei allen Menschen wirken, gerade auch bei denen, die sich davon für absolut unbeeinflussbar halten. Zu bekämpfen ist also das herrschende Vorurteil, Placebos wären „Medikamente für Dumme und Suggestible". Begriffe wie „Suggestion" oder „psychosomatisch" werden gerne missverstanden: „Psychosomatisch? Nicht bei mir! Ich bin doch nicht bescheuert!" Der Placebo-Effekt läuft praktisch immer unbewusst ab und entfaltet trotzdem eine physiologische Wirkung (Di Blasi et al. 2001; Kaptchuk und Miller 2015). Placebo-Effekte gibt es nicht nur in der Medizin. Dieses Phänomen begleitet uns im täglichen Leben genauso und ist an sich nichts Schlechtes. Das moderne Ambiente eines Restaurants lässt etwa den Beilagensalat besser schmecken, und wenn „Café latte" und nicht „Kaffee" auf der Karte steht, wird man den Geschmack anders beurteilen.

Man hat gezeigt, dass der schmerzlindernde Effekt von Placebos über körpereigene, morphiumähnliche Substanzen, so genannte endogene Opiate, vermittelt wird. Bei der Parkinson-Krankheit wird unter einer Placebo-Therapie vermehrt der Botenstoff Dopamin im Gehirn ausgeschüttet, von dem die Patienten zu wenig haben. Und eine Placebo-Therapie

zur Unterdrückung der Körperabwehr scheint das Immunsystem zu beeinflussen. (Bundesministerium für Bildung und
Forschung 2017)

Es wird Sie wohl selbst nach diesen Ausführungen noch über-
raschen, dass Placebo-Effekte eindeutig auch bei Patienten
nachgewiesen wurden, denen man ausdrücklich und unmiss-
verständlich zu verstehen gegeben hatte, dass sie nur ein
Scheinmedikament erhalten. Das ist ein Ergebnis der neueren
wissenschaftlichen Placebo-Forschung. Ist das nicht erstaunlich? Welche tiefgreifenden Mechanismen müssen dort am
Werk sein! Offenbar ist der Effekt in der Lage, zumindest
teilweise sogar die bewusste Wahrnehmung zu überspielen.
Der bei der TCM schon erwähnte Placebo-Forscher Ted
Kaptchuk führte zusammen mit anderen Forschern solche
Studien mit „offenen" Placebos durch, zum Beispiel mit Mig-
ränepatienten. Ihnen halfen die Placebos auch dann, wenn
man ihnen vorher erklärt hatte, dass es nur Placebos sind
(Kam-Hansen et al. 2014).

Das kann auch problematisch werden, wie andere Untersuchungen zeigen. Nämlich dann, wenn man sich subjektiv zwar besser fühlt, objektive Befunde jedoch schlechter
werden. Nur als ein Beispiel führe ich hier eine Studie über
Asthma bei Kindern an. Im subjektiven Befinden lagen die
Placebo-Gruppen (mit Scheinmedikamenten und Schein-
akupunktur) und die Verum-Gruppe (mit der klassischen
medikamentösen Therapie) nicht signifikant auseinander;
bei den gemessenen physiologischen Werten aber wies nur die
Verum-Gruppe wirkliche Verbesserungen auf. Placebo-Reaktionen hatten also den schlechteren Gesundheitszustand ver-
tuscht (Wechsler und Kaptchuk 2011). Problematisch ist es

auch, wenn Placebos so gut sind wie „richtige" Medikamente. Dieses Problem hatte man lange Zeit bei Antidepressiva (Posternak und Zimmerman 2007; Kirsch 2014).

Es ist also eigentlich hinreichend klar und scheint uns alle sehr zu verunsichern, dass wir so beeinflussbar sind – selbst dann, wenn uns unsere verstandesmäßige Wahrnehmung etwas anderes sagt. Auch unbewusst wahrgenommene Signale lassen eine Placebo-Reaktion auftreten. Wir müssen an den Placebo-Effekt also noch nicht einmal glauben, damit er auftritt. Ein Kind, das wir auf den Arm nehmen und dem wir den Schmerz „wegpusten", wird irgendwann auch nicht mehr daran glauben, dass man Schmerz wirklich wegpusten kann; dennoch hilft ihm die Aktion weiterhin. Insofern fallen wir alle nicht etwa auf den Placebo-Effekt herein wie auf einen schlechten Scherz. Er ist auch nicht einfach eine Einbildung, vergleichbar mit einer diffusen Angst oder einer fixen Idee. Vielmehr machen wir die reale Erfahrung, dass etwas, an das wir (und der Therapeut) glauben, uns auch tatsächlich hilft – nachweisbar hilft. Und selbst wenn wir nicht bewusst daran glauben, sondern meinen, die Erfahrung gemacht zu haben, „das hilft mir", dann hilft es auch. Sogar wenn wir weder „glauben" noch durch vorherige Erfahrungen konditioniert sind, kann ein Placebo-Effekt auftreten. Treffen kann es also jeden, immer, bei jeder Therapie oder Medikation. Deshalb: Um wirklich unterscheiden zu können, ob eine Wirkung nun nur aufgrund des Placebo-Phänomens oder aufgrund einer anderen Ursache – insbesondere der spezifischen Wirkung eines Medikaments – aufgetreten ist, helfen keine Einzelfallbeschreibungen, sondern nur das mühevolle und aufwendige Abgleichen vieler Einzelfalldaten einer Therapie unter kontrollierten Bedingungen, wie sie in RCTs geschaffen werden.

Immer wieder schreiben mir Homöopathen oder Heilpraktiker, dass sie persönlich die spezifische Wirkung eines homöopathischen oder anderen speziellen Medikaments und eine reine Placebo-Wirkung sehr wohl sicher auseinanderhalten könnten – ohne Studien. Und zwar nicht nur bei der Verordnung von Globuli an ihre Patienten, sondern auch bei einer homöopathischen Arzneimittelprüfung. Die jeweils auftretenden Symptome seien so spezifisch, so bezeichnend, so ungewöhnlich, dass sie nur durch die spezifische Wirkung des Medikaments verursacht worden sein könnten. Warum ist diese Aussage so überhaupt nicht möglich bzw. sogar mit Sicherheit falsch? Wir alle neigen dazu, intuitiv Zusammenhänge herzustellen, zum Beispiel zwischen Medikamentengabe und Veränderung eines Symptoms oder Zustands. Unzählige andere Faktoren können jedoch sowohl bei der Wahrnehmung eines Zusammenhangs täuschen als auch ihrerseits zu einer Veränderung geführt haben. Bloßes Hinschauen und Schlussfolgern zeigt uns noch nicht, was wirklich passiert ist. Dazu unterlaufen uns zu viele Wahrnehmungs- und Denkfehler, und dies, ohne dass wir es bemerken (Mukerji 2016).

Danach, aber nicht deswegen – Kausalität und Korrelation

Ein häufiger Denk- und letztlich auch Wahrnehmungsfehler ist das sogenannte *post hoc ergo propter hoc* (etwa 'danach geschehen, daher deswegen geschehen'). Zwei aufeinanderfolgende zufällige Ereignisse werden irrtümlich als Ursache und Wirkung miteinander in Verbindung gebracht: „Gestern habe ich mich aufgeregt, heute habe ich Kopfschmerzen. Das kommt davon." Obwohl das eine mit dem anderen nichts zu tun haben muss, stellt man willkürlich eine Verknüpfung zwischen beiden Ereignissen her. Zusammenhänge ursächlicher Art sieht man vor allem, wenn sie irgendwie logisch erscheinen: Einen starken Juckreiz am Arm würden wir mit einer Scharlach-Erkrankung wohl kaum in Zusammenhang bringen (wobei auch das sicher irgendwie herbeigedacht werden könnte), eher mit dem insektenumsirrten frischen Feldblumenstrauß neben dem Bett.

Bei der Homöopathie zum Beispiel wird ein Zusammenhang zwischen der Globuli-Gabe und einer anschließenden Veränderung hergestellt. Eine Kausalität, eine ursächliche Verbindung, ist damit aber nicht im Mindesten belegt. Die Veränderung ist entweder von der Globuli-Gabe unabhängig infolge völlig anderer Faktoren aufgetreten oder durch eine unspezifische Placebo-Reaktion. Sie ist also allenfalls eine Korrelation, ein zeitlich in engem Zusammenhang auftretendes Ereignis. Wir wissen das, weil eine spezifische Wirkung der Homöopathie bei Ausschluss aller ursächlich möglichen Einflussfaktoren nicht belegt werden konnte (RCTs). Ein solcher Fehlschluss liegt aber sehr viel näher als eine kritische Betrachtung – und lässt sich rückwirkend kaum noch auflösen.

Wir alle neigen dazu, Informationen auf eine Weise zu suchen, auszuwählen und zu interpretieren, dass diese die eigene (auch unbewusste) Erwartung erfüllen. Wir nehmen selektiv wahr (Shaw 2016) und unterliegen dem *confirmation bias*. Erwarte ich als Therapeut (und als Patient), dass bestimmte Symptome sich bessern, so werde ich Anzeichen dafür auch viel eher und intensiver wahrnehmen als ohne diese Erwartung.

Warum ist das so, warum machen wir diese Denkfehler? Es hört sich vielleicht ein bisschen gemein an: Wir sind schlichtweg überfordert, komplexe Tatbestände zu begreifen; nicht in dem Sinne, dass wir überhaupt nicht dazu fähig wären – aber wir sind auf schnelles Schließen mit wenigen Parametern programmiert. Und wir machen uns das nicht gerne bewusst. Der einfachste Weg, sich vor einem komplexen Problem zu drücken, ist also: Komplexe Probleme werden gar nicht als komplexe Probleme deklariert. Stattdessen glauben wir selbst und behaupten auch, es wäre alles ganz einfach und wir könnten mit geradlinigen, eindimensionalen Problemlösungsversuchen dynamische, intransparente und vernetzte komplexe Systeme angehen (Mukerji 2016; Frey und Frey 2011).

Mit ihrem guten Ruf machen sich manche Pseudoverfahren all dies zunutze. Das fällt umso leichter, als es ja nicht um irgendetwas geht, sondern um uns selbst und wir uns bekanntlich selbst am nächsten sind: Wir haben XY genommen, also *muss* die Veränderung eine Folge davon sein. Punkt. Wozu haben wir schließlich XY ausgesucht, besorgt und es dann auch eingenommen? Was sollte uns denn da noch veranlassen, lange über menschliche und wissenschaftliche Denkfehler, Placebo-Effekte und grundsätzliche Schwächen der Theorie des jeweiligen Verfahrens nachzudenken?

An dieser Stelle meldet sich als „Anwältin der Medizin" die Wissenschaft mit ihrer Art zu Wort, komplexen Problemen und Systemen zu begegnen. Sie versucht, möglichst umfassend und im Bewusstsein, dass jede Menge Fallstricke lauern, die Sachlage objektiv zu klären. In welcher Hinsicht kann ich mich getäuscht haben? Wo kann ein Denkfehler vorliegen? Wie kann ich ausschließen, dass das Ergebnis reiner Zufall war? Wie kann ich sicher sein, dass es an A lag, dass B geschehen ist? Was könnte sonst noch dafür verantwortlich gewesen sein? Die wichtigste Frage ist vielleicht: Wo kann ich selbst mich beim Nachdenken über mein Problem geirrt haben? Dabei zählt nicht nur, welchen Fehler ich gemacht haben könnte, sondern auch, welchen Fehler mir andere nachweisen oder aufzeigen könnten.

Nicht von ungefähr wurde in der Medizin deshalb das hochkomplexe Instrumentarium der klinischen Studien etabliert. Sie kennen sicher solche Spielfilme, in denen mit hohem logistischem Aufwand eine „unmögliche" Aktion geplant wird, bei der zig Sicherungsmechanismen überwunden werden müssen, um zum Ziel zu gelangen, ohne dass man über einen der oft buchstäblich gespannten Fallstricke (heute meist Laserfallen) stolpert. Wir bewundern die Helden solcher Geschichten: für ihren analytischen Verstand, für ihre Vorbereitungen, das Zusammenspiel des Teams, für die Fähigkeit, konsequent entsprechend der ausgefeilten Planung zu handeln. Genauso bietet sich uns das Szenario dar, wenn wir die komplexe medizinische Forschung von heute in den Blick nehmen. Sie beruht auf ähnlichen bis gleichen Strukturen wie das Handeln unserer Filmhelden. Die Zeiten schlichter Problemlösungen, die keine sind und deshalb auch kein nachhaltiges Ergebnis haben, sind vorbei – im Film (null Unterhaltungswert) wie in der Medizin (null Evidenz).

Nur mit objektiven Verfahren kann man zumindest versuchen, Irrtümer zu vermeiden, und mit einer gewissen Sicherheit sagen: A und B stehen in einem kausalen, nicht nur zufälligen zeitlichen Zusammenhang, und eine spezifische

Wirkung von A in Richtung B ist vorhanden. Ohne solche komplexen Studien lässt sich ein Placebo-Effekt nicht von einer spezifischen Wirkung unterscheiden.

Aber Kinder und Tiere kennen doch keinen Placebo-Effekt

„Wenn ich mein Kind etwas einnehmen lasse, dann denkt es doch nicht: Aha, ich kriege jetzt ein wirksames Medikament, und deshalb soll es mir besser gehen." – „Meine Katze kennt keinen Placebo-Effekt – und XY wirkt trotzdem." – „Ich gebe es auch meinen Kühen ins Trinkwasser, die bekommen gar nichts davon mit – wie sollten sie beeinflusst werden?"

Die unrichtige Ansicht, ein Placebo-Effekt könnte bei Kleinkindern und Tieren nicht auftreten, beruht wohl auf dem Missverständnis, der Placebo-Effekt entstünde dadurch, dass einem jemand etwas *einredet*. Der Placebo-Effekt ist jedoch nichts, was man mit einer gezielten Beeinflussung vergleichen könnte. Er bildet sich beim großen wie beim kleinen Patienten genauso wie beim Tier als körperlich-seelische Reaktion auf den Vorgang der Zuwendung hin und aus einer positiven Erwartungshaltung heraus. Für Kinder und Tiere spielt die Verfassung der Bezugsperson eine gewaltige Rolle. Sie wird unbewusst, aber intensiv wahrgenommen. Säuglinge, Kleinkinder und auch Tiere sind besonders auf die nonverbale Kommunikation angewiesen, sie ist lebensnotwendig für sie. Daher diese enorm feinen Antennen.

Auf diese Weise spüren Kind wie Tier auch die Erleichterung und Beruhigung des Betreuers, die sich daraus ergibt, dass er etwas für die kleinen Schutzbefohlenen tun kann. Das Kind oder Tier muss nicht wissen, ob es ein echtes Medikament bekommt oder ein Placebo. Aber die Eltern oder die Tierhalter wissen es und ändern dementsprechend ihre Erwartungshaltung. Das „Zurückspiegeln" der Befindlichkeit des Betreuenden, beispielsweise von Seiten eines Kindes oder Tiers, nennt man *Placebo by proxy*.

Mit „Placebo by proxy" ist eine Placebo-Wirkung „auf einem Umweg" bzw. „über einen Vermittler" gemeint. Placebos by proxy sieht man immer dort am Werk, wo es bei einer Zuwendung keine verbale Interaktion gibt. Und gerade da erweist sich die Placebo-Wirkung als besonders stark. Denn die Sensorik von Säuglingen und kleinen Kindern, ebenso wie die von Tieren, ist ganz besonders ausgeprägt, wenn es um die Aufnahme und Reflexion der Grundstimmung von vertrauten Bezugspersonen geht. Eine direkte sprachliche Kommunikation kann da oft gar nicht mithalten. Den Placebo-Effekt bei nichtsprachlicher Kommunikation gibt es also nicht nur, als Placebo by proxy leistet er im Verhältnis des Patienten zur vertrauten Bezugsperson sogar Besonderes. (Weimer et al. 2013; Wrobel et al. 2015; Krummenacher et al. 2014; Colloca und Benedetti 2009)

Jeder Mensch vollbringt Placebo-Therapie, wenn er einem Kind liebevoll auf ein „Aua" pustet, ihm ein Trostpflaster aufklebt oder es in den Armen wiegt. Tatsächlich „wirkt" eine solche Handlung nicht, sie „hilft" aber. Jeder weiß, dass das Kind nach ein paar Minuten des Tröstens wieder munter davonspringt oder beruhigt einschläft

Viele alternative Methoden (und man hört es sogar von einigen „normalen" Ärzten) sind besonders geschickt darin, diese Mechanismen zu benutzen. Sie verabreichen Placebos, und sie verbinden dies mit einem Ritual an Zuwendung, Empathie und mit der suggestiven Kraft guter Erfahrungen. Die Therapie ist mit Bedeutung regelrecht aufgeladen: „Ich lasse dir Hilfe zuteil werden, liebes Kind", ohne dass dies unbedingt in Worte gefasst wird. Man strahlt aus, dass man helfen kann, dass man etwas tun kann, dass man sich Hilfe verspricht. Das Kind bekommt etwas, das ihm helfen soll, es nimmt wahr, dass man es mit seinem Problem nicht alleine lässt. Eltern und Tierhalter beruhigen sich selbst. Das muss und wird sich nicht in krassen Verhaltensänderungen niederschlagen. Kinder und Babys spüren intuitiv kleinste Veränderungen, sie sind evolutionär mit feinsten Antennen dafür ausgestattet, weil sie in diesem Alter noch so extrem abhängig von den Bezugspersonen sind. Natürlich helfen auch andere Rituale (warmer Tee, Vorlesen etc.), doch die ausdrücklich medizinische Ausrichtung der „alternativen" Mittel und Methoden ist ein dominanter „Verstärker" des Placebo-Effekts. Schließlich tut man nicht irgendwas, sondern etwas, das – vermeintlich – medizinisch sinnvoll ist.

Das anschließende Warten auf die Genesung ist nun kein bloßes Ausharren mehr, sondern eine positive Erwartung im Sinne von „Lass uns schauen, wie die Therapie wirkt". Es besteht Hoffnung, dass sich etwas zum Positiven verändert – und schon beginnt die positive Erwartung unsere Wahrnehmung zu beeinflussen. „Wirkt" das erste Mittel nicht, so geben wir etwas anderes, und das Abwarten fällt wiederum leichter. Schließlich aber heilt die Krankheit von alleine aus, vergehen die Beschwerden von selbst, und wir sind überzeugt, die jeweils zuletzt gewählte Therapie hätte ein kleines

Wunder vollbracht. Natürlich wählen wir sie beim nächsten Mal mit gestärkter Überzeugung erneut. Wir sind konditioniert. Die Gelegenheiten, bei denen sie nicht geholfen hat, vergessen wir rasch oder entschuldigen sie mit „Da haben wir eben das richtige Mittel nicht rechtzeitig gefunden" – die selektive Wahrnehmung ist am Werk. Ein praktisches und hilfreiches System – aber leider ein auf geradezu heimtückische Art und Weise falsches.

Ich bin auch kein Fan davon, einem Kind bei jedem kleinen Schnupfen sofort ein Antibiotikum zu verschreiben (und ehrlich gesagt ist das kein Arzt, das ist eine der bösen Mythen gegen die „Schulmedizin"), und ich gebe auch zu, dass mir früher das „Behandeln" mit Homöopathie bei meinen eigenen Kindern leichter fiel als bloßes Abwarten. Aber all das hat selbstverständlich seine Grenzen, die zu erkennen Aufgabe des Arztes ist. Es ist ein Glück, dass wir jenseits der Grenzen von Selbstheilungsfunktionen und positiv erlebten Placebo-Effekten die wissenschaftliche Medizin und Medikamente haben, die den Placebo-Effekt *plus* ihre spezifische Wirkung zu bieten haben.

Eines aber sollte klar sein: Das Eintreten des Placebo-Effekts, ob nun mit oder ohne „proxy", hat nichts mit der Heilung einer Grunderkrankung zu tun, die nicht von selber abklingt. Man sollte sich niemals der Täuschung hingeben, es gehe dem Patienten ja so viel besser, womöglich sich noch dadurch bestätigt fühlen, dass man sich selbst als Bezugsperson ja auch besser fühlt. Wenn eine falsche Einschätzung des Effekts dazu führen würde, eine notwendige effektive Behandlung zu verzögern oder gar zu unterlassen – das wäre fatal.

Regression zur Mitte

Wahrgenommene Besserungen durch den Placebo-Effekt können sich sogar als scheinbar objektiv nachweisbar „tarnen" (DC Science 2015). Wie das? Das hängt mit einem Phänomen zusammen, das man als „Regression zur Mitte" bezeichnet und das auch jede wissenschaftliche Studie zu berücksichtigen hat.

Francis Galton, ein Cousin von Charles Darwin, beschrieb dieses Phänomen. Er stellte durch Erhebungen fest, dass die Kinder großer Eltern eher kleiner werden als diese und umgekehrt die Kinder kleiner Eltern größer. Der „ursprüngliche Messwert", die Größe der Eltern, tendierte bei der „zweiten Messung", der Größe der Kinder, eindeutig zu einem Mittelwert. Die Daten Galtons bestätigen sich bis heute. Es gibt eine deutliche Tendenz vom Extrem zur Mitte, also zum Durchschnitt. Noch schöner lässt sich das an einem anderen Beispiel veranschaulichen.

In den USA kennt man den sogenannten „Fluch des *Sports-Illustrated*-Titels": Die auf dem Cover dieses Blattes abgebildeten Sportler gerieten danach fast alle in eine Formkrise. Das ist, wenn man den Effekt der Regression zur Mitte kennt, nicht verwunderlich und sicher kein Fluch. Gelangt ein Spieler auf das Titelblatt von *Sports Illustrated,* gehört er zu einer herausragenden Gruppe innerhalb aller Sportler, nämlich denen auf dem Höhepunkt ihrer Leistungsfähigkeit (Wikipedia 2015). Dass eine Regression zur Mitte hin eintritt, ist daher in jedem Fall zu erwarten. An erstaunlich vielen Sachverhalten ließ sich dieser Effekt immer wieder zeigen.

Was bedeutet das nun für unser Thema? Wählt man im Rahmen einer Reihenuntersuchung oder für Studien unter

Patienten die Gruppe mit den höchsten Messwerten aus (Beispiel Blutdruck) und untersucht diese Gruppe zu einem späteren Zeitpunkt erneut, so werden die Messwerte in den allermeisten Fällen deutlich näher am Normalwert liegen – und zwar unabhängig davon, ob in der Zwischenzeit eine wirksame Behandlung erfolgt ist, eine unwirksame oder gar keine.

Dieser Effekt ist geradezu ein offenes Scheunentor für Fehldeutungen, seien sie nun Irrtümer oder gar gezielt genutzt. Unbestreitbare Messwerte bessern sich offensichtlich – nachdem die Gruppe unsere (unwirksamen) Mittel bekommen hat. Hurra! Wissenschaftlich bewiesen! Von wegen. Das ist kein Nachweis von Ursache und Wirkung, sondern hier spielen statistische Effekte und auch der Spontanverlauf einer Erkrankung den Kaffeesatzdeutern in die Hände.

Der Nocebo-Effekt

Der sogenannte Nocebo-Effekt ist quasi das Gegenstück zum Placebo-Effekt (Chavarria et al. 2017; Webster et al. 2016; Bartels et al. 2016). Unter dieser Bezeichnung fasst man die *negativen* Effekte einer Therapie zusammen, die nicht durch den tatsächlichen Wirkstoff hervorgerufen werden. Die Nocebo-Antwort kann sich durch eine Symptomerzeugung oder -verschlimmerung oder durch das Verhindern einer Symptomverbesserung äußern. Ähnlich wie bei den Placebo-Mechanismen identifizierte man sowohl die Erwartungshaltung eines Individuums hinsichtlich der Therapie ("Das wird mir *nicht* gut tun") als auch Konditionierungsprozesse ("Medikamente haben mir schon mehrfach nicht gutgetan";

Faasse et al. 2015). Wer also Angst hat, ein Medikament könnte ihm schaden, der wird tatsächlich mehr negative Wirkungen wahrnehmen als ein positiv vertrauender Patient. Wer Angst hat, sein Kind könnte durch eine Impfung sehr leiden, dessen Kind wird beim Impfen mehr weinen oder sich wehren (ja, es gibt auch Nocebo by proxy; Data-Franco und Berk 2013). Alternativmediziner befeuern mit ihrer negativen Haltung gegenüber „der Schulmedizin" oft Nocebo-Effekte. Wenn normale Medikamente als „unnatürlich" und „chemisch" betrachtet oder vernünftige Therapieansätze als „nicht die wahre Ursache behandelnd" dargestellt werden, dann erlebt ein Patient die wirklich sinnvolle Therapie auch als schlimmer (oder wirkungsloser). Impfgegner sehen sich auch dadurch bestätigt.

Ein schönes Beispiel für einen Nocebo-Effekt in einem etwas skurril anmutenden Zusammenhang möchte ich Ihnen kurz vorstellen. In den USA wurde eine Studie mit dem Namen STEP durchgeführt, die – zufallsgesteuert und verblindet – den Einfluss des Betens auf die Gesundung und die Komplikationen bei operierten Bypass-Patienten untersuchte (Rudolph 2006). Das Ergebnis überraschte, war aber eindeutig: Die Zahl der Komplikationen stieg in der Gruppe, die wusste, dass für sie gebetet wurde, gegenüber dem statistischen Mittel deutlich um 14 Prozent an. Erklärt wurde das ganz entgegen der Erwartung schlechtere Ergebnis durch den Nocebo-Effekt. Die Patienten, denen man gesagt hatte, es werde für sie gebetet, schlossen daraus, dass es schlimm um sie stünde und dass man sich Sorgen machen müsste – und es ging ihnen denn auch schlechter. Und zwar völlig unabhängig von der eigenen Glaubenseinstellung.

Wo sind die Grenzen?

Die Grenzen der Selbstheilungsfähigkeit unseres Körpers und von Placebo-Effekten sind eigentlich nur zu bekannt. Selbstheilungsmechanismen versagen bei akuten, schweren Infektionen genauso wie bei ernsthaften Verletzungen oder bei systemischen Erkrankungen. Sicherlich haben Sie noch nie von einer Spontanheilung nach einem schweren Schlaganfall gehört. Auch würde ich bezweifeln, dass der Placebo-Effekt einen mehrfach zertrümmerten Beinbruch „retten" kann, von bösartigen metastasierten Krebsgeschwüren einmal ganz zu schweigen. Auch ein Typ-I-Diabetes heilt nicht von alleine aus, ein eitriger Blinddarmdurchbruch ebenso wenig. Mit dieser Art von Indikationen wird Pseudomedizin normalerweise auch nicht in Verbindung gebracht. Natürlich gibt es immer wieder einmal ein Wunder – aber es kann nicht der Ansatz der Medizin von heute sein, darauf zu warten.

Die besondere Tücke in der Medizin liegt darin, dass Placebo- und Nocebo-Effekte in Medizin und Pseudomedizin gleichermaßen positiv wie negativ wirkungsvoll auftreten. Die normale Medizin hat jedoch einen Placebo-Effekt *plus* eine spezifische Wirkung zu bieten, und der Placebo-Effekt hat Grenzen:

- Placebo-Reaktionen können dazu führen, dass eigentlich untaugliche Heilverfahren für wirksam gehalten werden. Es ist schwer zu unterscheiden, ob eine spezifische Wirkung eines Verfahrens vorliegt, wenn Scheinmedikamente gegeben werden, die immer auch irgendeine Wirkung haben können. Genau darin besteht das Dilemma.

- Placebo-Antworten verfälschen möglicherweise die Wahrnehmung und Beurteilung des tatsächlichen Gesundheitszustands eines Patienten. Erhält der Patient Scheinmedikamente und glaubt sich gut behandelt, so nimmt er seine Beschwerden womöglich anders wahr. So kann es zu einer objektiven Verschlechterung kommen, obwohl sich Betroffene subjektiv besser fühlen.

- Placebo-Antworten sind nicht spezifisch oder vorhersagbar; in welcher Größenordnung und ob sie überhaupt auftreten, ist im Einzelfall nicht absehbar (planbar). Sie lassen sich also nicht gezielt „gegen" eine bestimmte Erkrankung einsetzen.

- Die Verordnung von Placebos verlangt die Täuschung des Patienten. Obwohl man in Studien erkannt hat, dass auch „offene Placebos" funktionieren, wird ein Arzt in aller Regel nicht sagen, dass er nur ein Scheinmedikament gibt.

- Placebo-Gaben fördern das „Craving", also das Verlangen nach einer Medikation. Selbst dann, wenn im Grunde keine Arznei verabreicht werden müsste, möchte der Patient „etwas" bekommen, weil er daran gewöhnt ist. Dies ist vor allem bei Kindern ein Problem (Stichwort „Globulisierung" der Kinder). Ihnen wird suggeriert, dass es für alles ein Mittelchen gäbe – und bräuchte.

- Placebo-Gaben, die nicht als solche ausgewiesen sind, führen den Patienten hinters Licht und sind medizin-ethisch eigentlich nicht vertretbar.

Der Placebo-Effekt ist zwar bei jeder Therapie mit dabei – für sich alleine genommen bleibt er aber nur in Ausnahmefällen sinnvoll. Problematisch ist auch, dass Pseudoverfahren, die nur über den Placebo-Effekt „wirken", nicht nur bei

Bagatellerkrankungen eingesetzt werden, sondern auch bei schwerwiegenden Befunden. So gibt es in der Tat „Homöopathen ohne Grenzen", die Homöopathie in Ebola-Regionen einsetzen wollten – von Krebskliniken, die nur auf Homöopathie oder TCM setzen, einmal ganz zu schweigen.

„Aber der Glaube, der Berge versetzt, ist der denn gar nichts wert?", werden Sie vielleicht an dieser Stelle einwenden wollen. Sicherlich ist er das eventuell für Sie persönlich, und in einer verzweifelten Situation wäre das nur allzu verständlich. Als *Grundlage der Medizin* ist der Glaube jedoch nur sehr, sehr eingeschränkt zu gebrauchen.

Das Ärzteblatt berichtete kürzlich von einer Studie (Ferguson et al. 2016), in der die Hirnaktivitäten von 19 gläubigen Menschen in einem Magnetresonanztomografen (MRT) gemessen wurden. Die jungen Probanden bekamen Aufgaben gestellt und sollten sich ganz ihren spirituellen Gefühlen hingeben. Das spannende Ergebnis: *„Vergleichbare Reaktionen verursachen etwa Sex, Spielsucht, Liebe, Drogen oder Musik im menschlichen Gehirn."* (Ärzteblatt mobil 2016). Überdies ging der Atem der Probanden tiefer, und ihr Herz schlug schneller. Die Probanden waren strenggläubige Mormonen. Ich kann mir durchaus vorstellen, dass die spirituelle Ausrichtung einiger Pseudoverfahren, nämlich der Glaube daran, von unerklärlichen, immateriellen Kräften geheilt zu werden, ein deutlich stärkerer Stimulus sein könnte als die profane Einsicht, dass sich der menschliche Organismus selber heilt.

Dennoch können wir auch hier nicht von Medizin sprechen – sie beginnt ja dort, wo die Selbstheilungsfähigkeit des Körpers versagt oder nicht mehr ausreicht. Es bleibt dabei, dass eine spezifische Wirksamkeit im Sinne der evidenzbasierten Medizin die derzeit beste Behandlungsmöglichkeit ist –

gerne unterstützt von dem Glauben, damit das Richtige für die Gesundheit zu tun. In der Praxis mögen Placebos jedoch sinnvoller sein als ein unnötig verordnetes Medikament (nur damit der Arzt etwas tun konnte und der Patient etwas mit nach Hause nehmen kann). Hier würde ich mir mehr Ehrlichkeit (Stichwort: offene Placebos) und Zutrauen wünschen. Und: Metaphysische oder esoterische Überbauten braucht es für diese Art des Umgangs mit Placebos nicht.

Literatur

Ärzteblatt mobil (30. November 2016). Wie spirituelle Stimuli Entscheidungen beeinflussen. http://mobile.aerzteblatt.de/news/71677.htm. Zugegriffen: 10. Mai 2017.

Bartels, D. J., Van Laarhoven, A. I., & Haverkamp, E. A. (2014). Role of conditioning and verbal suggestion in placebo and nocebo effects on itch. *PLOS one, 3*, e91727.

Bartels, D. J., Van Laarhoven, A. I., Van De Kerkhof, P., & Evers, A. (2016). Placebo and nocebo effects on itch: effects, mechanisms, and predictors. *European Journal of Pain, 20*, 8–13.

Benedetti, F., Rainero, I., & Pollo, A. (2003). New insights into placebo analgesia. *Anaesthesiology, 16*, 515-519.

Bundesministerium für Bildung und Forschung. (7. März 2017). Ohne Placebo-Effekt wirkt Morphium viel schwächer. http://www.gesundheitsforschung-bmbf.de/de/1273.php. Zugegriffen: 26. Apr. 2017.

Chavarria, V., Vian, J., Pereira, C., Data-Franco, J., Fernandes, B., Berk, M., & Dodd, S. (22. Februar 2017). The placebo and nocebo phenomena: their clinical management and impact on treatment outcomes. *Clinical Therapeutics, 3*, 477–486.

Colloca, L., & Benedetti, F. (2009). Placebo analgesia induced by social observational learning. *Pain, 144,* 28–34.

Data-Franco, J., & Berk, M. (2013). The nocebo effect: a clinicians guide. *Australian & New Zealand Journal of Psychiatry, 47,* 617–623.

DC Science. (11. Dezember 2015). Placebo effects are weak: regression to the mean is the main reason ineffective treatments appear to work. *DC Science online.* http://www.dcscience. net/2015/12/11/placebo-effects-are-weak-regression-to-the-mean-is-the-main-reason-ineffective-treatments-appear-to-work/. Zugegriffen: 26. Apr. 2017.

DHMO. (2001). Deutsche Version 2001. DHMO – Fakten. http://www.dhmo.de/fakten.html. Zugegriffen: 26. Apr. 2017.

Di Blasi, Z., Harkness, E., Ernst, E. et al.. (2001). Influence of context effects on health outcomes: a systematic review. *Lancet, 357)* 757–762.

Faasse, K., Grey, A., Jordan, R. et al.. (2015). Seeing is believing: impact of social modeling on placebo and nocebo responding. *Health Psychology, 34,* 880–885.

Ferguson, M., Nielsen, J., King, J., Holman, R., Korenberg, J., & Anderson, J. (11. November 2016). Reward, salience, and attentional networks are activated by religious experience in devout mormons. *Social Neuroscience,* 1–13.

Frey, U., & Frey, J. (2011). *Fallstricke: Die häufigsten Denkfehler in Alltag und Wissenschaft.* München: C. H. Beck.

Kam-Hansen, S. et al. (8. Januar 2014). Altered placebo and drug labeling changes the outcome of episodic migraine attacks. *Science Translation Medicine, 6,* 218.

Kaptchuk, T. J., & Miller, F. (2015). Placebo effects in medicine. *New England Journal of Medicine, 373,* 8–9.

Kirsch, I. (2014). Antidepressants and the placebo effect. *Zeitschrift für Psychologie/Journal of Psychology, 222,* 128–134.

Kong, J., Spaeth, R., Cook, A. et al. (2013). Are all placebo effects equal? Placebo pills, sham acupuncture, cue conditioning and their association. *PLOS one, 8*(7): e67485.

Krummenacher, P., Kossowsky, J., Schwarz, C., Brugger, P., Kelley, J.M., Meyer, A., & Gaab, J. (2014). Expectancy-induced placebo analgesia in children and the role of magical thinking. *Journal of Pain, 15*(12), 1282–1293.

Mukerji, N. (2016). *Die 10 Gebote des gesunden Menschenverstands.* Heidelberg: Springer Spektrum.

Posternak, M. A., & Zimmerman, M. (2007). Therapeutic effect of follow-up assessments on antidepressant and placebo response rates in antidepressant efficacy trials: meta-analysis. *British Journal of Psychiatry, 190*, 287–292.

Reicherts, P., Gerdes, A., Pauli, P., & Wieser, M. (2016). Psychological placebo and nocebo effects on pain rely on expectation and previous experience. *Journal of Pain, 17*, 203–214.

Rudolph, H. (7. Juni 2006). Richten Gebete für kranke Menschen Schaden an? Ärzte Zeitung. http://www.aerztezeitung.de/medizin/krankheiten/herzkreislauf/article/407059/richten-gebete-kranke-menschen-schaden.html. Zugegriffen: 30. Apr. 2017.

Sauer, B. (2007). Placeboeffekt: Die Heilkraft des Nichts. *Pharmazeutische Zeitung* (46). http://www.pharmazeutische-zeitung.de/index.php?id=4096. Zugegriffen: 30. Apr. 2017.

Schadwinkel, A. (8. Juni 2012). Selbstheilungskräfte: Die Kraft der Selbstheilung.http://www.zeit.de/zeit-wissen/2012/04/Koerper-Selbstheilung. Zugegriffen: 26. Apr. 2017.

Shaw, J. (2016). *Das trügerische Gedächtnis: Wie unser Gehirn Erinnerungen fälscht.* Berlin: Hanser.

Uexküll, T.V., & Langewitz, W. (2008). *Das Placebo-Phänomen. Psychosomatische Medizin: Modelle ärztlichen Denkens und Handelns.* München: Urban & Fischer.

Webster, R.K., Weinman, J., & Rubin, G.J. (2016). A systematic review of factors that contribute to nocebo effects. *Health Psychology*, *35*, 1334–1355.

Wechsler, M., & Kaptchuk, T. (2011). Active Albuterol or Placebo, Sham Acupuncture, or No Intervention in Asthma. *New England Journal of Medicine*, *365*, 119–126. http://www.nejm.org/doi/full/10.1056/NEJMoa1103319. Zugegriffen: 30. Apr. 2017.

Weimer, K., Gulewitsch, M. D., Schlarb, A. A., Schwille-Kiuntke, J., Klosterhalfen, S., & Enck, P. (2013). Placebo effects in children: a review. *Pediatric Research*, *74*(1), 96–102.

Wikipedia. (27. Dezember 2015). Regression zur Mitte. Wikipedia: Die freie Enzyklopädie. https://de.wikipedia.org/wiki/Regression_zur_Mitte. Zugegriffen: 26. Apr. 2017.

Wrobel, N., Fadai, T., Sprenger, C., Hebebrand, J., Wiech, K., & Bingel, U. J. (2015). Are children the better placebo analgesia responders? An experimental approach. *Pain*, *16*(10), 1005–1011.

8

Prävention und Selbstverantwortung

Bis jetzt haben wir nur davon gesprochen, was Medizin und Pseudomedizin tun oder eben auch nicht tun können, um Krankheiten zu behandeln. Doch besser ist es ja, gar nicht erst krank zu werden! Einen sehr großen Anteil daran haben wir selbst: zum einen, indem wir auf eine gesunde Lebensweise und das Vermeiden von Risikofaktoren achten, also Prävention betreiben; zum anderen, indem wir wissen, was *aktiv* gesund erhält. Dabei gibt es kein komplett Richtig und kein komplett Falsch. Es gibt aber eine Reihe von Erkenntnissen, die aufzeigen, was für die langfristige Gesunderhaltung eher gut oder eher abträglich ist.

© Springer-Verlag GmbH Deutschland 2018
N. Grams, *Gesundheit!*,
https://doi.org/10.1007/978-3-662-54799-1_8

Prävention

Beim aktiven Vorbeugen gegen Krankheiten („Prävention")
sind wir nicht allein gelassen. Hilfe bieten viele Institutionen
(z. B. Krankenkassen, Gesundheitsämter), Wissenschaftler
und auch unser Staat. Es gibt sogar ein eigenes Gesetz dafür:

> Das Gesetz zur Stärkung der Gesundheitsförderung und der
> Prävention (Präventionsgesetz) trat in seinen wesentlichen
> Teilen am 25. Juli 2015 in Kraft. Mit dem Präventionsgesetz
> stärken wir die Gesundheitsförderung direkt im Lebens-
> umfeld – in der Kita, der Schule, am Arbeitsplatz und im
> Pflegeheim. Außerdem werden die Früherkennungsuntersu-
> chungen für Kinder, Jugendliche und Erwachsene weiterent-
> wickelt, und der Impfschutz wird verbessert. Ziel ist, Krank-
> heiten zu vermeiden, bevor sie entstehen. (BMG 2015)

Zur Pathogenese, die sich mit Krankheit und ihren Ursachen
befasst, trat ein weiteres medizinisches Konzept hinzu: die
Salutogenese, die das Gesundwerden bzw. die Gesundheit
und ihre Erhaltungsmöglichkeiten zum Gegenstand hat.
Forschungen im Bereich der Salutogenese untersuchen, wie
soziale, psychologische und umweltbedingte Faktoren auf
die Gesundheit Einfluss nehmen. Man betrachtet individuelle Ressourcen und Schutzfaktoren. Wie sich zeigte, können
geistige Einstellungen einen Einfluss auf körperliche Prozesse
haben. Zum Beispiel bilden Patienten, die hoffnungsvoll mit
einer Erkrankung umgehen, deutlich mehr Immunzellen,
während Patienten, die sich hilflos fühlen, mehr von dem
Stresshormon aufweisen, das zu einer Verminderung von
Immunhelfern (Antikörpern) führt (Lorenz 2004). Salutogenese als Wissenschaft von der Entstehung von Gesundheit

und Pathogenese als Wissenschaft von der Entstehung von Krankheit ergänzen sich im besten Fall und greifen ineinander. Doch jetzt sind wir schon wieder bei der Wissenschaft gelandet. Was aber können Sie selbst tun, um möglichst gesund zu bleiben?

Bewegung und Sport

Auch wenn es manchmal schwerfällt, regelmäßiger (leichter) Ausdauersport ist mit die beste Methode, den Körper gesund zu erhalten. Bewegung und Sport stimulieren das Immunsystem besser als jedes Vitaminpräparat, helfen Stress-Symptome vermindern und beugen den klassischen „Volkskrankheiten" vor (Herz-Kreislauf-Erkrankungen, Diabetes, Übergewicht, Osteoporose). Sport in der Gruppe fördert überdies die soziale Interaktion, was ebenfalls als gesundheitsfördernd gilt (WHO-Europa 2010). Sogar die Gehirnleistung im Alter wird davon positiv beeinflusst.

> Jede Art körperlicher Bewegung hilft: Das Minimum, um Krankheiten vorzubeugen, liegt bei einer halben Stunde leichter Bewegungen 5- bis 7-mal pro Woche. Dabei ist es nie zu spät, mit Bewegung und Sport anzufangen. Auch wer erst im Alter beginnt, profitiert praktisch sofort von den positiven Wirkungen. Sorgen Sie andererseits für Phasen der Rekonvaleszenz, der Ruhe und der Entspannung. (Reiche 2014)

Ernährung

Die Deutsche Gesellschaft für Ernährung (DGE) empfiehlt – allen Trends zum Trotz – eine ausgewogene und vollwertige Ernährung (DGE o. J.). Es ist bekanntermaßen nicht leicht, am eigenen Lebens- und vor allem Ernährungsstil etwas zu ändern.

Aber die Ernährung ist in der Tat das A und O eines gesunden Körpers. Wer sich von Currywurst zu Pizza durchhangelt, braucht sich nicht beim Arzt oder Heilpraktiker darüber zu beklagen, dass es um seine Gesundheit nicht zum Besten steht. Bedenken Sie, dass wir vor allem beim Zucker unbewusst oft viel mehr zu uns nehmen als von der Weltgesundheitsorganisation (WHO) empfohlen. Mehr als sechs Löffel freier Zucker am Tag (ca. 25 Gramm) sollten es nicht sein (WHO 2015). Die DGE sieht es nicht ganz so kritisch (DGE 2015). Doch nehmen wir im Durchschnitt derzeit ca. 100 Gramm Zucker pro Tag zu uns, und das ist weit mehr, als auch die DGE empfiehlt. Einig ist man sich darin, dass vor allem in Hinblick auf Übergewicht der versteckte Zucker der schädliche ist. Fertigprodukte „tarnen" Zucker beispielsweise als Glucose- oder Fructosesirup, Dextrose und mit vielen weiteren Bezeichnungen. Eine kurze Faustregel: Alles, was auf -Sirup und -ose endet, ist Zucker. (American Heart Association 2016.)

Rauchen und Alkohol

Rauchen ist nachweislich gesundheitsschädlich, und zwar jede einzelne Zigarette! Sie kennen ja die Texte und Bilder auf den Zigarettenschachteln. Haben Sie schon einmal genau hingeschaut, was Rauchen mit Ihrem Körper macht? Es ist nie zu spät, um mit dem Rauchen aufzuhören. Es dauert jedoch bis zu 10 Jahre, bis das Lungenkrebsrisiko wieder vergleichbar mit dem von Nichtrauchern ist. Das Risiko von Herz-Kreislauf-Erkrankungen gleicht sich erst nach 15 Jahren ohne Zigarette wieder an (American Heart Association 2015; Reiche 2017). Um auf diese Zeit zu kommen, sollten Sie also baldmöglichst aufhören – und vor allem gar nicht erst anfangen. Aber das wissen Sie ja.

In Maßen (!) genossen ist Alkohol weniger eindeutig schädlich, wird sogar teilweise mit weniger Herz-Kreislauf-Erkrankungen in Zusammenhang gebracht (Bell 2017). Prinzipiell ist Alkohol krebserregend (Roswall und Weiderpass 2015). Die Schädigung von Organen und das Krebsrisiko stehen jedoch eindeutig in Zusammenhang mit der Dosis. Bei Männern liegt die Maximaldosis bei 20 bis 24 Gramm reinem Alkohol pro Tag. Das entspricht etwa einem halben Liter (0,5 l) Bier oder einem Viertel (0,25 l) Wein. Frauen dürfen gefahrlos regelmäßig sogar nur die Hälfte konsumieren, also einen Achtelliter (0,125 l) Wein oder einen Viertelliter (0,25 l) Bier. Dabei sollten Sie darauf achten, dass Sie mindestens ein bis zwei Tage in der Woche gar keinen Alkohol trinken (Kenn Dein Limit 2017). Das Suchtpotenzial ist zudem stets im Auge zu behalten: Alkoholismus ist eine schwere Erkrankung, die oft auf leisen Sohlen kommt.

Vorsorge

Viele Menschen gehen nicht zum Arzt, weil sie Angst haben, er könnte etwas finden. Das ist fatal. Denn bei den meisten Erkrankungen (u. a. auch Krebs) ist es ganz entscheidend, wie früh man sie entdeckt. Der Therapieerfolg hängt stark davon ab, in welchem Stadium man eine Erkrankung zu behandeln anfängt. Nicht alle Früherkennungsmaßnahmen haben sich jedoch als sinnvoll herausgestellt. Sprechen Sie mit Ihrem Haus- oder Facharzt darüber, welche Vorsorgen für Sie infrage kommen. Auch die Familiengeschichte spielt dabei eine Rolle. Gerade die Dickdarm- und Rektumuntersuchungen werden in ihrer Bedeutung unterschätzt (Ärzteblatt BW 2017), während man andere Vorsorgemaßnahmen überbewertet (Wittig 2015).

Alle diese Maßnahmen sind keine Garanten für Gesundheit. Sie *können* helfen und erhöhen die Wahrscheinlichkeit, dass Sie gesund bleiben. Es bleibt ganz Ihnen überlassen, sie zu nutzen, andere Wege zu finden oder bewusst manche Vorschläge nicht anzunehmen. Gesundheit ist nichts, was man sich nach einem strengen Masterplan sicher erarbeiten könnte, dazu ist das Leben viel zu komplex. Aber – wer sich etwas Gutes tut, obwohl es empfohlen wurde, ist weise.

Stress und Glück

Heute darf man ja gar nicht mehr krank werden, sagen die einen, weil wir in einer reinen Leistungsgesellschaft leben, in der Krankheit unerwünscht ist. (Gegenfrage: Wann war sie jemals erwünscht?) Die anderen sagen, dass alle Krankheiten vom Stress kommen. Und wenn man den vermeidet, wird man auch nicht krank. (Wieder eine kleine Gegenfrage: Woher wissen Sie das?)

Küchenpsychologisch „wissen" wir ganz viel und haben immer recht. Doch auch hier lohnt sich ein zweiter kritischer Blick. Und natürlich haben den auch schon wieder einige Wissenschaftler gewagt, mit dem Ergebnis: Manche Menschen gehen mit Stress besser um als andere. Das scheint eng mit der Einstellung zu Stress zusammenzuhängen. Manche nennen es Eustress („guter Stress"), manche Dysstress („schlechter Stress"). Manche leiden unter Burnout, andere unter Boreout.

Vor dem Hintergrund unserer Evolutionsgeschichte hilft uns Stress, mit akuten Gefahrensituationen klarzukommen.

Wir schütten Adrenalin und andere Stresshormone aus, die aktivieren, wach machen und Blutdruck und Kreislauf auf Hochtouren bringen. Wird das zum Dauerzustand, kann es für Herz, Gefäße und andere Organe negative Folgen haben.

Eine der größten Studien über Stress und Gesundheit führte man in Amerika durch: 29.000 Menschen wurden untersucht und beobachtet. Die Studie kommt zu dem Ergebnis, dass das individuelle Empfinden von Stress entscheidend ist. Viel Stress, verbunden mit einer negativen Wahrnehmung der Lebensumstände und der Sorge, dass sich Stress schädigend auf die Gesundheit auswirkt, war tatsächlich mit schlechterer Gesundheit und psychischen Folgen verbunden. Einzelpersonen, die Stress besonders stark wahrgenommen hatten, trugen ein erhöhtes Risiko für einen vorzeitigen Tod – ganz im Sinne einer sich selbst erfüllenden Prophezeiung (Keller et al. 2012).

Die Ergebnisse solcher neuen Studien zeigen, dass die positive *Einstellung* zu Stress die Gesundheit verbessert und auch die Arbeitsleistung und Arbeitsbereitschaft erhöhen kann. Das bedeutet nicht, dass Sie nun losziehen sollten, um sich noch mehr Stress aufzuladen, als Sie eh schon haben. Aber es bedeutet, dass Sie nicht unbedingt darauf achten müssen, Ihren Stress zu reduzieren, vor allem dann nicht, wenn Sie dadurch weiteren Stress erzeugen („Ich muss jetzt endlich mal weniger Stress haben!").

Die Botschaft der Stress- und auch der Glücksforschung ist letztlich positiv: Stress ist eine Frage der Denkweise, und die ist veränderbar. Dann kann daraus Glück und Lebenssinn werden. (Crum et al. 2013; Spektrum 2000.)

Selbstverantwortung

Viele Menschen schimpfen, auf die Medizin und darüber, dass sie uns nicht restlos gesund machen kann – vom Sofa aus. Statt sich aktiv mit der eigenen Gesunderhaltung zu beschäftigen, die immer auch das Bekämpfen des inneren Schweinehunds erfordert, schiebt man die Verantwortung „nach außen" ab. Leider hat nicht jeder von uns ein gesundes Immunsystem geschenkt bekommen, und manchen treffen sehr schwere Krankheiten, sodass die eigenen Möglichkeiten eingeschränkt sind (manchmal sogar vom Beginn des Lebens an). Welch ein immenses Glück, wenn einem das nicht widerfährt! Hand aufs Herz – sind Sie dankbar, dass Sie so gesund sind? Dass Sie lebendig sind? Und was tun Sie selbst dafür, das zu genießen und zu erhalten?

Mir fällt es im Alltag auch schwer, mir die Auszeiten zu nehmen, die ich für Bewegung, Abschalten und Erholung brauche – mit drei Kindern und einem sehr aufregenden Job nicht immer leicht. Aber das, was ich tun kann, möchte ich auch tun. Eine kleine Radtour, statt ins Auto zu steigen, um zum Bäcker zu kommen, ist ein kleiner, aber doch entscheidender Schritt für die eigene Gesundheit (und gleichzeitig für unsere Umwelt).

Manchmal fehlt mir auch das „Handelnkönnen", das ich früher in der Alternativmedizin gefunden zu haben meinte. Bei einem Schnupfen wählte ich die richtigen Kügelchen aus, fühlte mich verantwortungsbewusst und kompetent und meinte, damit aktiv etwas für meine Gesundheit und die meiner Kinder tun zu können. Heute weiß ich, dass ich immer noch aktiv entscheide, wenn ich „nichts" gebe außer Zuwendung, Ruhe und Kümmern.

Sich von der Alternativmedizin abzuwenden, bedeutet nicht, gar nichts mehr tun zu können oder bei jeder Bagatelle ein unnötiges Medikament einzunehmen. Sie müssen auch nicht all Ihre Globuli, TCM-Tees und Bachblütenfläschchen wegwerfen. Nutzen Sie sie gerne als Placebos weiter. Selbstverantwortung bedeutet auch, auf die eigenen Selbstheilungskräfte zu vertrauen, sie präventiv zu stärken und, wenn sie nicht ausreichen, die Hilfe eines kompetenten Arztes in Anspruch zu nehmen. Zu wissen, was einen gesund erhält, ist das eine. Das andere ist: Tun Sie es! Jetzt!

Literatur

American Heart Association. (Juni 2015). Smoke-free living: benefits & milestones. http://www.heart.org/HEARTORG/HealthyLiving/QuitSmoking/YourNon-SmokingLife/Smoke-free-Living-Benefits-Milestones_UCM_322711_Article.jsp#.WM7VCxiX9sM. Zugegriffen: 30. April 2017.

American Heart Association. (Oktober 2016). HealthyEating, Nutrition and Sugar-Intake. http://www.heart.org/HEARTORG/HealthyLiving/HealthyEating/Nutrition/Sugar-101_UCM_306024_Article.jsp#.WM7UUxiX9sM. Zugegriffen: 26. April 2017.

Ärzteblatt BW. (Marz 2017). Deutsche nachlässig bei ärztlicher Vorsorge. *Ärzteblatt Baden-Württemberg, 125*, https://www.aerztekammer-bw.de/aerzteblatt/aebw-archiv/2017/Aerzteblatt_Baden-Wuerttemberg_03-2017.pdf, Zugegriffen am 24.07.2017.

Bell, S. (22. März 2017). Association between clinically recorded alcohol consumption and initial presentation of 12 cardiovascular diseases: population based cohort study using linked health records. *British Medical Journal, 356,* j1426.

BMG. (25. Juli 2015). Bundesministerium für Gesundheit. Präventionsgesetz. Das Gesetz zur Stärkung der Gesundheitsförderung und der Prävention (Präventionsgesetz – PrävG) hat am 10. Juli 2015 im Bundesrat die letzte parlamentarische Hürde genommen und trat in seinen wesentlichen Teilen am 25. Juli 2015 in Kraft. https://www.bundesgesundheitsministerium. de/themen/praevention/praeventionsgesetz.html. Zugegriffen: 26. April 2017.

Crum, A., Salovey, P., & Achor, S. (2013). Rethinking stress: the role of mindsets in determining the stress response. *Journal of Personality and Social Psychology, 104*(4), 716–733. http:// goodthinkinc.com/wp-content/uploads/CrumSaloveyAchor_ RethinkingStress_JPSP2013.pdf. Zugegriffen: 26. April 2017.

DGE. (7. April 2015). Zur WHO-Richtlinie Zucker. Deutsche Gesellschaft für Ernährung. https://www.dge.de/fileadmin/ public/doc/ws/position/DGE-Position-WHO-Richtlinie-Zucker.pdf. Zugegriffen: 26. April 2017.

DGE. (o.J.). Vollwertig essen und trinken nach den 10 Regeln der DGE. Deutsche Gesellschaft für Ernährung. https://www.dge. de/ernaehrungspraxis/vollwertige-ernaehrung/10-regeln-derdge/. Zugegriffen: 26. April 2017.

Keller, A., Litzelman, K., Wisk, L., Maddox, T., Cheng, E., Creswell, P., & Witt, W. (September 2012). Does the perception that stress affects health matter?: the association with health and mortality. *Health Psychology, 31*(5), 677–684. https:// www.ncbi.nlm.nih.gov/pmc/articles/PMC3374921/. Zugegriffen: 30. April 2017.

Kenn Dein Limit. (2017). Riskanter Alkoholkonsum. http:// www.kenn-dein-limit.de/alkohol/riskanter-konsum/. Zugegriffen: 26. April 2017.

Lorenz, R. (2004). *Salutogenese: Grundwissen für Psychologen, Mediziner, Gesundheits- und Pflegewissenschaftler*. Berlin, Heidelberg: Springer.

Reiche, D. (8. April 2014). Vorsorge: 10 Tipps für ein gesundes Leben. Gesundheit online. https://www.gesundheit.de/medizin/vorsorge/gesund-leben/zehn-tipps-fuer-ein-gesundeslanges-leben. Zugegriffen: 26. April 2017.

Reiche, D. (23. Januar 2017). Prävention. Gesundheit online. https://www.gesundheit.de/medizin/vorsorge/praevention/praevention-was-kann-ich-tun. Zugegriffen: 26. April 2017.

Roswall, N., & Weiderpass, E. (Januar 2015). Alcohol as a risk factor for cancer: existing evidence in a global perspective. *Journal of Preventive Medicine, Public Health*, *48*(1), 1–9. https://www.ncbi.nlm.nih.gov/pmc/articles/PMC4322512/. Zugegriffen: 30. April 2017.

Spektrum. (2000). Lexikon der Neurowissenschaft – Glücksforschung. Spektrum Akademischer Verlag. http://www.spektrum.de/lexikon/neurowissenschaft/gluecksforschung/14488. Zugegriffen: 26. April 2017.

WHO. (2015). Guideline: Sugars intake for adults and children. World Health Organization. http://apps.who.int/iris/bitstream/10665/149782/1/9789241549028_eng.pdf?ua=1. Zugegriffen: 30. April 2017

WHO-Europa. (2010). Bewegung und Gesundheit in Europa: Erkenntnisse für das Handeln. http://www.euro.who.int/de/publications/abstracts/physical-activity-and-health-in-europe-evidence-for-action. Zugegriffen: 26. April 2017.

Wittig, F. (2015). *Krank durch Früherkennung: Warum Vorsorgeuntersuchungen unserer Gesundheit oft mehr schaden als nutzen*. München: Riva.

9

Fazit für eine vernünftige Medizin – für Ihre Gesundheit

Nun sind wir am Ende von *Gesundheit!* angekommen. Sicherlich bin ich dabei nicht die Einzige gewesen, der es ziemlich schwer fiel, den großen und elementaren Unterschied zwischen Fakten (belegbaren Tatsachen) und Meinungen (persönlichen Einschätzungen) zu erkennen. Ohne Zweifel bin ich auch nicht die Einzige, die etwas länger dazu gebraucht hat, etwas so Grundlegendes wie vernünftig-kritisches Denken zu lernen. Und die erst verstehen musste, was Wissenschaft wirklich ist und dass „Big Pharma" keine alternativen Ansätze unterdrückt. Es hat ungefähr ein Jahr gedauert, bis ich das wirklich verstanden hatte, und ich lerne täglich hinzu. Und vielleicht denken Sie nach der Lektüre meines Buchs, dass ich durchaus nicht recht habe mit alledem, und möchten es am liebsten wegwerfen. Das verstehe ich gut. So hätte es früher

© Springer-Verlag GmbH Deutschland 2018
N. Grams, *Gesundheit!*,
https://doi.org/10.1007/978-3-662-54799-1_9

wohl auch auf mich gewirkt. Aber hat es vielleicht – als kleine Nebenwirkung – auch Ihr kritisches Denken angesprochen?

Das kritisch-rationale Denken fällt uns Menschen nicht leicht. Unser biologisches Grundprogramm ist auf das weniger aufwendige intuitiv-schnelle Erfassen angelegt (Kahneman 2012). Und Dinge, die unserem bisherigen Denken entsprechen, gefallen uns einfach besser. Dem entgegen ist dieses Buch ein Versuch, kritisch über Gesundheit, Medizin und vermeintliche Alternativen nachzudenken. Ich hoffe, ich konnte Sie dabei ein wenig mitnehmen. Sie wissen nun: Medizin und Pseudomedizin sind grundverschieden. Was halten Sie für vertrauenswürdiger – Medizin, die auf nachweisbare Erkenntnisse setzt und dafür ein feines Instrumentarium entwickelt hat? Oder die „alternative Methode", die freie Assoziation, Glaube und Erfahrung in den Vordergrund stellt – und dabei fundamentalen, gesicherten Erkenntnissen zuwiderläuft?

Sie als Patient haben ein Recht darauf, dass Ihr Arzt Ihnen das Verfahren empfiehlt, das Ihnen – vor dem Hintergrund Ihrer aktuellen Lebenssituation – die größtmöglichen Chancen liefert, wieder gesund zu werden. Der Entscheidung, welches Verfahren dies ist, sollte Ihr Arzt vernünftige Gründe, also rationale, überprüfbare, nachvollziehbare Argumente zugrunde legen. Für Sie als Patienten sollte doch zumindest erkennbar sein, ob, wann und warum Ihr Arzt ein Verfahren aufgrund einer rein emotionalen Haltung wählt, aus einem Glauben heraus oder in der Annahme, er allein wüsste besser als alle „richtigen" Naturwissenschaftler bereits heute, in welche Richtung sich die naturwissenschaftliche Erkenntnis entwickeln wird.

Wir haben jedoch auch gesehen: Medizin ist keine Seelsorge, keine Wellness, Medizin hat Grenzen. Wir wissen nicht alles, können nicht alles heilen. Tatsache ist aber: Was unbelegt ist, kann nicht einfach aus einer reinen Behauptung zu einer zukunftsträchtigen Erkenntnis werden, es bleibt blanke Spekulation. Wissenschaft passiert per Definition an der Grenze zwischen Wissen und Spekulation, denn sie schafft Wissen. Das bedeutet: Allein mit der Tatsache, dass wir Wissenschaft betreiben, räumen wir ein, dass wir noch nicht alles wissen – denn andernfalls könnten wir gar kein neues Wissen mehr schaffen. Wir haben gesehen:

- Medizin muss wissenschaftlich solide sein.
- Gute wissenschaftliche Praxis ist in der Medizin unerlässlich.
- Die beste Methode ist die evidenzbasierte Medizin.
- Die Selbstheilungskräfte des Körpers zu nutzen, ist auch eine Möglichkeit medizinischer Behandlung. Man sollte aber ehrlich und realistisch bleiben.
- Etwas, das nicht wirkt, kann auch nicht zur Gesundung führen.
- „Wer heilt, hat recht" ist keine haltbare Aussage, wenn es keine Hinweise darauf gibt, dass eine Heilung tatsächlich und nachweislich stattfand.
- Persönliche Erfahrungen berechtigen nicht dazu, objektiv über Gesundwerdung zu urteilen.

Welche vernünftigen Konsequenzen sind nun daraus zu ziehen? Das lässt sich im Sinne einer To-do-Liste nicht so leicht sagen. Auf diesem Feld gibt es viele Mitspieler: Politik, Selbstverwaltungsorgane des Gesundheitswesens, Leistungserbringer, die Unternehmen und Verbände der Pharma- und Medizintechnikindustrie und – last, but not least – Sie als

Versicherte und Patienten. Mir geht es im Kern aber um Folgendes (s. Kasten „Worum es mir geht"):

Worum es mir geht

Wir dürfen nicht so tun, als gäbe es zwei Medizinen: zum einen die auf wissenschaftlichen Fakten beruhende und zum anderen die, die zwar eine oft willkommene „Wohlfühlmedizin" anbietet, sich aber nicht auf Wirksamkeitsbelege ihrer Mittel und Methoden berufen kann. Die Grenze verläuft ganz eindeutig zwischen wirksam und unwirksam, zwischen belegt und spekulativ, zwischen vertretbarem Aufwand und Ressourcenverschwendung. Wir dürfen uns diese klare Grenze auch nicht durch Interessen und Profitdenken von Pharmaindustrie und Lobbyverbänden verwischen lassen.

Ich bin nach all den Recherchen und vielen, vielen Diskussionen aber auch der Auffassung, dass wir den täglichen Medizinbetrieb und unser Gesundheitssystem dringend verbessern müssen, sodass Patienten sich gar nicht erst nach einer Alternative dazu umsehen müssen. Das ist derzeit eher noch ein frommer Wunsch, vor allem im Hinblick darauf, dass wir Menschen weder innerhalb noch außerhalb der Medizin auf magisches Denken, Wunderglauben oder Gewinne verzichten wollen. Mein Wunsch ist es trotzdem.

Unsere Lebensweise, unser Fortschritt in vielen Dingen beruht darauf, dass wir uns in den „Grenzen der realen Welt" bewegen. Die Aufklärung in Europa, die Grundlage unserer heutigen Kultur, begann mit Menschen wie Galilei, Giordano Bruno, Leonardo da Vinci – mit Wissenschaftlern, also Menschen, die um objektive Erkenntnis gerungen und sich gegen ein spekulatives, allein von Glaubensinhalten bestimmtes Weltbild gestellt haben. Ohne diesen entscheidenden Schritt wäre auch der heutige Stand von Literatur, bildender Kunst und Philosophie nicht denkbar.

Soll die Wissenschaft Instrument einer möglichst objektiven Betrachtung der Welt sein, dann setzt das einen verbindlichen Begriff von ihr voraus. Der moderne Wissenschaftsbegriff, der auf dem Prinzip der Widerlegbarkeit, des konstruktiven Zweifels beruht, ist heute weltweit anerkannt. Die wissenschaftliche Gemeinschaft sieht sich ihm verpflichtet, ganz unabhängig von der „Branche" – ob Physik, Chemie, Biologie oder eben auch Medizin. Es ist die Verpflichtung auf das Prinzip der Falsifizierbarkeit jeder Hypothese oder Theorie, das quasi Institution gewordene Prinzip des „ständigen Misstrauens" als einziger Methode, belastbares Wissen zu erlangen und zu verbessern. Wer sich dem nicht stellt, betreibt keine Wissenschaft. Doch Wissenschaft ist weit mehr als das und reicht weit über die Medizin hinaus. Sie bietet heute eine verlässliche Handlungsgrundlage. Wissenschaft und Fakten müssen eine – wenn nicht die zentrale – Kraft auf dem Weg einer aufgeklärten Gesellschaft in der Zukunft sein.

Hat sich nicht die Chemie von der Alchemie getrennt? Ebenso wie die Astronomie von der Astrologie? Hat nicht die Biologie den Animismus früherer Zeiten ins Abseits gestellt? Eine solche klare Linie brauchen wir auch in der Medizin. Wir können es um unserer selbst willen nicht akzeptieren, dass eine medizinische Parallelwelt entsteht. Eine solche Parallelwelt hat ein Schadenspotenzial. Sie bindet nicht nur Ressourcen, schürt falsche Hoffnungen, sie fördert auch ein grundlegendes Misstrauen gegen die Errungenschaften und Vorteile der „Schulmedizin".

Es gibt keine Evidenz jenseits der wissenschaftlich orientierten Medizin. Die erforderlichen Kenntnisse der Diagnose und Behandlung von Menschen werden im Medizinstudium erworben. Die entsprechenden Qualifikationen und Fortbildungen müssen wiederholt nachgewiesen werden. Nahezu jede medizinische Maßnahme hat ein Schadenspotenzial. Nur eine fundierte wissenschaftlich-medizinische Ausbildung kann sicherstellen, dass Risiken und Komplikationen von Mitteln und Therapien richtig eingeschätzt und gegebenenfalls erkannt werden. Wissenschaftlich praktizierte Medizin ist der beste Patientenschutz, trotz aller Attacken und der stellenweise berechtigten Kritik. Sie ist beileibe nicht fehlerfrei und doch das Beste, was wir derzeit anbieten können.

Sehen wir kritisches und wissenschaftliches Denken nicht nur als Selbstzweck an, so ergeben sich schon daraus einige grundlegende Forderungen, insbesondere an die Politik.

Öffentliches Gesundheitswesen und Politik

Methoden, die sich keiner wissenschaftlichen Evidenzprüfung stellen und/oder ihnen nicht standhalten, können und dürfen nicht Gegenstand des öffentlichen Gesundheitswesens sein. Zwar machen die Kosten für Alternativmedizin nur einen Bruchteil der Gesamtausgaben aus – aber auch dieses Geld wäre anderswo besser angelegt. Doch auch und vor allem in der konventionellen Medizin gilt der Grundsatz, dass die medizinische Versorgung „notwendig, wirtschaftlich und zweckmäßig" sein muss (Sozialgesetzbuch V). Dem ist endlich tatsächlich Rechnung zu tragen. Grundlegend wäre es, „besonderen Therapierichtungen" neben der evidenzbasierten Medizin keinen Platz, schon gar keinen privilegierten, im öffentlichen Gesundheitssystem mehr einzuräumen. Dabei geht es nicht um ein Verbot, sondern nur um die strenge Verpflichtung eines solidarisch finanzierten Systems auf notwendige, wirtschaftliche und zweckmäßige Leistungen. Das können definitionsgemäß nur solche sein, deren Nutzen zweifelsfrei feststeht. Die Definitionshoheit, was darunterfällt, muss frei von Einflussnahmen seitens interessierter Verbände und anderer Lobbyisten sein. Sicherlich werden dieser Hürde auch einige konventionelle Verfahren zum Opfer fallen – diese Maßnahme wäre nicht einseitig gegen „die Alternativmedizin" gerichtet (ich denke hier an eine Vielzahl unnötiger Operationen oder Interventionen, wo stattdessen wachsames Zuwarten eher angebracht wäre). Hier ist die Politik gefragt.

Pharmaindustrie

Die Politik ist auch gefragt beim Schaffen von Anreizen für „good Pharma"! Die Pharmaindustrie mit ihrer Wirtschaftsbedeutung ist für Deutschland wichtig – aber gute wissenschaftliche Praxis, tatsächlich evidenzbasierte Medizin und ethisches Verhalten sind es für die Menschen, die hier leben, ebenso.

Viele Menschen misstrauen der modernen Medizin, weil nicht klar ist, wo Wissenschaft endet und Wirtschaft beginnt, wo Forschung Innovationen hervorbringt und wo Ärzte unlauter beeinflusst werden. Hier braucht es mehr Transparenz, nicht nur bei Geldzuwendungen für Ärzte, sondern auch auf dem Sektor der Preisgestaltung sowie im Bereich der Sachinformation. Arzneimittelstudien sollten ausnahmslos frei zugänglich publiziert werden. Daten gehören nicht Studienautoren oder -sponsoren! Bestrebungen dieser Art gibt es längst, bis hin zur Pflicht, Studien anzumelden und ihre Ziele und wesentlichen Kriterien vorab zu veröffentlichen. Gerade wenn das Ergebnis anders ist als erwartet, darf es keinen Publication Bias geben.

Und gern darf es ein wenig mehr Uneigennützigkeit sein, wenn es darum geht, Notlagen in Ländern zu bekämpfen, die nicht die wirtschaftlichen Möglichkeiten der Industriestaaten und ihrer Bevölkerung haben (z. B. bei HIV- und Hepatitis-Innovationen).

Krankenkassen

Ob „mutige" Krankenkassen wohl ein Baukastensystem privater Zusatzversicherungen für wirklich sinnvolle Zusatzleistungen neben der Regelversorgung aufbauen würden? Auf den bunten, aber schnell welkenden Strauß der Satzungsleistungen könnte man mit so etwas verzichten – was den gesetzlichen Beitrag für die Regelleistungen der GKV im Sinne eines wirklichen Solidarprinzips entlasten würde. Zumal sich die Ausgaben für Satzungsleistungen wie die Homöopathie in den letzten vier Jahren auf rund 1,5 Milliarden Euro verdoppelt haben (Ärzteblatt online 2017b). Das wäre doch mal ein Alleinstellungsmerkmal im Wettbewerb der GKV-Kassen! Darin läge (ohne Gesetzesänderungen) wohl im Moment die einzige Option, dem Regelwerk des SGB V zu entkommen – und nicht länger für alternative Verfahren der besonderen Therapierichtungen zu erstatten. Die Techniker Krankenkasse (TK) schreibt beispielsweise:

Übrigens: Der Gesetzgeber hat den besonderen Therapierichtungen – also der Homöopathie, der Anthroposophie
und der Pflanzenheilkunde – ausdrücklich einen Platz
in der gesetzlichen Krankenversicherung eingeräumt:
Behandlungsmethoden, Arznei- und Heilmittel der besonderen Therapierichtungen sind nicht ausgeschlossen. (TK.
2017)

Das Gesetz ist zwar richtig abgeschrieben, aber falsch interpretiert. Denn in einem Urteil des Bundessozialgerichts aus
dem Jahr 2016 heißt es dazu:

... eine Begünstigung von Arzneimitteln der besonderen
Therapierichtungen mit der Folge, dass Qualität und Wirksamkeit der Leistungen nicht dem allgemein anerkannten
Stand der medizinischen Erkenntnisse entsprechen, kommt
nicht in Betracht. (BSG 2016)

In einem früheren Urteil heißt es inhaltlich ähnlich, dass auch
bei den besonderen Therapierichtungen „Wirtschaftlichkeitsgebot sowie Qualitätssicherung zu beachten" sind und
ihnen „keine Sonderstellung eingeräumt" ist (Peters 2014,
§ 27 RdNr 307, § 34 RdNr 33). Die obige Formulierung
der TK, besondere Therapierichtungen seien „... nicht ausgeschlossen", bedeutet also nach einhelliger Rechtsprechung
nur, dass sie nicht *von vornherein* von einer Erstattung ausgeschlossen sind. Krankenkassen *müssen* also nicht erstatten.
Jeder darf und soll sein Befinden verbessern, wie er möchte.
Dem einen tut ein Waldspaziergang gut, dem anderen Handauflegen oder Homöopathie. Die Frage ist, wer dann dafür
bezahlt. Ich meine, das sollte jeder privat tun und nicht das
Solidarsystem unserer gesetzlichen Krankenkassen, um das
uns viele zu Recht beneiden.

Heilpraktikerwesen

Die völlig unzeitgemäßen Zugangsvoraussetzungen zur Tätigkeit als Heilpraktiker, das völlige Fehlen fachlicher Qualifikationsanforderungen ohne Verpflichtung zu Fortbildung und vor allem der Umstand, dass Heilpraktiker diejenigen Akteure im Gesundheitswesen sind, die die allermeisten nicht anerkannten Therapieverfahren anbieten, sind nur einige der Gründe, weshalb es längst an der Zeit ist, diese „medizinische Parallelwelt" in Frage zu stellen (MK 2017).

Liebe Heilpraktiker – und ich sage das bei aller persönlichen Wertschätzung für all die Heilpraktiker, die ich persönlich kenne –, glauben Sie wirklich, dass es verschiedene Medizinen geben kann, wissenschaftsbasiert und nicht wissenschaftsbasiert? Wie können Sie sicher sein, dass Sie ohne Medizinstudium und ständige Fortbildung in evidenzbasierten Methoden die Voraussetzungen dazu besitzen, Patienten immer die jeweils beste und erfolgversprechendste Therapie anzubieten, wie es die Rechtsprechung von einem Arzt verlangt? Sie können es nicht. Darum ist das Heilpraktikergesetz auch keine Legitimation des Standes. Es entwertet das Abitur ebenso wie das Vollstudium der Humanmedizin mit Praktischem Jahr (PJ) und jahrelanger klinischer Fachausbildung. Das Gesetz zieht jede wirkliche, mühsam nach strengen Kriterien erworbene Befähigung zur Ausübung der Heilkunde mit der sogenannten „Heilkunde-Erlaubnis" und dem „Heilkunde-Privileg" geradezu ins Lächerliche – Folge eines grundsätzlichen Missverständnisses von Entstehung und Zweck des Gesetzes, das ursprünglich dazu diente, Laien aus der Medizin herauszuhalten.

Es ist durchaus denkbar, dass ein Gesundheitsberuf neben der Ärzteschaft einen Handlungsrahmen und damit eine Existenzberechtigung finden könnte, ob nun unter dem Begriff „Heilpraktiker", „Genesungspraktiker", „Gesundheitsassistent" oder einer anderen Bezeichnung, womöglich sogar innerhalb des öffentlichen Gesundheitswesens. Dafür wäre aber so manches auf eine völlig neue Grundlage zu stellen. Dazu sollte aus meiner Sicht etwa gehören:

- Heilpraktiker dürfen keine Diagnosen stellen (auch um „Disease-Mongering" zu vermeiden).
- Heilpraktiker dürfen nur Verfahren anwenden, die ein zu vernachlässigendes Schadenspotenzial haben, also im Wesentlichen oberflächliche, nichtinvasive oder pharmakologisch irrelevante Verfahren. Welche Verfahren das sind, könnte der G-BA in einer „Positivliste" regeln.
- Voraussetzung ist eine vereinheitlichte Ausbildung und die Verpflichtung zu ständiger Fortbildung (wie bei Pflegefachpersonal und Physiotherapeuten längst geschehen).
- Praktische Ausbildung am Patienten muss Teil einer solchen Ausbildung sein.
- Die Pflicht zur systematischen Zusammenarbeit mit der Ärzteschaft muss geregelt und inhaltlich gestaltet sein.

Ich möchte gerade an dieser Stelle jedoch auch betonen, dass pseudomedizinische Methoden auch bei Ärzten nichts zu suchen haben.

Es gilt: Ein der Patientenversorgung verpflichtetes Gesundheitssystem muss von unbelegten und überzogenen Heilsversprechen insgesamt freigehalten werden.

Ärzte und Medizinstudium

Ja, auch im Hochschulstudium muss sich einiges tun. Die evidenzbasierte Medizin als fest definierter Begriff ist noch nicht so alt, dass ihre Grundlagen und Voraussetzungen schon ausreichend in den Lehrplänen der medizinischen Fakultäten berücksichtigt wären. Eine Reform der Medizinerausbildung wird ja schon seit einiger Zeit diskutiert („Medizinstudium 2020"). Grundlegende wissenschaftliche Methodik muss darin (mehr) Platz finden – wie ich meine, eigentlich in jedem Hochschulstudium. Das fordern auch die Medizinstudenten selbst (Ärzteblatt online 2017a). Auch die Schulung der menschlich-empathischen Qualitäten junger Medizinstudenten halte ich für ausbaubar. So können sie später zu Ärzten werden und nicht etwa nur zu Medizinern.

Im späteren niedergelassenen Ärzte-Dasein wären Abrechnungsziffern für Sprechzeiten erneut zu erwägen, unter der Überschrift „Bürokratieabbau" und mit der Maxime „Patienten statt Papier". Nicht alle Probleme lassen sich mit mehr Zeit und einem ruhigen Gespräch klären, aber die Möglichkeit dazu sollte bestehen. Sonst müssen Ärzte nachgerade eine Homöopathie- oder TCM-Ausbildung machen, um längere Gespräche mit Patienten leisten zu können.

Im Klinikbereich hapert es am Personalschlüssel und an der ausreichenden Stellenbesetzung. Ärzte und Pflegepersonal im Dauerstress – wie soll das zu einer guten Versorgung führen? Formale Qualitätssicherungsstandards ersetzen nicht die Qualität einer guten Behandlung, die immer aus Evidenz und Heilkunst besteht. Fehlen dafür Zeit und Ressourcen, so bezahlen das Patienten und auch Angestellte mit ihrer Gesundheit. Ein nicht tolerierbarer Zustand!

Verbraucherschutz

Verbraucherschutz ist seit geraumer Zeit ein wesentliches Politikfeld. Lebensmittelzusatzstoffe, Sicherheit elektrischer Geräte, Grenzwerte von Stoffen in Luft und Wasser, ja auch Inhalte von Werbung sind recht umfangreich geregelt und werden überwacht. Dem hinkt das Gesundheitssystem als Gesamtheit deutlich hinterher. Ich meine damit nicht Regelungen wie das Patientenschutzgesetz, das seine Wirkung innerhalb des öffentlichen Gesundheitssystems, im Verhältnis der Rechte und Pflichten von Patienten, Leistungserbringern und Krankenkassen entfaltet. Ich meine schlicht und einfach Werbung im gesundheitlichen Kontext. Sicher, das Heilmittelwerbegesetz gibt es. Die Werbeverbote des Heilmittelwerbegesetzes sollen verhindern, dass kranke Menschen durch unangemessene Werbung zu falschem Arzneigebrauch verleitet werden.

Die Frage ist aber, welche Wirkung das Gesetz in der Praxis hat. Werbung, bei der mir erhebliche Zweifel an der Konformität mit dem Heilmittelwerbegesetz kommen, gibt es überall. Man kann schon den Eindruck gewinnen, dass mancher Hersteller von Produkten es einfach darauf ankommen lässt – darauf, ob ein Wettbewerber oder eine dafür autorisierte Verbraucherschutzorganisation sich darum kümmert. Aber geschieht das in ausreichendem Maße? Man kann daran zweifeln (Weber 2016). Mit der Werbung für verschreibungspflichtige Medikamente kommen Sie als Endverbraucher ohnehin nicht in Berührung, dafür aber mit jeder Menge gesundheitsbezogener Heilsversprechen bis hinein in die Esoterikszene – wie kann das sein? Krankenkassen (!), Frauenzeitschriften und Apotheken werben offensiv für Methoden ohne Wirkungsnachweis. Der Kampf gegen diese unseriösen Angebote wird fast nur von privaten Organisationen geführt, beispielsweise von der Hamburger Regionalgruppe der Skeptiker (GWUP) und dem Deutschen Konsumentenbund.

Der beste Verbraucherschutz besteht darin, alle Akteure im Gesundheitsbereich, ob öffentlich oder nicht, auf wissenschaftlich belegte Mittel und Methoden zu verpflichten.

Und die Patientinnen und Patienten ...

... also Sie ganz persönlich, liebe Leserinnen und Leser – auch Sie sind Akteure im Gesundheitswesen, nicht nur Konsumenten (oder Opfer). Deshalb habe ich mit diesem Buch versucht, bei Ihnen ein wenig Problembewusstsein zu schaffen, mit Informationen, die Sie vielleicht noch nicht kannten.

Was würde ich mir nach der Lektüre meines Buchs von Ihnen wünschen? Einfach ausgedrückt: mehr Vertrauen in die wissenschaftliche Medizin und ihre Vertreter und mehr Skepsis bei wohlfeilen Angeboten, die zu erkennen Ihnen nun etwas leichter fallen sollte. Werden Sie immer dann stutzig, wenn Ihnen jemand eine ganz einfach klingende Antwort auf eine Frage anbietet, die nicht einmal von führenden Experten und Wissenschaftlern abschließend beantwortet werden konnte. Was nicht bedeutet, dass Sie Ihre Skepsis gegenüber Ihrem Haus-, Kinder- oder Facharzt oder auch in der Apotheke außen vor lassen sollten, ebenso wenig demgegenüber, was ich Ihnen hier erzählt habe. Im Gegenteil – hinterfragen Sie, was Ihnen unklar ist. Vergewissern Sie sich, ob das, was Sie in diesem Buch erfahren haben, und das, was Ihnen angeboten wird, hieb- und stichfest ist. Prüfen Sie kritisch, ob angebotene Alternativen nur scheinbare sind. Sie werden an den Antworten – gerade auch an denen, die Sie *nicht* erhalten – merken, was Sache ist. Wir haben seit den 1990er Jahren gewaltige Änderungen im Arzt-Patienten-Verhältnis erlebt und auch aktiv in das Gesundheitswesen eingeführt. Das ist einer der positivsten Fortschritte überhaupt! Machen Sie sich das zunutze – seien Sie wirklich ein mündiger Patient. Auch im Interesse Ihrer Angehörigen und ganz besonders Ihrer Kinder. Und sorgen Sie gut für sich – viele Krankheiten lassen sich durch eine halbwegs gesunde Lebensweise vermeiden.

Ich wünsche Ihnen Gesundheit!

Literatur

Ärzteblatt online. (28. März 2017a). Medizinstudierende plädieren für mehr Wissenschaft im Studium. *Ärzteblatt online*. https://www.aerzteblatt.de/nachrichten/73845/Medizinstudierende-plaedieren-fuer-mehr-Wissenschaft-im-Studium. Zugegriffen: 26. April 2017.

Ärzteblatt online. (29. März 2017b). Krankenkassen geben mehr Geld für Satzungsleistungen aus. *Ärzteblatt online*. https://www.aerzteblatt.de/nachrichten/73857/Krankenkassen-geben-mehr-Geld-fuer-Satzungsleistungen-aus. Zugegriffen: 26. April 2017.

BSG. (28. September 2016). Bundessozialgericht. Urteil vom 28. 9. 2016, B 6 KA 25/15 R. http://juris.bundessozialgericht.de/cgi-bin/rechtsprechung/document.py?Gericht=bsg&Art=en&sid=37a3287554a13483954051af19ec1f75&nr=14498&pos=0&anz=1. Zugegriffen: 26. April 2017.

Kahneman, D. (2012). *Schnelles Denken, langsames Denken*. München: Siedler.

Münsteraner Kreis (MK). (2017). *Münsteraner Memorandum Heilpraktiker*. https://www.aerzteblatt.de/down.asp?id=19264. Zugegriffen: 21. Aug. 2017.

Peters, H. (Hrsg.) (2014). *Handbuch der Krankenversicherung. Teil II: Sozialgesetzbuch V*. Stuttgart: Kohlhammer.

TK. (7. März 2017). Streitthema Homöopathie. Techniker Krankenkasse. https://www.tk.de/tk/tk/homoeopathie/940106. Zugegriffen: 26. April 2017.

Weber, N. (16. Dezember 2016). Aus meiner Sicht ist das Pharmawerbung: Interview mit Natalie Grams. http://www.spiegel.de/gesundheit/diagnose/homoeopathie-berichterstattung-aus-meiner-sicht-ist-das-pharmawerbung-a-1118120.html. Zugegriffen: 26. Apr. 2017.

Nachwort

Danksagung

Dieses Buch wäre nicht geschrieben worden ohne die Segnungen der Wissenschaft – hätte ich doch ohne Internet, WLAN, Laptop und die Datenbank PubMed nichts davon geschafft.

Dieses Buch wäre auch nicht geschrieben worden ohne Udo Endruscheit, der meine Gedanken zu Ende führen konnte, noch bevor ich sie in Sprache gefasst hatte, ohne Michael Scholz, der mit seinen Recherchekünsten meine Nerven gerettet hat, und ohne Bettina Frank mit ihrer Sorgfalt und ihrem feinen Sprachgefühl.

Es wäre ebenfalls nicht geschrieben worden ohne den großartigen Rückhalt, den ich durch das Informationsnetzwerk Homöopathie erfahre, in allen Stresssituationen, gegen alle

© Springer-Verlag GmbH Deutschland 2018
N. Grams, *Gesundheit!*,
https://doi.org/10.1007/978-3-662-54799-1

Verleumdungen und Angriffe und wider all den Unmut, den man sich als „Kritiker" einfängt – einfach nur danke an Euch alle. Insbesondere erneut an Bettina Frank und an Susanne und Dr. Norbert Aust, Elke Hergenröther, Sascha Abraham, Dominik Hofmann sowie Dr. Susanne Kretschmann.

Ein besonderes Dankeschön geht an Prof. em. Dr. Edzard Ernst, Prof. Dr. Norbert Schmacke, Dr. Ute Hippe, Dr. Christian Weymayr, Dr. Edmund Berndt, Dr. Martin Mahner, David Bardens, Philipp Holstein, Hristio Boytchev und Anousch Müller für ihren kompetenten fachlichen Rat und ihr kritisches Gegenlesen der besonders heiklen Kapitel (das waren alle).

Dieses Buch wäre auch nicht geschrieben worden ohne die Expertise vieler Mitglieder der Gesellschaft zur wissenschaftlichen Untersuchung von Parawissenschaften (GWUP) – Ihr habt mir das kritische Denken nahegebracht. Das ist nicht immer leicht, aber ich freue mich jeden Tag darüber.

Danke auch an Frank Wigger, Uschi Kidane und Stella Schmoll vom Springer-Verlag, die nach dem ersten Buch noch an mich geglaubt und mir das zweite ermöglicht haben. Der genaue Blick und das professionelle Lektorat von Edeltraud Schönfeldt haben – wie auch schon bei meinem ersten Buch – ganz entscheidend zur jetzigen Form beigetragen.

Mein größter Dank geht jedoch an meine Freunde und meine Familie, vor allem an meine Kinder, die mir stets eine Alternative zum Buchschreiben geboten haben – das ganz normale Leben.

www.netzwerk-homoeopathie.eu
www.homöopedia.eu
www.skeptiker.de

Stichwortverzeichnis

© Springer-Verlag GmbH Deutschland 2018
N. Grams, *Gesundheit!*,
https://doi.org/10.1007/978-3-662-54799-1

springer.com

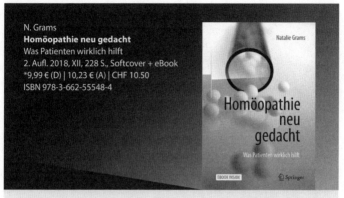

N. Grams
Homöopathie neu gedacht
Was Patienten wirklich hilft
2. Aufl. 2018, XII, 228 S., Softcover + eBook
*9,99 € (D) | 10,23 € (A) | CHF 10.50
ISBN 978-3-662-55548-4

Für eine vernünftige Medizin

- Dieses Buch hat eine breite Debatte ausgelöst und belebt – und wird unverzichtbare Lektüre für einen Einstieg in die Diskussion bleiben
- Was bleibt übrig von der Homöopathie im 21. Jahrhundert?
- Homöopathie ist unwissenschaftlich? Aber sie wirkt doch! – Dieses Spannungsverhältnis treibt viele Menschen um, Ärzte, Patienten und „neutrale" Beobachter
- Dieses Buch einer schulmedizinisch ausgebildeten, naturwissenschaftlich interessierten Homöopathin versucht einen (überfälligen) Brückenschlag zwischen zwei oft verfeindeten Lagern
- Die Autorin stellt zwar kritische Fragen, aber sie ist überzeugt: Die Medizin kann auch etwas von der Homöopathie lernen!
- Ein wichtiger, vermittelnder Beitrag in einer langen, oft heiklen Diskussion

Dieses viel diskutierte Buch hat die Debatte um die Homöopathie neu belebt. Die Taschenbuchausgabe, in der auch die Erfahrungen der Autorin nach der Erstveröffentlichung Niederschlag gefunden haben, wird unentbehrlich bleiben für die weitere Diskussion.

€ (D) sind gebundene Ladenpreise in Deutschland und enthalten 7 % MwSt. € (A) sind gebundene Ladenpreise in Österreich und enthalten 10 % MwSt. Die mit * gekennzeichneten Preise sind unverbindliche Preisempfehlungen und enthalten die landesübliche MwSt. Preisänderungen und Irrtümer vorbehalten.

Jetzt bestellen: springer.com/shop

⚘ Springer   springer.com

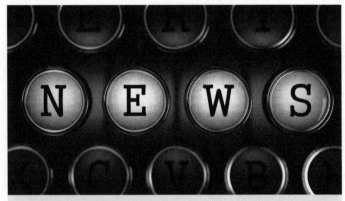

Willkommen zu den Springer Alerts

Jetzt anmelden!

- Unser Neuerscheinungs-Service für Sie:
  aktuell *** kostenlos *** passgenau *** flexibel

Springer veröffentlicht mehr als 5.500 wissenschaftliche Bücher jährlich in gedruckter Form. Mehr als 2.200 englischsprachige Zeitschriften und mehr als 120.000 eBooks und Referenzwerke sind auf unserer Online Plattform SpringerLink verfügbar. Seit seiner Gründung 1842 arbeitet Springer weltweit mit den hervorragendsten und anerkanntesten Wissenschaftlern zusammen, eine Partnerschaft, die auf Offenheit und gegenseitigem Vertrauen beruht.

Die SpringerAlerts sind der beste Weg, um über Neuentwicklungen im eigenen Fachgebiet auf dem Laufenden zu sein. Sie sind der/die Erste, der/die über neu erschienene Bücher informiert ist oder das Inhaltsverzeichnis des neuesten Zeitschriftenheftes erhält. Unser Service ist kostenlos, schnell und vor allem flexibel. Passen Sie die SpringerAlerts genau an Ihre Interessen und Ihren Bedarf an, um nur diejenigen Information zu erhalten, die Sie wirklich benötigen.

Mehr Infos unter: springer.com/alert

A14443 | Image: Tashatuvango/iStock

978-3-662-54798-1

Ihr Bonus als Käufer dieses Buches

Als Käufer dieses Buches können Sie kostenlos das eBook zum Buch nutzen.
Sie können es dauerhaft in Ihrem persönlichen, digitalen Bücherregal
auf **springer.com** speichern oder auf Ihren PC/Tablet/eReader downloaden.

Gehen Sie bitte wie folgt vor:

1. Gehen Sie zu **springer.com/shop** und suchen Sie das vorliegende Buch
   (am schnellsten über die Eingabe der eISBN).

2. Legen Sie es in den Warenkorb und klicken Sie dann auf:
   zum Einkaufswagen/zur Kasse.

3. Geben Sie den untenstehenden Coupon ein. In der Bestellübersicht wird
   damit das eBook mit 0 Euro ausgewiesen, ist also kostenlos für Sie.

4. Gehen Sie weiter **zur Kasse** und schließen den Vorgang ab.

5. Sie können das eBook nun downloaden und auf einem Gerät Ihrer
   Wahl lesen. Das eBook bleibt dauerhaft in Ihrem digitalen Bücherregal
   gespeichert.

EBOOK INSIDE

eISBN	**978-3-662-54799-1**
Ihr persönlicher Coupon	**wNMkFSyNfMkzH3n**

Sollte der Coupon fehlen oder nicht funktionieren, senden Sie uns bitte
eine E-Mail mit dem Betreff: **eBook inside** an **customerservice@springer.com**.